FOR PROFESSIONAL ANESTHESIOLOGISTS

# 周術期の体温管理

PERIOPERATIVE MANAGEMENT OF BODY TEMPERATURE

編集 札幌医科大学教授
**山蔭 道明**

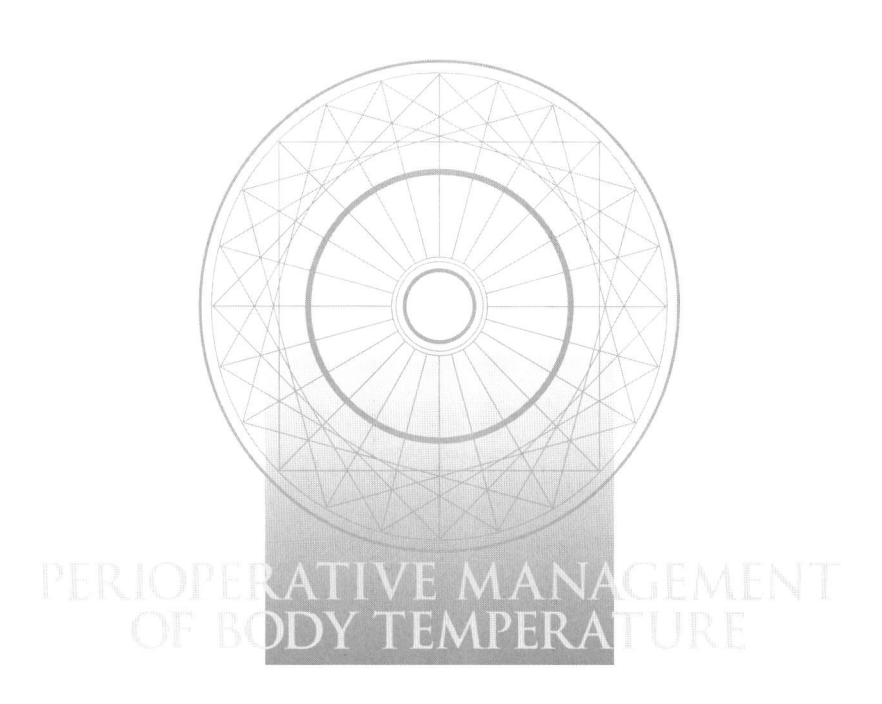

克誠堂出版

# 執筆者一覧 (執筆順)

**池田　健彦**
防衛医科大学校手術部

**山内　正憲**
札幌医科大学医学部
麻酔科学講座

**及川　慶浩**
日本内視鏡外科手術看護研究所

**山蔭　道明**
札幌医科大学医学部
麻酔科学講座

**正宗　大士**
山梨大学医学部附属病院手術部

**松川　隆**
山梨大学医学部麻酔科学講座

**澤田　敦史**
札幌医科大学医学部
麻酔科学講座

**中山　雅康**
北海道立子ども総合医療・
療育センター麻酔科

**早瀬　知**
札幌医科大学医学部
麻酔科学講座

**新山　幸俊**
札幌医科大学医学部
麻酔科学講座

**名和　由布子**
札幌医科大学医学部
麻酔科学講座

**成松　英智**
札幌医科大学医学部
救急・集中治療医学講座/
麻酔科学講座

**宮下　龍**
札幌医科大学医学部
麻酔科学講座

**廣田　和美**
弘前大学大学院医学研究科
麻酔科学講座

**杉野　繁一**
札幌医科大学医学部
麻酔科学講座

**中山　禎人**
札幌南三条病院麻酔科

**新谷　知久**
札幌医科大学医学部
麻酔科学講座

**鳥谷部　政樹**
札幌東徳洲会病院麻酔科

**七戸　康夫**
国立病院機構
北海道医療センター
救命救急センター救急科

**吉田　真一郎**
札幌医科大学医学部
救急・集中治療医学講座

**水上　奈穂美**
東札幌病院麻酔科

**橘　信子**
札幌医科大学医学部
麻酔科学講座

# はじめに

　神経ブロックを含め麻酔を行うと体温調節中枢が抑制され，また麻酔薬による血管拡張も加わり体内各部位間での温度の再分布が始まり，重要臓器の温度いわゆる"中枢温"が低下する（再分布性低体温）。これに熱の産生・放散のアンバランスが加わり，体温はさらに低下する。なんらかの適切な加温や保温を行わないと，麻酔覚醒時には低体温となる。術後の軽度低体温はシバリングを引き起こすが，最近，患者の予後にも多大な悪影響を与えることが明らかとなってきた。例えば，術中出血量が増加したり，創部感染の頻度が増加したり，また術後の心イベントが増加したり，入院期間が延長する。そのため，われわれ麻酔科専門医は，呼吸・循環管理と同様，体温管理にも最大の注意を払うべきである。

　一方，体温管理といっても麻酔科専門医が携わる体温管理は多岐にわたっている。もちろん，周術期の体温管理に関しては，その基礎と臨床を熟知し，臨機応変に臨床に応用しなければならない。例えば，術前の発熱に対する対応，手術中の患者の体温変化の把握・その方法の選択，輸液の加温も含めた有効な加温法の選択と実践，加温・保温に伴う合併症の防止，悪性高熱の診断・対処，低体温麻酔の理解と実践，などを挙げることができる。さらにわれわれ麻酔科専門医は，循環・呼吸・疼痛を管理できる能力から，その活躍の場はICU，救急医療現場，さらにペインクリニックへと広がっている。そのような現場においても，低体温療法の実践，偶発性低体温症や熱中症患者の把握と対応，さらにサーモグラフィや交感神経ブロックなど，われわれの周囲には体温と切っても切れない病態への対応がかなり必要となってくる。

　今までも，体温管理に興味のあった小生は，1998年と2007年に主に看護師を中心としたコメディカルを対象に「図解—体温管理入門」と「事例に学ぶ周術期体温管理」を，また2005年に主に一般医家を対象に「体温のバイオロジー」を編集，執筆させていただいた。今回は，主に臨床の現場で若手の麻酔科を日々指導している麻酔科専門医あるいは専門医を目指している麻酔科医を対象に，体温管理に関して一歩も二歩も踏み込んだバイブル的な著書を目指して本書を編集・執筆させていただいた。本書が麻酔管理の向上に少しでもお役に立てれば編者として望外の喜びである。

　ちなみに，米国では一定時間の麻酔管理で体温管理を怠った場合，保険の支払いが2％少なくなることが決定した。

2011年7月吉日

山蔭　道明

# 目　次

## I. 体温の生理学　　1

### 1. 体温の調節と調節中枢　　池田　健彦／3

　　はじめに ..................................................................................................................3
　　中枢温と末梢温 .......................................................................................................3
　　求心性温度感知 .......................................................................................................4
　　中枢での制御 ..........................................................................................................4
　　遠心性調節 ..............................................................................................................7
　　発熱 .........................................................................................................................8

### 2. 皮膚の重要性　　池田　健彦／12

　　はじめに ................................................................................................................12
　　皮膚での温度感知 .................................................................................................12
　　脊髄くも膜下麻酔，硬膜外麻酔時の皮膚からの温度入力の変化 .....................12
　　遠心性体温調節効果器としての皮膚 ...................................................................14
　　皮膚の加温 ............................................................................................................14

## II. 周術期の体温管理　　17

### 1. 術前の発熱と対応　　山内　正憲／19

　　はじめに ................................................................................................................19
　　発熱の原因検索 .....................................................................................................19
　　医療従事者による対応の違い ..............................................................................19
　　手術・麻酔への対処の基本 ..................................................................................21
　　発熱の原因による症状と手術・麻酔への対処の違い ........................................22
　　術前の発熱の予防 .................................................................................................23

### 2. 体温測定法―その利点とピットホール―　　及川　慶浩，山蔭　道明／26

　　はじめに ................................................................................................................26
　　深部体温の"深部"とは生体のどこの部位を意味するか？ ..............................26
　　手術中の部位的温度変化に影響する要因 ...........................................................27
　　肺動脈温測定の利点とピットホール―中枢温としての深部体温の基本は肺動脈
　　　温と考える― ....................................................................................................27
　　直腸温測定の利点とピットホール―中枢温といえば直腸温を思い浮かべるが！
　　　本当にそれでよいか？― .................................................................................28

vii

食道温測定の利点とピットホール—中枢温としての食道温の優位性— ..................30
膀胱温測定の利点とピットホール—直腸温を測定するくらいなら膀胱温が有用— ..................32
口腔温：舌下温測定の利点とピットホール—知る人ぞ知る!?　術中体温モニターとしての口腔温— ..................33
鼻咽頭温の利点とピットホール—脳温をよく反映するが測定技術が必要!— ..................34
前額部深部体温の利点とピットホール—深部体温は中枢温と同義ではない!— ..................34
皮膚赤外線体温計の利点とピットホール１—非接触的な皮膚外殻温（露出部）測定で深部温は測れるか？— ..................35
皮膚赤外線体温計の利点とピットホール２—末梢体温は末梢循環状態を推測する— ..................36
鼓膜温の利点とピットホール—非侵襲的，かつ連続的測定が可能であれば鼓膜温が理想的!— ..................36
　**1** 接触型プローブによる鼓膜温測定の利点とピットホール／37　**2** 非接触型プローブによる鼓膜温測定の利点とピットホール／37
おわりに ..................41

## 3. 麻酔・手術時の低体温：その原理　　正宗　大士，松川　隆／44

はじめに ..................44
麻酔中の熱の喪失 ..................46
麻酔下での体温調節機構 ..................47
　**1** 閾値温度／47　**2** ゲインと最大反応強度／52
硬膜外麻酔，脊髄くも膜下麻酔時の体温調節 ..................53
熱のバランス ..................56
全身麻酔時の熱の再分布 ..................56
硬膜外麻酔，脊髄くも膜下麻酔時の熱の再分布 ..................60
麻酔前投薬と体温低下 ..................62
まとめ ..................63

## 4. 麻酔・手術時の低体温：その悪影響　　澤田　敦史／66

はじめに ..................66
周術期におけるシバリング ..................67
　**1** 体温調節性シバリング／67　**2** 非体温調節性シバリング／67　**3** 麻酔薬のシバリングに及ぼす影響／67　**4** シバリングの予防，治療／71
出血量・止血機能に与える影響 ..................72
循環系に与える影響 ..................74
創部感染・入院期間に与える影響 ..................77
まとめ ..................78

## 5. 手術中の体温変化　　　　　　　　　　　　　　　　　　　81

### A 小児　　　　　　　　　　　　　　　　　　　中山　雅康／81

はじめに ..................81

小児の体温調節の特徴 ........................................................................................................81
　❶熱喪失／81　　❷熱産生／82　　❸体温調節中枢が未熟／83
全身麻酔と小児の体温調節 ................................................................................................83
　❶熱喪失／83　　❷熱産生／83　　❸体温調節中枢／84
麻酔中の体温変化 ................................................................................................................84
　❶体温低下／84　　❷体温上昇／85

## B 高齢者の体温調節とその管理　　　　　　　　　　　　　　　山蔭　道明／89

はじめに ................................................................................................................................89
高齢者の体温調節 ................................................................................................................89
　❶高齢者の生理学的体温調節／89　　❷麻酔による高齢者の体温調節能の変化／94
低体温による悪影響 ............................................................................................................97
高齢者の体温管理 ..............................................................................................................100
まとめ ..................................................................................................................................102

## 6. 加温・保温装置　　　　　　　　　　　　　　　　　　　　　　早瀬　知／105

はじめに ..............................................................................................................................105
周術期患者加温の方法 ......................................................................................................105
　❶輸液加温法／105　　❷温風加温法／105　　❸温水循環式加温法／109
　❹カーボンファイバー式保温装置／111　　❺術前患者加温／112
実際の術式ごとの加温装置・方法の選択 ......................................................................113
　❶術前加温／113　　❷一般下腹部外科手術／113　　❸上腹部〜胸部外科手術／113
　❹心臓血管外科手術／113　　❺四肢手術／114　　❻頭頸部手術／114
　❼砕石位手術／115
まとめ ..................................................................................................................................115

## 7. 輸液加温装置　　　　　　　　　　　　　　　　　　　　　　新山　幸俊／117

はじめに ..............................................................................................................................117
術中低体温に輸血・輸液が及ぼす影響 ..........................................................................117
　❶輸血・輸液による熱損失／118　　❷輸血の加温について／118　　❸理想的な加温装置／120　　❹加温方式／122　　❺加温方式による加温効率／123
　❻加温装置／124　　❼急速輸血装置／133　　❽アミノ酸輸液／134
おわりに ..............................................................................................................................135

## 8. 冷却法，冷却装置　　　　　　　　　　　　　　　　　　　名和　由布子／136

はじめに ..............................................................................................................................136
いつから体温を下げるか？ ..............................................................................................137
　❶術前からの高体温／137　　❷術中の体温上昇／137　　❸術後の高体温／137
どのように体温を下げるか？ ..........................................................................................138
　❶冷却法／138　　❷冷却装置／140
まとめ ..................................................................................................................................142

## 9. 悪性高熱症：病態，症状，対応法　　　　　　　　　　　　　　成松　英智／144

　はじめに ................................................................................................................144
　病態 ......................................................................................................................144
　　❶病態生理／144　　❷疫学／146　　❸誘因薬物／146　　❹発症素因／146
　症状 ......................................................................................................................147
　　❶初期症状／147　　❷高体温，発熱／148　　❸筋強直／148　　❹代謝異常亢進／150　　❺ミオグロビン尿／150　　❻循環変動／150　　❼皮膚症状／150　　❽進行症状／151
　診断 ......................................................................................................................151
　　❶臨床診断／151　　❷検査診断／152
　治療 ......................................................................................................................154
　　❶発症時／155　　❷症状寛解後／159
　予防法・麻酔法選択 ................................................................................................159
　　❶術前情報／160　　❷前投薬／160　　❸術前麻酔準備／161　　❹術中モニター／161　　❺麻酔法／161

## 10. 低体温麻酔法　　　　　　　　　　　　　　　　　　　　　　　　宮下　龍／164

　はじめに ................................................................................................................164
　低体温麻酔の原理 ..................................................................................................164
　低体温麻酔の生理 ..................................................................................................167
　　❶酸素代謝／168　　❷糖代謝／168　　❸薬物代謝／168　　❹循環器系変化／169　　❺中枢神経系変化／169　　❻高次脳神経機能／169　　❼出血傾向／169　　❽血液ガス／170　　❾酸塩基平衡／170
　低体温麻酔の利点 ..................................................................................................171
　低体温麻酔の欠点 ..................................................................................................171
　低体温麻酔の注意点 ..............................................................................................171
　経皮的心肺補助（percutaneous cardiopulmonary support：PCPS）による低体温麻酔 ..............................................................................................................172
　その他の方法による低体温麻酔 .............................................................................174

## 11. シバリング：原理と予防法　　　　　　　　　　　　　　　　　廣田　和美／176

　はじめに ................................................................................................................176
　シバリングの原理 ..................................................................................................176
　　❶体温調節性シバリング／176　　❷非体温調節性シバリング／177
　術後の正常体温でのシバリング .............................................................................178
　レミフェンタニルとシバリング .............................................................................178
　シバリングの予防法 ..............................................................................................182
　　❶熱の喪失の抑制／182　　❷熱再分布の抑制／182　　❸熱産生／185　　❹鎮痛／185
　シバリングの治療 ..................................................................................................187
　　❶加温／187　　❷薬物療法／187
　明日からできるシバリング対策 .............................................................................192

## 12. 温熱療法　　　　　　　　　　　　　　　　　　　　　　　　　　　杉野　繁一／196

　はじめに .................................................................................................196
　温熱療法とは？ .........................................................................................196
　温熱療法の理論 .........................................................................................196
　　❶温熱療法の歴史／196　　❷温熱療法の理論的背景／197
　温熱療法の実際：どうやって加熱する？ ......................................................198
　　❶全身を加熱する／198　　❷局所を加熱する／198　　❸腹腔を加熱する／199
　まとめ ......................................................................................................200

# III. ペインクリニック　　　　　　　　　　　　　　　　　　　　　　　　　　203

## 1. サーモグラフィ　　　　　　　　　　　　　　　　　　　　　　　中山　禎人／205

　はじめに .................................................................................................205
　サーモグラフィとは ..................................................................................205
　サーモグラフィの原理 ...............................................................................206
　機器の構成 ..............................................................................................207
　ペインクリニックにおける疾患とサーモグラフィ ........................................207
　　❶自覚症状による診断法／207　　❷他覚症状による診断法／207　　❸痛みと
　　皮膚温／208
　ペインクリニックでの実際の応用 ...............................................................208
　　❶急性痛／208　　❷帯状疱疹後神経痛／209　　❸血行障害を原因とする疾
　　患／209　　❹神経ブロック後の効果判定／209
　実際の測定時における注意点 .....................................................................209
　ペインクリニック以外での応用法 ...............................................................210
　発熱性疾患とサーモグラフィ .....................................................................211

## 2. 交感神経ブロック　　　　　　　　　　　　　　　　　　　　　　新谷　知久／213

　はじめに .................................................................................................213
　交感神経系の概要 .....................................................................................213
　交感神経の血管支配と皮膚血流・皮膚温 ....................................................215
　　❶交感神経の血管支配／215　　❷皮膚血流と皮膚温／215　　❸交感神経ブ
　　ロックによる血流の変化／216
　交感神経と疼痛 .........................................................................................217
　交感神経ブロック .....................................................................................218
　　❶星状神経節ブロック（stellate ganglion block：SGB）／218　　❷腰部交感
　　神経節ブロック（lumbar sympathetic block）／219　　❸腹腔神経叢ブロック
　　（celiac plexus block）／221　　❹局所静脈内交感神経ブロック（intravenous
　　regional sympathetic block：IRSB）／222

# IV. 救急領域　　　　　　　　　　　　　　　　　　　　　　　　　　　　　225

## 1. 偶発性低体温症　　　　　　　　　　　　　　　　　　　　　　　鳥谷部　政樹／227

　はじめに .................................................................................................227
　疫学 ........................................................................................................227

原因 .................................................................................................................................227
　❶高齢者／228　　❷新生児／229　　❸ホームレス／229　　❹薬物／229
　❺感染／229　　❻皮膚疾患／229　　❼代謝／229　　❽神経系／229
病態 .................................................................................................................................230
　❶心血管系／230　　❷シバリング／231　　❸呼吸器系／231　　❹脳神経系／231
　❺代謝系／232　　❻腎／232　　❼消化管／232　　❽血液凝固系／232
診断 .................................................................................................................................232
　❶体温の測定／232　　❷原因検索／233
治療 .................................................................................................................................233
　❶再加温法／233　　❷原因疾患の治療／236　　❸蘇生中止の判断／236
トムラウシ山遭難事故 ..............................................................................................237

## 2. 熱中症　　　　　　　　　　　　　　　　　　　　　七戸　康夫／240

はじめに .........................................................................................................................240
概要 .................................................................................................................................240
病態生理 .........................................................................................................................241
診断 .................................................................................................................................244
治療 .................................................................................................................................245
　❶初期評価とABCの安定化／246　　❷全身観察と体温管理／246　　❸臓器
　不全対策／248　　❹脳保護／248
鑑別診断 .........................................................................................................................248
　❶感染症（敗血症）／248　　❷感染症（脳炎,髄膜炎）／249　　❸悪性症候群
　（neuroleptic malignant syndrome：NMS）／249　　❹セロトニン症候群／249
　❺急性薬物中毒（アンフェタミン,MDMA）／249　　❻悪性高熱症／250
　❼甲状腺クリーゼ／250
ピットフォール ............................................................................................................250

# V. ICU　　　　　　　　　　　　　　　　　　　　　　　　　　　　253

## 1. 軽度低体温療法　　　　　　　　　　　　　　　　吉田　真一郎／255

はじめに .........................................................................................................................255
低体温療法の歴史 .........................................................................................................255
意義 .................................................................................................................................256
適応 .................................................................................................................................256
方法 .................................................................................................................................260
効果 .................................................................................................................................261
有害作用 .........................................................................................................................263
ピットフォール ............................................................................................................263
低体温療法のこれから .................................................................................................265

# VI. 用語の解説　　　　　　　　　　　　　　水上　奈穂美,橘　信子／269

索　引 ..................................................................................................................................281

# I

## 体温の生理学

## I. 体温の生理学

# 1 体温の調節と調節中枢

はじめに

　ヒトの中枢温は通常37℃でコントロールされている。37℃からの変化はポジティブおよびネガティブフィードバックによる体温調節反応により厳密にコントロールされている。体温調節反応は求心性温度感知，中枢での制御，そして遠心性調節の3つのフェーズでコントロールされている[1]（図1）。

## 中枢温と末梢温

　ヒトの体温は体の中で一様ではなく，体の中心部分の温度と末梢部分の温度に便宜的に分けることが多い。中心部分の温度，中枢温は大気温が変化してもほとんど変化しない。これに対し，末梢温は大気温が変化することにより変化する。両者のうち中枢温のほうがより体温調節にかかわる。また，周術期の低体温合併症は中枢温に関係することがほとんどである。麻酔中，合併症に関係するといわれる低体温の定量化，および，悪性高熱の早期検知という観点から周術期は積極的に中枢温を測定すべきである。日本麻酔科学会（http://www.anesth.or.jp/）の「安全な麻酔のためのモニター指針」の中に"体温のチェックについて"という項があり"体温測定を行うこと"と記載されている。中枢温の測定部位として食道，鼻咽頭，鼓膜，肺動脈が推奨されるが直腸，膀胱などでの測定も行われる。末梢温は大気温に左右されるため周術期は単一の場所で測定してもあまり意味はないが，前腕と指先の皮膚温は両者とも大気温の影響をほぼ均等に受け，その較差は指先における動静脈吻合血流を含めたトータルな皮膚血流量の指標となる[2]。皮膚温のうち前額部の皮膚温は大気温が変化しても比較的大気温の影響を受けにくく，米国ではあらかじめ皮膚温と中枢温との較差を考慮に入れたリキッドクリスタル体温計が発売されている[3]。

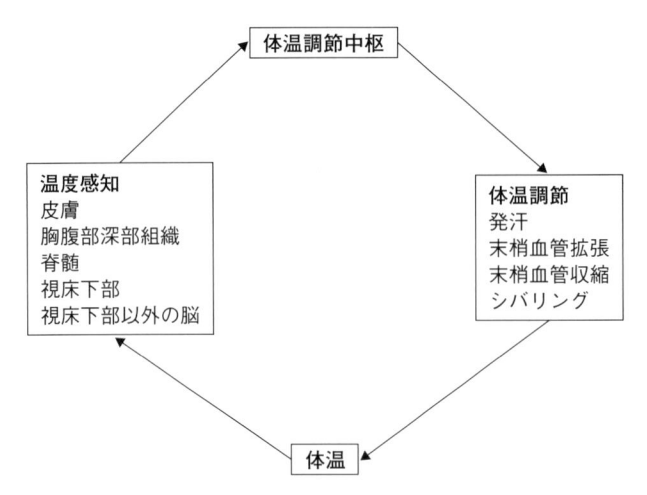

図1　自律性体温調節の模式図
(入來正躬. 体温の調節と調節中枢. 山蔭道明監. 体温のバイオロジー. 東京：メディカル・サイエンス・インターナショナル；2005. p.2-12 より改変引用)

## 求心性温度感知

温度感知は皮膚のみで行われるのではなく，皮膚，胸腹部深部組織，脊髄，視床下部，視床下部以外の脳がそれぞれ約20％ずつ中枢へ信号を送る。温度受容器には温受容器と冷受容器がある。皮膚には多くの温受容器，および冷受容器が存在する。皮膚では温受容器の数に比べ冷受容器の数のほうが多い。温受容器からの情報は主として無髄C線維で中枢へ伝えられ，冷受容器からの情報は主として有髄Aδ線維で伝えられる。

## 中枢での制御

求心性の温度情報は途中いろいろなレベルで統合を受け，最終的に体温調節中枢である視床下部へ伝えられる。視床下部では統合された温度情報を暑さと寒さに対する閾値としての温度と比較する。統合された温度情報が閾値を超えたときに，適切な体温調節反応が起こる。中枢温を上下させたときの体温調節反応はある時点で最大値に達する。このときの中枢温に対する反応強度の傾きをゲインと呼ぶ（図2）。暑さに対する最初の反応である発汗を引き起こす中枢温と寒さに対する最初の反応である体温調節性血管収縮を引き起こす中枢温との差を interthreshold range と呼ぶ。この interthreshold range はヒトではたった 0.2℃である。この 0.2℃の interthreshold range においてヒトは変温動物といえる。しかし，ひとたび全身麻酔が導入されると体温調節機構が障害され，例えば 0.8 MAC のデスフルランは interthreshold range を 4℃にまで広げる[4]（図3）。

中枢温には日内変動があり，日中は高く，夜間は低い。この変動は体温調節性反応の

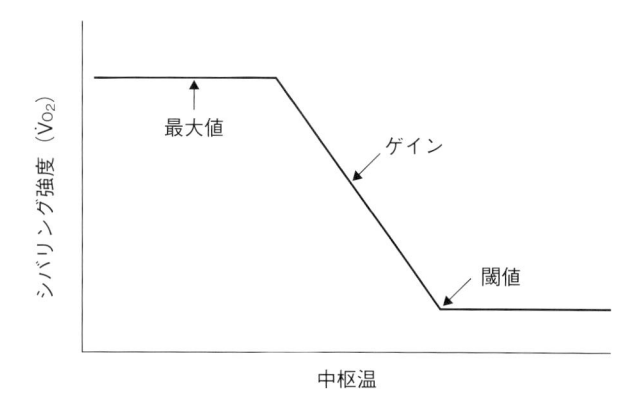

**図2 シバリングにおける閾値，ゲイン，最大値の概念**

中枢温を徐々に下げていくとシバリングが起き，酸素消費量が増え始める。このときの中枢温を閾値と定義する。さらに中枢温を低下させると，酸素消費量はほぼ直線的に増加する。この直線の傾きをゲインと定義する。最後に酸素消費量は最大値に達し，それ以上中枢温を低下させても酸素消費量は増加しない。このときの酸素消費量を最大値と定義する。

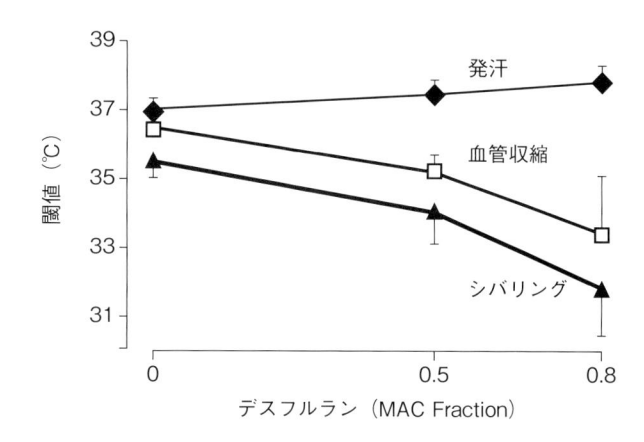

**図3 デスフルラン麻酔下の発汗，血管収縮，シバリングの閾値**

0.8 MAC のデスフルランは interthreshold range（発汗と血管収縮閾値の差）を約4℃まで開大させる。

（Annadata R, Sessler DI, Tayefeh F, et al. Desflurane slightly increases the sweating threshold but produces marked, nonlinear decreases in the vasoconstriction and shivering thresholds. Anesthesiology 1995；83：1205-11 より引用）

閾値の変化が一因である[5]（図4）。また，イソフルラン麻酔は日内変動の振幅（温度差）を減少させる[6]（図5）。

月経周期も体温調節性反応の閾値を 0.5℃ ほど変化させる[7]。高齢者は一見体温は正常であっても，体温調節機構は阻害されていることがある。

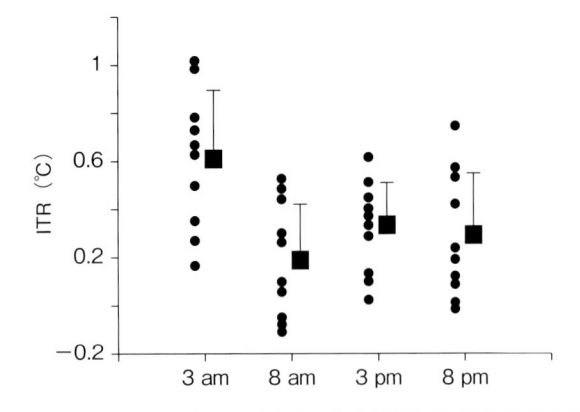

**図4 発汗と血管収縮閾値の差（interthreshold range：ITR）の日内変動**
interthreshold range は午前8時には0.2℃だが午前3時には0.6℃へ広がる。
（Tayefeh F, Plattner O, Sessler DI, et al. Circadian changes in the sweating-to-vasoconstriction interthreshold range. Pflugers Arch 1998；435：402-6 より引用）

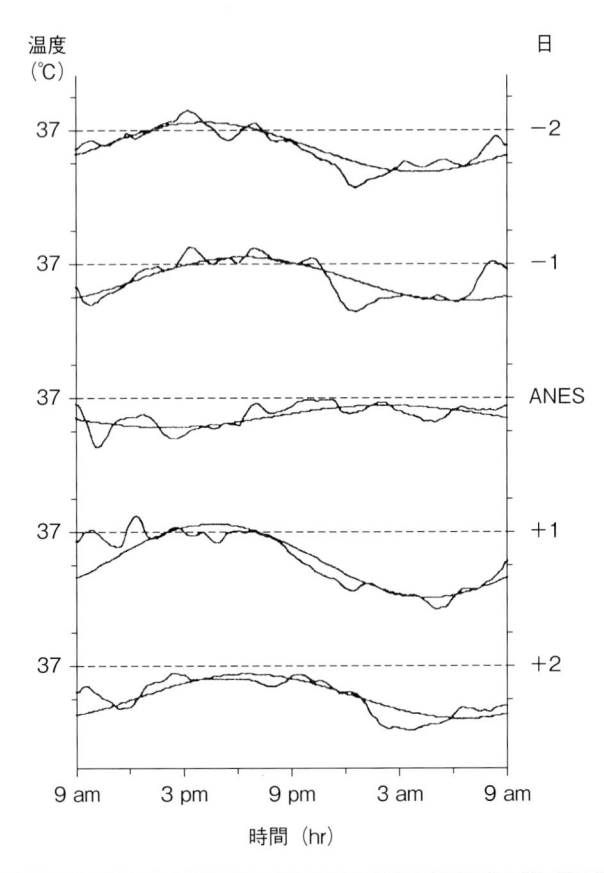

**図5 イソフルラン麻酔が中枢温日内変動に及ぼす影響**
合計5日間の観察期間中3日目（ANES）のみイソフルラン麻酔を受ける。麻酔を行わない日（−2, −1, ＋1, ＋2）に比べ麻酔を行った日（ANES）は振幅の減少が認められる。
（Sessler DI, Lee KA, McGuire J. Isoflurane anesthesia and circadian temperature cycles in humans. Anesthesiology 1991；75：985-9 より引用）

## 遠心性調節

　遠心性調節は発汗，体温調節性血管収縮，シバリングなどの自律性調節と行動性調節に分けられる。行動性調節とは文字通り行動によるもので，暑ければ薄着をしたり冷房をつけ，逆に寒ければ厚着をし暖房をつけるというものである。この行動性体温調節は自律性体温調節に比べ強力で，ヒトが極暑，極寒の地でも生きられるのはこの行動性体温調節のおかげである。全身麻酔下では患者本人によるこの強力な行動性体温調節が制限されるため，その調節は自律性調節に委ねられることになる。

　自律性調節のうち，暑さに対する反応として末梢血管拡張および発汗がある。発汗はコリン作動性ニューロンにより伝えられる。発汗は非常に効率的な反応で，乾燥した状態では基礎代謝の何倍もの熱を放散することができる。

　皮膚血流は2つに分けることができる。一つは動脈から毛細血管を経て静脈に至る経路で，主として皮膚の栄養にあずかる。もう一つは動脈が毛細血管を経ずに直接静脈に至るもので，これを動静脈吻合という。この動静脈吻合はすべての皮膚，皮下組織にみられるものではなく，手指，足趾，耳介などに存在し体温調節に重要な役割を果たす。動静脈吻合は内径100 $\mu$m と毛細血管に比べ大きく，多くの血液が流れる。動静脈吻合の血管収縮は寒さに対する最初の自律性調節であり$\alpha$アドレナリン神経により伝えられる。この体温調節性血管収縮は皮膚表面からの対流，放射による熱の放散を減らす。

　寒さに対する2番目のそして最後の自律性調節はシバリングである。シバリングは2,3倍熱産生を増やすことができる。シバリングは不随意の骨格筋の収縮であり筋電図で観察すると収縮と非収縮が交互に繰り返されるのが分かる。

　静脈麻酔薬プロポフォール[8]，吸入麻酔薬イソフルラン[9]，オピオイド受容体に作用するアルフェンタニル[10]など多くの麻酔薬は寒さに対する最初の自律性調節である末梢血管収縮および2番目の自律性調節であるシバリングの閾値（としての中枢温）を低下させる。例えば麻酔のかかっていない状態では36℃付近まで中枢温を低下させればシバリングが起きるが，1%のイソフルラン麻酔下では32℃を下回るまで中枢温を低下させないとシバリングは起きない[9]（図6）。

　幼児では寒さに対する遠心性自律神経反応として末梢血管収縮は起きるが，さらに体温を低下させてもシバリングはみられない。その代わり，幼児では血管収縮だけで体温保持が十分でない際は非ふるえ性熱産生により体温を保持する。非ふるえ性熱産生は肩甲骨間などにある褐色脂肪細胞で起こる。褐色脂肪細胞は交感神経の支配を受ける。交感神経末端から放出されるノルアドレナリンが脂肪分解を促進させ，脂肪酸が代謝されることにより熱が産生される。非ふるえ性熱産生が起こると血中ノルアドレナリン濃度は3倍にも達する。プロポフォール，フェンタニル麻酔下の幼児では中枢温低下とともに寒さに対する第一の自律性調節である末梢血管収縮は起こるが，体温調節性血管収縮が起きてからさらに中枢温を2℃低下させても非ふるえ性熱産生は起こらない[11]（図7）。したがって，幼児において麻酔中は非ふるえ性熱産生が強く抑制されている可能性がある。

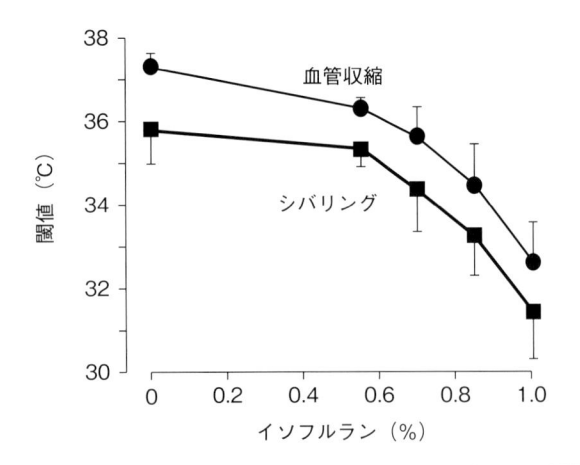

**図6 イソフルラン麻酔が血管収縮，シバリングの閾値に及ぼす影響**
1%のイソフルラン麻酔はシバリングの閾値を32℃以下にまで低下させる。
(Xiong J, Kurz A, Sessler DI, et al. Isoflurane produces marked and nonlinear decreases in the vasoconstriction and shivering thresholds. Anesthesiology 1996；85：240-5 より引用)

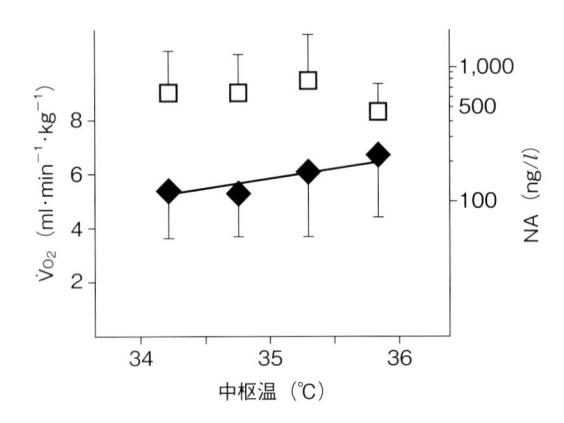

**図7 幼児においてプロポフォール，フェンタニル麻酔下に中枢温を低下させたときの酸素消費量（黒），血中ノルアドレナリン濃度（白）の変化**
すべての被験者は36℃で血管収縮を起こしており，さらに中枢温を2℃低下させても酸素消費量（$\dot{V}_{O_2}$），血中ノルアドレナリン濃度は上昇せず，非ふるえ性熱産生が起きていないことを示唆している。
(Plattner O, Semsroth M, Sessler DI, et al. Lack of nonshivering thermogenesis in infants anesthetized with fentanyl and propofol. Anesthesiology 1997；86：772-7 より引用)

## 発　熱

　発熱とはインターロイキン-1，腫瘍壊死因子（tumor necrosis factor：TNF），インターフェロンαなどの内因性発熱物質によりプロスタグランジンの放出を介し体温調節のセットポイントが上昇した状態である．図8に示すように発熱反応に際し末梢血管収縮，シバリングの閾値（としての中枢温）が上昇するので，それまで末梢血管収縮，シバリングの閾値より高かった患者の中枢温は末梢血管収縮，シバリングの閾値より低くなり，

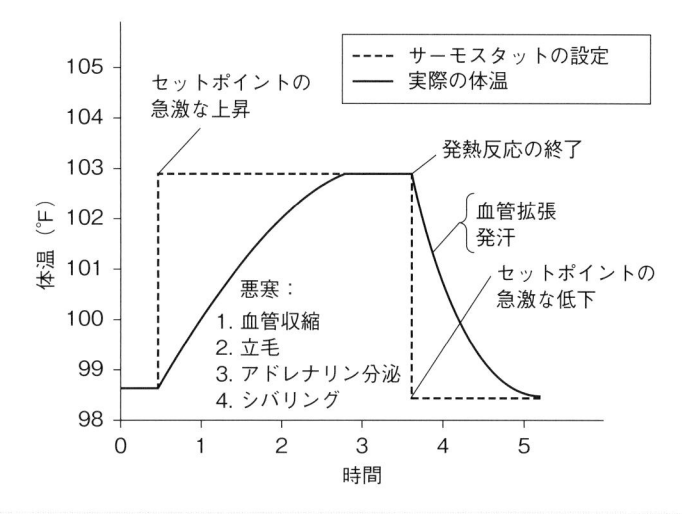

#### 図8 発熱反応におけるセットポイントの変化

(Guyton AC, Hall JE. Body temperature, temperature regulation, and fever. Textbook of medical physiology, 11th ed. Philadelphia：Elsevier Saunders；2006. p.889-901 より引用)

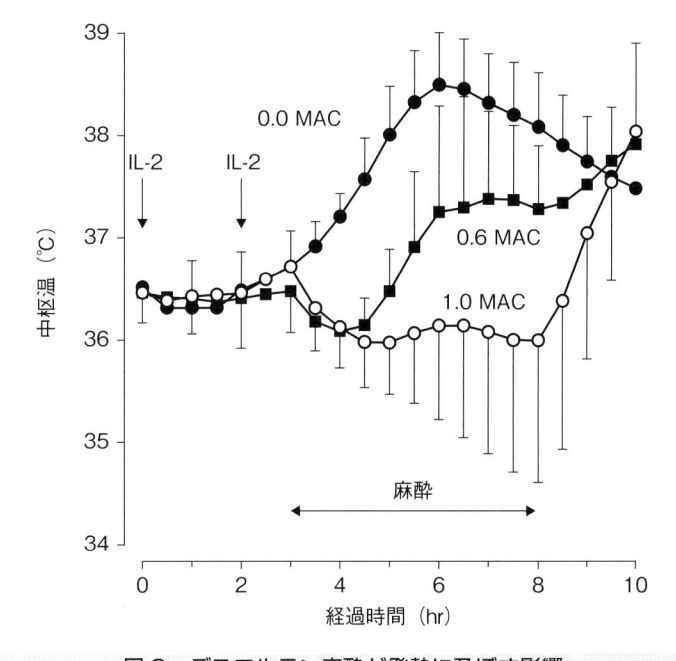

#### 図9 デスフルラン麻酔が発熱に及ぼす影響

デスフルランは濃度依存性に発熱反応を抑制する。
IL-2：インターロイキン-2

(Negishi C, Lenhardt R, Sessler DI, et al. Desflurane reduces the febrile response to administration of interleukin-2. Anesthesiology 1998；88：1162-9 より引用)

末梢血管収縮, シバリングが引き起こされ, 患者の中枢温は急激に上昇する。このとき, 患者は寒気を感じることになる。逆に, 解熱時には発汗の閾値が低下する。そうすると患者の中枢温は発汗の閾値より高くなり発汗が始まり, 患者の中枢温は低下し始める。ヒトにおいて麻酔薬が発熱反応に及ぼす影響は長らく不明であったが, 1998年に吸入

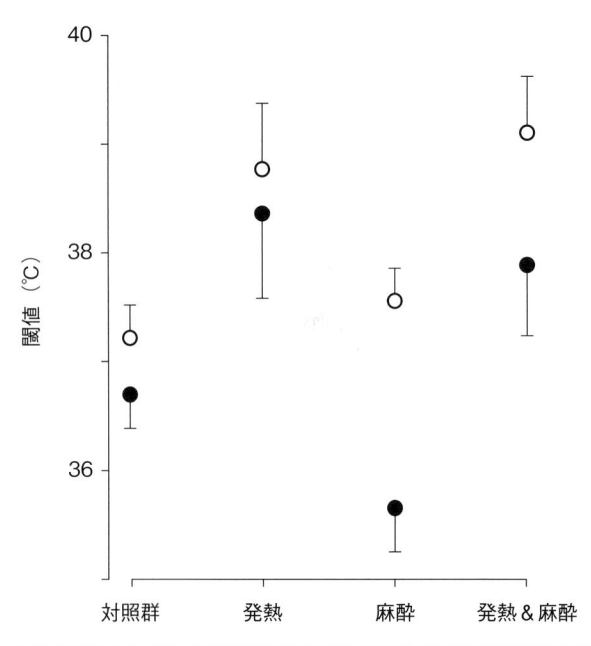

**図 10　デスフルラン麻酔が発熱時の発汗，末梢血管収縮閾値に及ぼす影響**
デスフルランは発熱反応時においても発汗の閾値（白）を上昇させ，末梢血管収縮に対する閾値（黒）を低下させる。
(Lenhardt R, Negishi C, Sessler DI, et al. The effect of pyrogen administration on sweating and vasoconstriction thresholds during desflurane anesthesia. Anesthesiology 1999；90：1587-95 より引用)

麻酔薬デスフルランが発熱反応を濃度依存的に抑制することがヒトで初めて報告された[13]（図9）。その後，吸入麻酔薬デスフルランは発熱反応時においても発汗反応に対する閾値を上昇させ，末梢血管収縮に対する閾値を低下させることが明らかとなった[14]（図10）。

■参考文献

1) 入來正躬. 体温の調節と調節中枢. 山蔭道明監. 体温のバイオロジー. 東京：メディカル・サイエンス・インターナショナル；2005. p.2-12.
2) Rubinstein EH, Sessler DI. Skin-surface temperature gradients correlate with fingertip blood flow in humans. Anesthesiology 1990；73：541-5.
3) Ikeda T, Sessler DI, Marder D, et al. Influence of thermoregulatory vasomotion and ambient temperature variation on the accuracy of core-temperature estimates by cutaneous liquid-crystal thermometers. Anesthesiology 1997；86：603-12.
4) Annadata R, Sessler DI, Tayefeh F, et al. Desflurane slightly increases the sweating threshold but produces marked, nonlinear decreases in the vasoconstriction and shivering thresholds. Anesthesiology 1995；83：1205-11.
5) Tayefeh F, Plattner O, Sessler DI, et al. Circadian changes in the sweating-to-vasoconstriction interthreshold range. Pflugers Arch 1998；435：402-6.
6) Sessler DI, Lee KA, McGuire J. Isoflurane anesthesia and circadian temperature cycles in humans. Anesthesiology 1991；75：985-9.
7) Hessemer V, Brück K. Influence of menstrual cycle on thermoregulatory, metabolic, and

heart rate responses to exercise at night. J Appl Physiol 1985 ; 59 : 1911-7.
 8) Matsukawa T, Kurz A, Sessler DI, et al. Propofol linearly reduces the vasoconstriction and shivering thresholds. Anesthesiology 1995 ; 82 : 1169-80.
 9) Xiong J, Kurz A, Sessler DI, et al. Isoflurane produces marked and nonlinear decreases in the vasoconstriction and shivering thresholds. Anesthesiology 1996 ; 85 : 240-5.
10) Kurz A, Go JC, Sessler DI, et al. Alfentanil slightly increases the sweating threshold and markedly reduces the vasoconstriction and shivering thresholds. Anesthesiology 1995 ; 83 : 293-9.
11) Plattner O, Semsroth M, Sessler DI, et al. Lack of nonshivering thermogenesis in infants anesthetized with fentanyl and propofol. Anesthesiology 1997 ; 86 : 772-7.
12) Guyton AC, Hall JE. Body temperature, temperature regulation, and fever. Textbook of medical physiology. 11th ed. Philadelphia : Elsevier Saunders ; 2006. p.889-901.
13) Negishi C, Lenhardt R, Sessler DI, et al. Desflurane reduces the febrile response to administration of interleukin-2. Anesthesiology 1998 ; 88 : 1162-9.
14) Lenhardt R, Negishi C, Sessler DI, et al. The effect of pyrogen administration on sweating and vasoconstriction thresholds during desflurane anesthesia. Anesthesiology 1999 ; 90 : 1587-95.

〈池田　健彦〉

## I. 体温の生理学

# 2 皮膚の重要性

はじめに

　皮膚は他の部位（胸腹部深部組織，脊髄，視床下部，視床下部以外の脳）とともに中枢へ温度情報を送る重要な温度感知部位であるだけではなく，中枢からの体温調節性自律神経反応として発汗，皮膚血管拡張，皮膚血管収縮などの効果部位として体温調節にきわめて重要な役割を果たしている。本項では皮膚からの温度感知情報が中枢，そして，中枢からの反応にどの程度影響を及ぼしているか，そして，それが麻酔下でどのように変化するかを中心に述べる。

## 皮膚での温度感知

　遠心性体温調節反応として暑さに対しては発汗，寒さに対しては体温調節性末梢血管収縮，シバリングがある。皮膚からの温度情報はこれら調節反応の閾値をほぼ直線的に変化させる。まず，発汗の閾値は皮膚温の変化の約10％が関与する[1]。また，末梢血管収縮およびシバリングの閾値は皮膚温の変化の約20％が関与する[2]。すなわち，皮膚温を1℃上昇させればシバリングの閾値（としての中枢温）が0.2℃低下する（図1）。この観点からすると体温調節性の術後シバリングを予防するには中枢温を正常に維持するのと同時に皮膚温を高めておけばシバリングが起きにくくなる。この皮膚温の末梢血管収縮およびシバリングの閾値へ及ぼす影響はイソフルラン麻酔下でも同様に約20％で，その関係は直線的である[3]。

## 脊髄くも膜下麻酔，硬膜外麻酔時の皮膚からの温度入力の変化

　吸入麻酔薬（イソフルラン）[4]，静脈麻酔薬（プロポフォール）[5]，麻薬（アルフェンタニル）[6]はどれも中枢に作用して末梢血管収縮とシバリングの閾値を低下させる。一方，脊髄くも膜下麻酔，硬膜外麻酔においても同様に末梢血管収縮およびシバリングの閾値が低下する[7]。脊髄くも膜下麻酔，硬膜外麻酔においてこれらの閾値が低下するメ

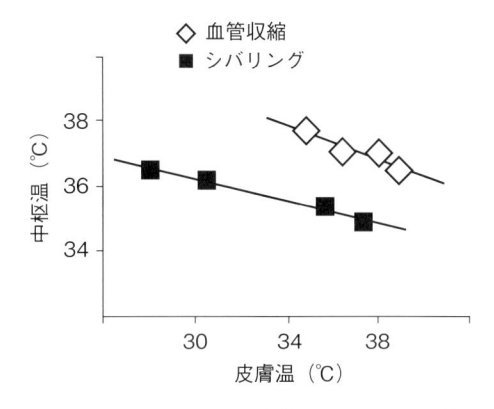

**図1 皮膚温と血管収縮，シバリングの閾値との関係の一例**
皮膚温が上昇するほど血管収縮，シバリングの閾値が低下する。
(Cheng C, Matsukawa T, Sessler DI, et al. Increasing mean skin temperature linearly reduces the core-temperature thresholds for vasoconstriction and shivering in humans. Anesthesiology 1995；82：1160-8 より引用)

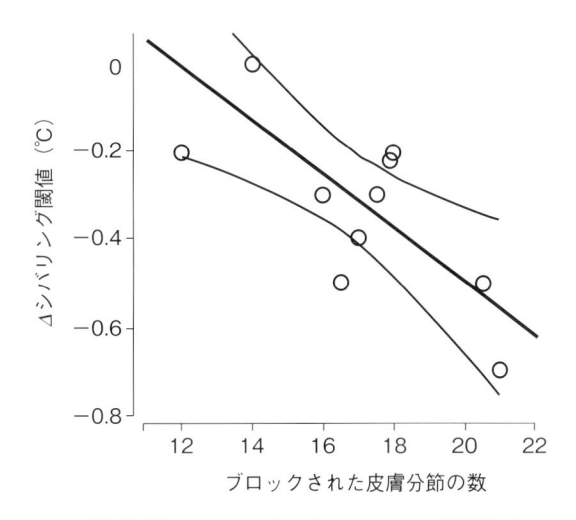

**図2 脊髄くも膜下麻酔時におけるブロックされた皮膚分節の数とシバリング閾値との関係**
ブロックされた皮膚分節の数が多いほどシバリングの閾値が低下する。
(Leslie K, Sessler DI. Reduction in the shivering threshold is proportional to spinal block height. Anesthesiology 1996；84：1327-31 より引用)

カニズムとして，脊髄くも膜下麻酔，硬膜外麻酔で投与された局所麻酔薬が血中に吸収され中枢に作用する仮説は否定されている[8]。脊髄くも膜下麻酔，硬膜外麻酔ではブロックされた皮膚から中枢への温度入力が減少するが，皮膚は冷受容器のほうが温受容器に比べ多いため，遮断される温度情報は冷受容器からのものが多い。すると中枢は相対的に皮膚が温まったと感知し血管収縮およびシバリングの閾値を低下させる[9]。この説を裏付けるように脊髄くも膜下麻酔でのシバリングの閾値の低下はブロックされた皮膚分節の数に比例する[10]（図2）。脊髄くも膜下麻酔，硬膜外麻酔においても，全身麻酔と同

## 2. 皮膚の重要性

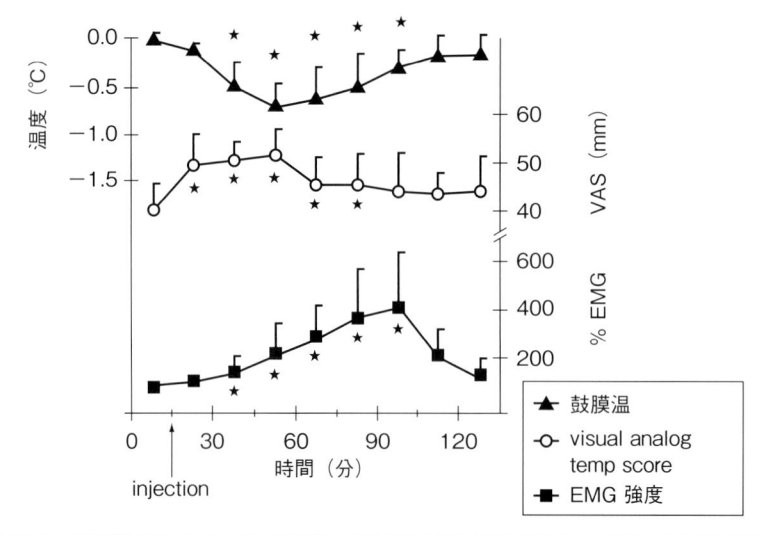

**図3 硬膜外麻酔時の鼓膜温低下，シバリングの発生（EMGの上昇）と温度に関する快適さ（VAS）の関係**

硬膜外腔に局所麻酔薬を投与すると（injection）鼓膜温は低下しシバリングが発生する。しかし，温度に関する快適さは鼓膜温が一番低下した時点で最高になる。
EMG：electromyogram
（Sessler DI, Ponte J. Shivering during epidural anesthesia. Anesthesiology 1990；72：816-21 より引用）

じように麻酔導入に際し熱の中枢から末梢への再分布により中枢温が急激に低下する[11]。しかし，中枢温の低下にもかかわらず，皮膚温が上昇しているため寒さの訴えは少ない（図3）。これは寒いという感覚が中枢温より皮膚温に依存しているためである[12]。

## 遠心性体温調節効果器としての皮膚

皮膚には心拍出量の7.5％の血流が分配される。この数値は安静時のものであり，皮膚の血流量は温熱あるいは寒冷環境下でそれぞれ著しく増加，減少する。皮膚における血管のうち動静脈吻合は内径100μmと毛細血管に比べて大きく，多くの血液が流れ，体温調節に重要な役割を果たす。発汗は基礎代謝の何倍もの熱を放散する。

## 皮膚の加温

周術期における低体温はさまざまな合併症に関与するので，麻酔中は温風式加温装置で皮膚から加温することが一般的である。皮膚からの温風装置による加温は体温調節性末梢血管が収縮しているときに比べ拡張しているときのほうが中枢温が上昇しやすい[13]。体温調節性末梢血管を含めたトータルな皮膚血管が収縮しているか拡張しているかは，前腕と指先の皮膚温度較差で簡便に判定することができる[14]。皮膚からの熱喪失

## I. 体温の生理学

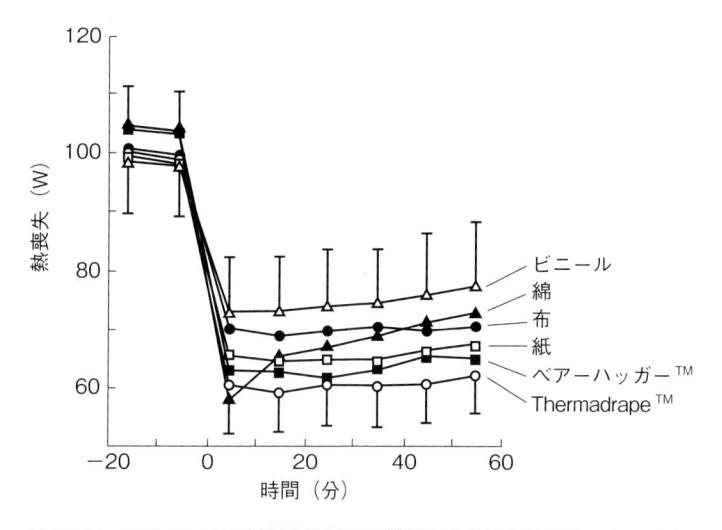

**図4 6種類の被覆材が熱喪失に及ぼす影響**
ビニール，綿，布，紙，ベアーハッガー™，Thermadrape™のどれ
で被覆しても熱の喪失に大差はない。
(Sessler DI, McGuire J, Sessler AM. Perioperative thermal insulation.
Anesthesiology 1991；74：875-9 より引用)

を抑えるには大気温を上げることがもっとも効率的な方法であるが，手術室の大気温を上げることには限界がある。皮膚からの熱喪失を抑える有力方法は皮膚をブランケット，ドレープなどで被覆することである。被覆材の種類は熱喪失に関係ない（図4）。1枚の被覆は熱の喪失を30％減少させる。被覆は1枚であっても2枚であっても大差はない[15]。

■参考文献

1) Nadel ER, Bullard RW, Stolwijk JA. Importance of skin temperature in the regulation of sweating. J Appl Physiol 1971；31：80-7.
2) Cheng C, Matsukawa T, Sessler DI, et al. Increasing mean skin temperature linearly reduces the core-temperature thresholds for vasoconstriction and shivering in humans. Anesthesiology 1995；82：1160-8.
3) Lenhardt R, Greif R, Sessler DI, et al. Relative contribution of skin and core temperatures to vasoconstriction and shivering thresholds during isoflurane anesthesia. Anesthesiology 1999；91：422-9.
4) Xiong J, Kurz A, Sessler DI, et al. Isoflurane produces marked and nonlinear decreases in the vasoconstriction and shivering thresholds. Anesthesiology 1996；85：240-5.
5) Matsukawa T, Kurz A, Sessler DI, et al. Propofol linearly reduces the vasoconstriction and shivering thresholds. Anesthesiology 1995；82：1169-80.
6) Kurz A, Go JC, Sessler DI, et al. Alfentanil slightly increases the sweating threshold and markedly reduces the vasoconstriction and shivering thresholds. Anesthesiology 1995；83：293-9.
7) Ozaki M, Kurz A, Sessler DI, et al. Thermoregulatory thresholds during epidural and spinal anesthesia. Anesthesiology 1994；81：282-8.
8) Glosten B, Sessler DI, Ostman LG, et al. Intravenous lidocaine does not cause shivering-

like tremor or alter thermoregulation. Reg Anesth 1991 ; 16 : 218-22.
9) Emerick TH, Ozaki M, Sessler DI, et al. Epidural anesthesia increases apparent leg temperature and decreases the shivering threshold. Anesthesiology 1994 ; 81 : 289-98.
10) Leslie K, Sessler DI. Reduction in the shivering threshold is proportional to spinal block height. Anesthesiology 1996 ; 84 : 1327-31.
11) Matsukawa T, Sessler DI, Christensen R, et al. Heat flow and distribution during epidural anesthesia. Anesthesiology 1995 ; 83 : 961-7.
12) Sessler DI, Ponte J. Shivering during epidural anesthesia. Anesthesiology 1990 ; 72 : 816-21.
13) Plattner O, Ikeda T, Sessler DI, et al. Postanesthetic vasoconstriction slows peripheral-to-core transfer of cutaneous heat, thereby isolating the core thermal compartment. Anesth Analg 1997 ; 85 : 899-906.
14) Rubinstein EH, Sessler DI. Skin-surface temperature gradients correlate with fingertip blood flow in humans. Anesthesiology 1990 ; 73 : 541-5.
15) Sessler DI, McGuire J, Sessler AM. Perioperative thermal insulation. Anesthesiology 1991 ; 74 : 875-9.

〔池田　健彦〕

# II 周術期の体温管理

## II. 周術期の体温管理

# 1 術前の発熱と対応

はじめに

　術前に発熱を呈する患者を診察する場合に麻酔科医は（1）発熱の原因検索，（2）関係する医療従事者それぞれの立場での対応，（3）手術・麻酔への対処，を考える。さらに，（4）術前に発熱を呈さないための予防，も重要である。一般的に手術を実施するかどうかは，手術侵襲の大きさ，発熱の原因，発熱および他の症状の程度によって決定する。基本的な方針は安全で患者満足度の高い周術期管理を行うことが大切であるが，医師や病院，社会背景や家庭環境などによって考え方はさまざまである。

## 発熱の原因検索

　手術前に発熱を来す原因はさまざまであるが，かぜ症候群のような発熱を来す疾患の合併による場合，原疾患に由来する発熱，環境要因による発熱，に大きく分けられる（表1）。原因検索のためには，問診や発熱パターンの確認，各種検査を適切に行う必要がある（表2）。発熱以外の局所的な症状も確認し，問診と各種検査所見から総合的に判断しながら原因を特定していく。検査値（白血球数，CRP値，原疾患特有の検査値），発熱パターン（弛張熱，稽留熱，間欠熱，波状熱など）から原因を特定していくことも可能である。血液検査では甲状腺ホルモン値や細菌培養などの発熱性疾患に特有な検査も的確に行う必要がある。そのためにも問診や既往歴の把握が重要となる。

## 医療従事者による対応の違い

　手術前に発熱している患者を診た場合，主治医，麻酔科医，看護師，本人および家族それぞれの状況や役割を理解した行動が必要である。病棟において発熱している手術予定患者を診たときの対応を，それぞれの立場で述べる。
　主治医：速やかに発熱の原因検索と治療を行う。発熱の原因が分からない場合は対症療法として冷却，解熱薬投与程度しか治療を行えない場合もある。発熱以外に鼻汁や咳，

## 1. 術前の発熱と対応

### 表1　術前の発熱と手術適応

| | 発熱の原因 | 手術適応 |
|---|---|---|
| 発熱性疾患の合併 | かぜやインフルエンザ<br>悪性腫瘍<br>予防接種の影響<br>アレルギー反応<br>頭蓋内疾患<br>甲状腺機能亢進症<br>自己免疫性疾患<br>脱水症 | 症状の程度と手術侵襲・緊急性から手術時期を判断する。<br>麻酔方法によっては手術可能とする。 |
| 原疾患に由来する発熱 | 原疾患の炎症<br>頭蓋内疾患 | 早期に原疾患の治療を必要とするかで判断する。 |
| 環境や医原性の発熱 | 前投薬に用いたアトロピン<br>環境変化や心因的要素<br>日光への過度な曝露 | 原則的には手術を延期する必要はない。 |

### 表2　発熱の原因検索に必要な問診と検査

| 問診と検査 | 確認する内容 |
|---|---|
| 問診 | 既往歴，家族歴，生活歴，流行性疾患への感作 |
| 理学所見 | 発熱パターン，発汗，局所の痛みや発熱，血圧，心拍数，呼吸数 |
| 血液検査 | 白血球数，血清電解質値，CRP，特異的抗体価，血液培養，甲状腺ホルモン値 |
| 画像検査 | 胸部単純X線画像<br>患部のCT，MRI，超音波，シンチグラムなど |

消化器症状などが併存することもあり，経過観察の時間が必要であれば麻酔科，手術室看護師，家族への連絡も行い，感染症の場合は院内感染の予防も必要となる。体温が平熱に戻ったとしても原因が除去されていなければ手術後に悪化することもあるため，発熱の原因をきちんと確認する。発熱している状態での手術の必要性について最終判断を下すことになる。

**麻酔科医**：患者を診察して麻酔および手術侵襲に耐えうるかの判断をして，主治医と手術の緊急性があるかどうかを確認する。本人と患者の家族に対しては，発熱による周術期の合併症や回復遅延について，全身管理の面から説明する。手術が延期になった場合に日程的な不都合が患者や家族に生じる可能性があり，発熱があっても予定どおり手術を行うことを優先したい患者もいる。その場合は全身管理上とのバランスから延期について説明する必要もある。

**看護師**：発熱を最初に発見することが多い。確認後は時間経過と他の症状などを速やかに主治医に報告する。安静・冷却など基本的な処置を行い，小児患者の場合は保護者への説明も必要である。血液検査や輸液を迅速に行う。感染症の可能性がある場合は他の患者に感染が広がらないように努める。

表3　術前からの発熱患者への対応

| 麻酔方法 | ・侵襲の小さい気道確保<br>・神経ブロックの活用 |
|---|---|
| 輸液 | ・加温と十分な量の投与<br>・グルコースやアミノ酸の補充 |
| モニタリング | ・中枢温の持続モニター<br>・末梢循環の確認<br>・動脈血ガス分析 |
| 保温と加温 | ・末梢循環の維持<br>・中枢温の異常な上昇を避ける |

**本人および家族**：これまでの病歴や生活歴などを説明して看護師，主治医，麻酔科医と手術の是非を確認する．日程的に手術を施行する必要性が高い場合もあるため，主治医や麻酔科医と相談することになる．

## 手術・麻酔への対処の基本

発熱に関連して手術や麻酔が問題となるのは，(1) 発熱やその原因の悪化，(2) 全身管理が困難になる，(3) 手術侵襲と発熱を引き起こした疾患により手術からの回復が遅延する，という点である．

術前発熱の原因がかぜ症候群など発熱性疾患の合併による場合は，(1) 手術の緊急性が低く延期による影響が少ない，(2) 発熱の症状または原因が重症，(3) 全身麻酔を行う必要があり，手術予定時間も長く侵襲が大きい場合，延期を考えることになる．手術を延期する場合は，軽症ならば1～2週間，重症や大手術のときは4週間程度延期することが多い．手術を行う際には，術式を変更することは難しいと思われるが，侵襲の少ない方法を考慮する．

発熱が軽微で手術侵襲が大きくない場合は手術を実施することが多い．患者や家族の仕事や入院期間などとの兼ね合いも，手術を実施するか否かの考慮に入れることがある．麻酔は適切な麻酔方法の選択と手術中の配慮が必要である（表3）．気道確保は気管挿管よりもラリンジアルマスクなどの利用を考慮する．また，積極的な区域麻酔などの神経ブロックの活用により，全身麻酔を避けることが可能となる．輸液により体温が低下することを避けるために，輸液加温装置を使用して十分な量を投与する．異化の亢進を予防するためにグルコースやアミノ酸の含まれた輸液も長時間手術では有効となる可能性もある．モニターは適切な部位の中枢温を持続してモニターする．末梢循環は触診での手足の冷たさや循環モニター，動脈血ガス分析値から，循環不足と考えた場合は輸液の増量も必要である．末梢の保温および加温と中枢温を適切な範囲に維持することは，シバリングの予防のためにも必要である．

## 発熱の原因による症状と手術・麻酔への対処の違い

　一般的に体温は早朝が最も低く，夕方に最も高くなる。手術当日朝の体温がすでに37℃台後半まで上昇している場合は，さらに体温が上がることも予想して手術の是非を考慮していく。

　かぜ症候群など気道系疾患による発熱の場合は，臨床症状が消失しても気道刺激性が低下するまで，さらに数週間を要するといわれている。反対に手術を行うための原疾患による発熱の場合は，予定を繰り上げて手術を行うこともある。インフルエンザの場合は突然の発熱が数日間続き，小児では1℃下がり始めた熱が再上昇する二峰性パターンを示すこともある。気道系の症状（咳や鼻水）に加えて全身症状（頭痛，関節痛，筋肉痛，全身倦怠感，嘔吐や下痢）が強く，血液検査で診断も可能である。医療従事者や他の患者への感染予防も行いながら手術の是非を決定する。

　イレウスは脱水と場合によっては腹部の炎症による頻脈や体温上昇などの症状を呈する。緊急手術となることも多く，少量の麻酔薬でも急激な血圧低下を引き起こしやすいので慎重に麻酔深度を調節する。この際に脱水の程度を表4のような指標から判断する。さらに細胞外液の補充を術前から積極的に行う。近年は大量の代用血漿投与も行われるが，室温で大量に投与する場合は体温調節の悪化から寒気やシバリングを生じることもある。輸液加温装置の使用などに配慮する。全身麻酔の際の気管挿管ではフルストマックとして扱い，麻酔導入中の嘔吐による誤嚥性肺炎に注意する。経鼻胃管やイレウスチューブからの廃液，画像診断などから嘔吐の可能性が高い場合は意識下挿管や急速導入の適応である。消化管からの廃液が多い場合は脱水や電解質バランスの悪化を考慮した輸液を行う。

　炎症に伴う発熱では，炎症の原因を確認することが重要である。手術前に内科的治療で解消できる場合は迅速に対処する。対症療法としては冷却やNSAIDsなど抗炎症薬投与，感染に対しては抗生物質の投与を行う。重症な場合は輸液や昇圧薬の投与も必要となる。

　麻酔前投薬後に発熱を来すこともある。その原因には，(1) 啼泣，体動などによる運動性の発熱，(2) 周囲の環境温の上昇，(3) 前投薬に使用したアトロピンの影響，などが挙げられる。これらの多くは軽度の体温上昇であり，(1)，(2) の場合は採血結果で炎症反応がないことと発熱までの経過を確認することで，確定診断はできなくても，全身麻酔で手術を行うことに問題はないと判断できることが多い。

　アトロピンによる発熱の場合は，そのさまざまな薬理作用（表5）を理解しておくことで，麻酔中や手術後に適切なケアを行うこともできるようになる。アトロピンは"抗ムスカリン薬"ともいわれ，副交感神経のムスカリン受容体に結合することで副交感神経活動の遮断作用を生じさせる。麻酔前投薬に使用する目的は主に唾液などの気道分泌抑制である。手術操作などに伴う反射性徐脈を予防し，心拍数を維持することも期待されるが，麻酔前投薬に用いる量では心血管系への作用は小さい。発熱に関しては頻度が高く，汗腺機能の低下による発汗低下とうつ熱様の症状となる。小児では発汗低下から

表4 脱水症の症状と検査

| | |
|---|---|
| 症状 | うつ熱，眼瞼結膜の充血，唇・口腔内乾燥，口渇感，発汗低下，静脈の狭小，皮膚の乾燥・冷感 |
| 検査 | 血圧低下，頻脈，中心静脈圧の低下，Ht や BUN の上昇，濃縮尿，腹部画像で大量の腸液や腹水所見 |

表5 アトロピンの作用部位と効果

| 作用部位 | 効果 | 効果の特徴 |
|---|---|---|
| 中枢神経系 | 傾眠，健忘，幻覚 | スコポラミンで効果が強い |
| 眼 | 散瞳，焦点調節麻痺 | 作用時間が長い |
| 心血管系 | 頻脈 | 少量では徐脈に |
| 呼吸器系 | 気管支拡張，分泌抑制 | |
| 消化器系 | 蠕動低下，唾液分泌抑制 | 濃度依存的 |
| 泌尿器系 | 排尿速度低下 | 濃度依存的 |
| 汗腺 | 体温調節性発汗の抑制 | 大人では大量投与で生じる |

　時に皮膚の熱い紅潮を伴うこともあり，大量投与によっては死に至ることもありうる。さらに，小児の場合は麻酔前の興奮，手術前の絶飲絶食による軽度脱水もあり体温は上昇しやすいが，実際は行動性の体温上昇よりも麻酔前投薬のアトロピンによる体温上昇のほうが全身状態に大きく影響しやすい。アトロピン投与後は体温調節機能が失われた状態となるので，体温測定を必ず行う。治療は水分補給と冷却となるため，末梢静脈路確保後に絶飲絶食ぶんの輸液を投与する。アトロピンによる発熱だけを理由に手術を延期する必要はない。

## 術前の発熱の予防

　一般的なウイルス性のかぜやインフルエンザは感染者との接触の機会を減らす，部屋の加温と加湿，食事や睡眠に気を配る，手洗いの励行といった注意が必要である。近年大流行の不安などから話題のインフルエンザの場合は予防接種も有効であるが，手術直前には行わないほうがよい。ワクチンの副反応の発熱が周術期の合併症と鑑別ができなくなるからである。インフルエンザの場合，他の患者や医療従事者への院内感染も近年社会問題化している。潜伏期間が1～4日間で発病前からウイルスが排出される。発病後1～2日間がウイルス排出のピークとなり，その後1～2週間はウイルスが上気道から排出される。原則5日間の隔離を必要とするが，ちょうどこの頃に熱も下がり食事摂取が可能となる。この間の患者への曝露には注意し，院内感染予防に努める。

　扁桃炎や中耳炎など発熱を繰り返す疾患を持っている場合は，体調や環境変化で再燃することもある。膠原病や甲状腺機能亢進症なども発熱を繰り返す可能性があるが，内

**表6　予防接種後何日おいてから手術を受けるべきか**

| | 種類 | 副反応の発現期間 | 手術猶予期間 |
|---|---|---|---|
| 生ワクチン | ポリオ，麻疹，風疹，BCG（結核），流行性耳下腺炎，水痘 | 1～2週間以内 | 4週間 |
| 不活化ワクチン | 三種混合（ジフテリア，破傷風，百日咳），日本脳炎，インフルエンザ，B型肝炎 | 2日以内 | 1週間 |

（松川　隆．全身麻酔薬が体温調節機構に及ぼす影響．臨床麻酔2000；24：1408-15 より引用）

科的にコントロールをしっかりと行うことで発熱や周術期の合併症を回避することが可能である。

　イレウスや髄膜炎などで食事を摂取できない患者の場合は，適切な輸液を行うことでうつ熱を予防する。カテーテルが留置されている場合には感染や炎症を生じないように管理する。

　医療行為に伴う発熱としてはワクチン接種とアトロピン投与がある。アトロピン投与に伴う発熱に関しては前述したとおりであるが，その予防は，使用しないということにつきる。成人の場合はアトロピン投与による口腔内乾燥への違和感を不快に訴えることもあり，アトロピンの前投薬への使用は減少傾向である。小児の場合，母親同伴での手術室への入室や適切な鎮静薬の使用により，泣き叫んで来ることを減らすことが大切である。それによりアトロピンを使用しなくても口腔内分泌物が必要以上に増えることなく，気道確保を行いやすくなる。

　ワクチンの接種に伴う周術期の問題点としては，(1) ワクチンの副作用の影響，(2) 免疫系の変化に伴う影響，(3) ワクチン効果の減弱，(4) 術後合併症などの原因特定が困難になること，などがある。副作用としてのワクチン接種後発熱は生ワクチンと不活化ワクチンで異なることを理解しておく（表6）。嘔吐，発疹などの副作用も手術や麻酔による影響なのか，ワクチンによる影響なのかの判断が困らない時期にワクチンを接種するように指導する。以上の副作用について医師側と保護者が理解していることが大切で，通常の免疫状態ならばワクチン接種を理由に手術を行うことを否定する理由はないと思われる。以上の点を考慮したうえで手術を延期するのであれば，表6の基準が妥当と考えられる。

　発熱患者にかぎらないが，手術中は薄着となり低い室温の環境に曝されることになる。そのため麻酔中は輸液や全身の加温などの積極的な処置を行うが，手術室に行くまでの間にも電気毛布などで積極的に加温を行うことはとても重要である。神経ブロックなどを行う間も可能なかぎり加温を継続することで，麻酔に伴う中枢温の低下を抑制することが可能となる。加温により中枢温を維持することはシバリングの予防となる。また，末梢循環の維持にもつながるため，加温による発汗と血管拡張に対する輸液も十分な量を行う。以上のことは低体温症の予防であるが，麻酔中の低体温症は術後の発熱など体温制御機構を維持することが困難となる。そのため術前から可能なかぎり避けるように努めるべきである。

■参考文献

1) Tait AR, Malviya S. Anesthesia for the child with an upper respiratory tract infection：Still a dilemma? Anesth Analg 2005；100：59-65.
2) Sessler DI. 48 Temperature regulation and monitoring. In：Miller RD, editors. Miller's anesthesia. Vol 1. 7th ed. Philadelphia：Churchill Livingstone；2009. p.1533-55.
3) 並木昭義, 山蔭道明編. 図解—体温管理入門. 東京：真興交易(株)医書出版部；1998.
4) 松川　隆. 全身麻酔薬が体温調節機構に及ぼす影響. 臨床麻酔 2000；24：1408-15.
5) 山内正憲, 山蔭道明. 術前の問題点とその対応「事例で学ぶ実践！周術期の体温管理」. オペナーシング 2005；20：876-9.
6) 土田亜矢, 山内正憲, 山蔭道明ほか. 小児前投薬のアトロピンとミダゾラムが体温に与える影響. 臨床体温 1998；16：45-9.

(山内　正憲)

## II. 周術期の体温管理

# 2 体温測定法―その利点とピットホール―

はじめに

　手術中の体温測定の目的は，悪性高熱症の早期発見と低体温症の予防の2つに大別される。近年の主たる目的は後者に大きな重きが置かれている。これは，悪性高熱症の発症頻度に比べ，低体温症の発症頻度が高い点にあり，かつ心虚血性疾患の増加，出血量の増加，術後創感染頻度の増加など多くの合併症の要因となりうるところにある。しかし，深部体温は測定部位によって差があることはよく知られている。そこで問題となるのが目的にかなった体温測定部位はどこが最適かという疑問である。人の体温を非観血的に測定する場合，測定部位としては口腔内温，鼻咽頭温，腋窩温，直腸温，食道温，膀胱温，鼓膜温などがあり，どの部位の温度を測定するかは悩むところである。

　基本的には，手術の部位や操作に影響を受けづらい場所で中枢温として使いうる場所というのが臨床的な場合においての答えになると考える。例えば，大腸切除術では直腸温や膀胱温を測定するのは適当ではなく，頭頸部手術では口腔内温，鼻咽頭温の測定は好ましくない。しかし，中枢温という概念は2つのカテゴリーに分類され，うち一つは，中枢温（T core）としての深部体温という考えである。これは，体温のバランスを考えており，深部体温は一様ではないと知りながらも体全体としての一つの体温を要求する場合に意義を成す。もう一つは体温調節中枢温（T reg）としての深部体温である。これは体温調節中枢の温度を知りたい場合に測定意義があり，体温調節の機序を研究するうえで重要とされている[1]。

　本項では，手術中に用いられる各種体温測定部位とその測定方法，およびこれらのピットホールについて解説する。

## 深部体温の"深部"とは生体のどこの部位を意味するか？

　体温の測定部位を表す用語には，かなりの不明瞭さが見受けられる。例えば，多くの医師は，深部体温を直腸から鼓膜温を含む体内部位を示す用語で統一しているが，一般的に中枢温としての深部体温の"深部"とは，環境の影響を受けにくい身体の"深部組織"を意味するものである。しかし，そもそも部位，組織，さらに特定の臓器の内部お

よび臓器間の温度変化は大きく異なるため，一つの特定の深部体温があること自体が間違いである[2)3)]。

例えば，胸部と腹部の間には1℃にも及ぶ温度の勾配が存在する。これは，体温調節中枢が存在する視床下部温を直接測定できない手術室では，その周辺の温度を代表する鼓膜温や食道温（下部1/3），口腔内温，鼻咽頭温，肺動脈温，膀胱温，直腸温などを中枢温として測定するが，必ずしも深部体温ではないことを示している。この点は誤解のないようにする必要がある。

## 手術中の部位的温度変化に影響する要因

部位的温度変化は血管運動作用が原因で発生する。手術中の体温変化と勾配は放射（radiation：熱エネルギーが空気や大気を通過する際発生する），伝導（conduction：温度の高い物体が温度の低い物体に接触した際発生する），対流（convection：空気や液体が物質から熱を奪うときに発生する），蒸発（evaporation：水分が大気に消えるとき発生する），さらには全身麻酔，硬膜外麻酔導入時の熱の再分布などの影響で発生する。特に開胸術や開腹術では放射と蒸発が熱喪失の大きな比重を占めると考えられる[4)5)]。したがって，1か所の測定部位が他の部位よりも正確に深部体温を反映するという一般的な概念は間違いとなる。また，身体の1か所からの測定値が他の部位にとっても正確なゴールドスタンダードとして適応できると思うのも間違いといえる。体のどの部位からでも正確で適切な測定値は，他の部位に対して，その特定の時間の基準値として使用することは可能である。

例えば，2つの部位の測定値がよく追随しても，血液環流による部位的変化は測定温度に大きく影響するが，この2部位の測定値が間違っていることにはならない。このことは身体の異なる部位の温度が比例して変化しないことを示しており，一つの部位が特定の場所や臓器の温度を他の部位より正確に反映するのは，場所が近いということ，あるいは測定しやすいためである。

しかし，手術中の測定部位に関しては，基本的に医師が深部体温の測定にどのような目的を持ち，どのような情報を必要としているかで決められるべきと考える。例えば，手術中の低体温患者の復温では直腸温や皮膚温は，視床下部の深部温を反映する適切な部位とは言いがたいが，この2部位の測定温は復温状況を示す有意義な指標とはなりうる。これは，身体中心部と皮膚の測定温は復帰時にシバリングを起こす勾配を表すためである[6)〜9)]。

## 肺動脈温測定の利点とピットホール
―中枢温としての深部体温の基本は肺動脈温と考える―

異なる部位から測定した温度は異なる比率で変化する。脳への血液環流に近いことから肺動脈温と鼓膜温は中枢神経組織の変化によく追随すると考えられている。うち，肺

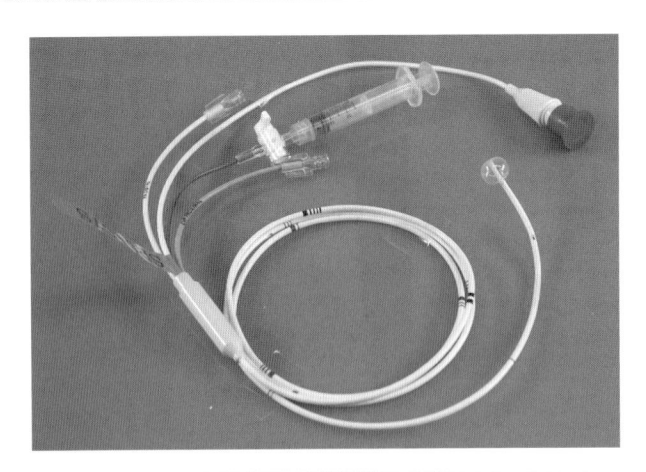

図1　肺動脈カテーテル

　動脈温は，すべての血液が混合する温度を示すため，右心室温と同等に体熱出納を知る目的で平均的な中枢温を知りたいとするときは最適な部位である．しかも，大動脈温は肺における放熱量が少ないため右心室の血液温とほぼ等しい．臨床的には，肺動脈（スワン・ガンツ）カテーテル（図1）により肺動脈温が測定されるが，この温度は大動脈温とほぼ近似している．したがって，大動脈の温度は身体の各臓器に分配される血液の温度を示すため，手術中はこの温度が測定されることが理想的と考えられる[10)11)]．特に，心臓外科手術の際における心臓の血液温度は，心房細動の発生と密接な関係があるため，心臓の血液温度を知ることはきわめて重要な意味を持つといえる．これは，心臓外科手術に際し，臨床的に測定されている心臓の血液温測定が，体温測定の目的にかなっていることを意味する．

　しかし，大動脈温の観血的な測定は，手術患者に侵襲を伴うため，血液心臓外科手術などのごく限られた手術以外では現実的ではないと考えられている．そこで，他の手術では動脈血の温度を非観血的に測定することが可能な部位を選択し，測定することが勧められる．

## 直腸温測定の利点とピットホール
### ―中枢温といえば直腸温を思い浮かべるが！　本当にそれでよいか？―

　おそらく本邦において，手術中の中枢温としてもっとも利用されている部位は直腸温である．直腸温は腹腔内臓器，中でも骨盤内臓器の温度を反映する．測定方法は，肛門内に体温計，あるいは測定用プローブを挿入（成人：約8 cm，乳幼児：約3 cm）し，骨盤内臓器の温度を側定する[12)]．

　しかし，直腸温は温度変化に対する反応が遅い，腸内ガスや糞便の影響を受ける，下腹部手術では外気の影響を受ける，合併症として測定用プローブによる直腸穿孔があるなど欠点が多い．中でも直腸温の温度変化に対する反応遅れは，直腸が下肢からの血流の影響を受けやすく，他の組織から消化管が相対的に熱孤立していることに起因する．

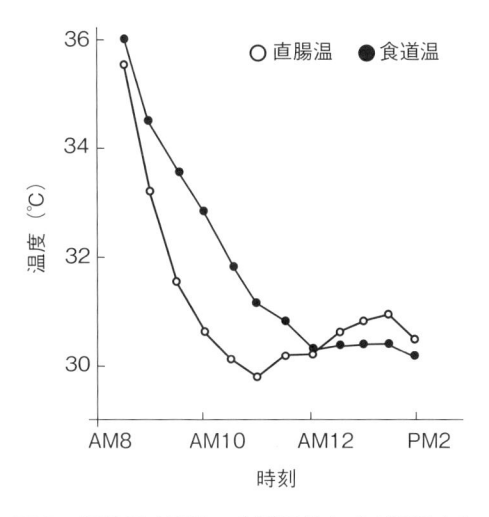

**図2 低体温麻酔時の食道温および直腸温変化**
(Cooper KE, Kenyon JR. A comparison of temperatures measured on the rectum, oesophagus, and on the surface of the aorta during hypothermia in man. Br J Surg 1957；44：616-9 より一部改変引用)

**表1 直腸温を37℃とした場合の一般的な他の測定部位との温度差**

| | |
|---|---|
| 直腸温 | 約37℃ |
| 口腔温 | 約32〜34℃（−0.3〜−0.5℃） |
| 食道温 | 約36.8℃（−0.2℃） |
| 肺動脈温 | 約36.7〜37℃（−0.0〜−0.3℃） |
| 鼓膜温 | 約36.75〜36.95℃（−0.05〜−0.25℃） |
| 膀胱温 | 約36.8〜36.9℃（−0.1〜−0.2℃） |
| 腋窩温 | 約36.2〜36.4℃（−0.6〜−0.8℃） |

例えば，低体温からの復温中，正常温度に戻るまで直腸は肺動脈温に遅れる。低体温麻酔時，手術患者を冷却するとやはり直腸温は肺動脈温に遅れて変化する（図2）[13)14)]。特に人工心肺からの復温時は，周囲組織の血流量が低下しているため，他の血流の多い組織に比べ，温度上昇が遅れる。したがって，直腸温測定は心臓外科手術には適さないと考えられている。もちろん，下腹部手術時の直腸温は，外気や洗浄液，手術器械類などの影響を受けた骨盤内臓器の温度を反映していると考えられるため，中枢温とするには問題があるとされている[15)16)]。また，直腸温は臨床的に一般的な他の測定部位より高く測定される（表1）。さらに直腸温の追従性の遅さは，手術中の発熱または高体温時，視床下部の異常な高体温の早期発見の妨げとなる危険があることも知っておくべきである。

さらに，直腸温測定では，測定用プローブの清潔性という問題が挙げられる。直腸温

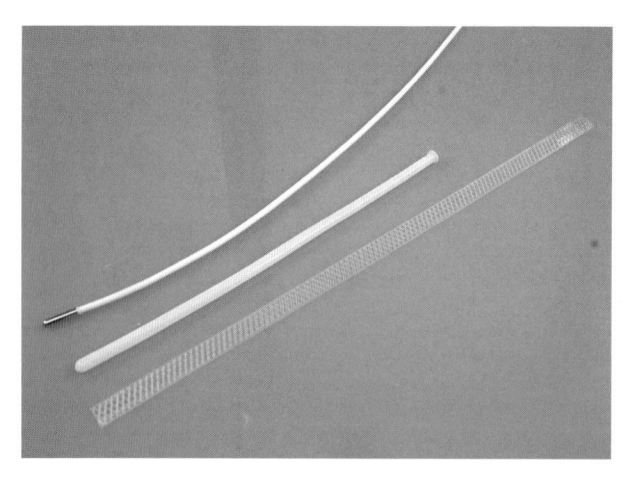

図3　測定用プローブと専用カバー

測定に使用される測定用プローブのほとんどが単回使用（ディスポーザブル）のタイプではなく，再生可能なタイプと考えられる。もちろん，再生可能なプローブを使用する際は，十分な洗浄と消毒，必要に応じては滅菌がなされるべきであるが，厳密な処理が施されているかは疑問であり，できれば単回使用のタイプの使用が勧められる。仮に再生可能な測定用プローブを繰り返し使用する場合は，専用のカバーの装着が望ましい（図3）。

## 食道温測定の利点とピットホール―中枢温としての食道温の優位性―

　全身麻酔中の患者や意識の低下した患者（人工呼吸管理中の患者）では，食道内へプローブを留置し，食道温を測定することができる。プローブ（図4）の挿入位置となる食道の下位1/3の部位（下部食道）は左心房の高さに位置し，肺動脈，大動脈血流の影響を受けるため，急激な体温変化にきわめて迅速に反応が追随すると考えられている。このことから，食道温測定は大動脈温に次いで，中枢温としての信頼性が高いと考えられている。例えば，心臓血管手術や食道癌の手術に際し，低体温麻酔を実施した場合，食道温の変化は直腸温の変化よりきわめて速い。また，復温中の体温変化は，食道温と大動脈温はほぼ等しく変化するが，直腸温の変化は食道温，大動脈温より遅く変化する。大腿動脈から加温した血液を送流し，体外循環法で高体温療法を行った際の体温変化では，食道温は肺動脈温の変化によく追随したが直腸温や鼓膜温は追随性に劣ったなどの報告がある（図5）[14]。以上のことから，食道温は血液温（肺動脈温）の指標として優位性があると考えてよい。

　臨床的には，脳動脈瘤クリッピング術において，食道温は膀胱温と近似し変化するとされるが，前額部深部温は食道温と約1℃の較差を示すとされている。また，開頭術では食道温は外気温の影響を受けず，中枢温として好ましい部位といえる。しかし，上部

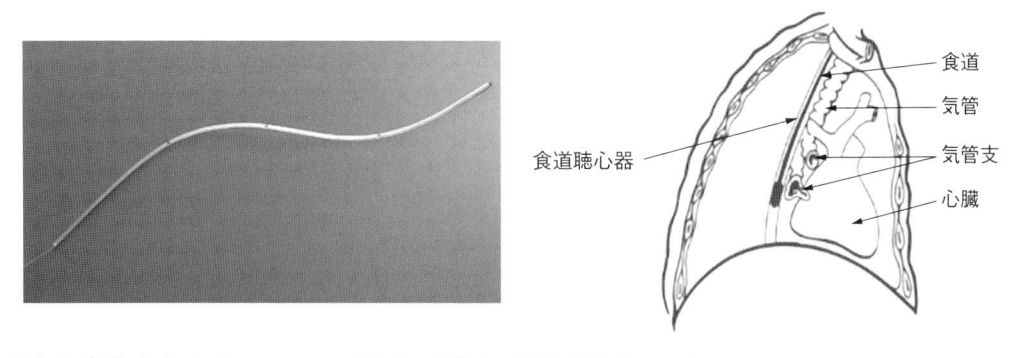

図4 食道内へ留置するプローブ

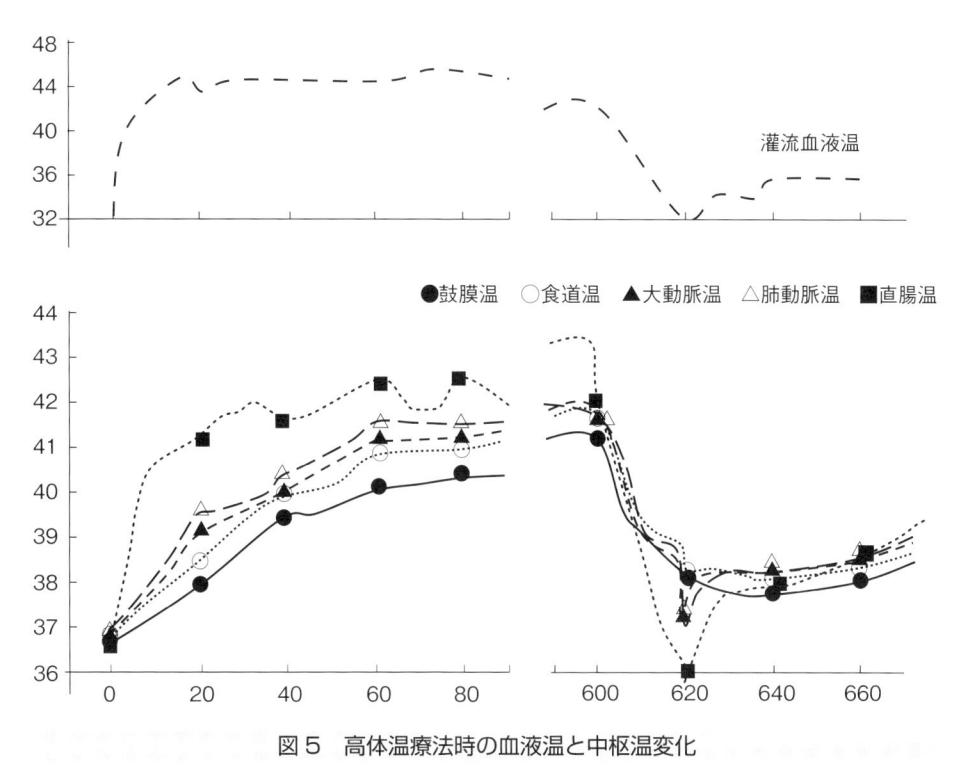

図5 高体温療法時の血液温と中枢温変化
(Stuphel M, Severinghaus JW. Internal body temperature gradients during anesthesia and hypothermia and effect of vagotomy. J Appl Physiol 1956；9：380-6より一部改変引用)

　開腹手術中，食道温は膀胱温との間に約1℃の較差を作り，閉腹時に食道温は膀胱温と近似し変化する。このことから食道温は，上部開腹手術や開胸手術など，手術手技や外気，洗浄液の影響を受けやすい手術症例では適さない測定方法と考えるべきである[16]。また，粘膜損傷，穿孔の危険があるため，特に食道静脈瘤患者には禁忌である点も知るべきである。

## 膀胱温測定の利点とピットホール
### ―直腸温を測定するくらいなら膀胱温が有用―

膀胱温を測定する温度センサー付きフォーリーカテーテル（図6）は肺動脈温を測定する肺動脈カテーテルと同じく，体温測定以外の目的を兼ねて使用されるため，再現性と精度においてメリットがある．例えば，直腸温測定が必要となるような手術症例であれば，ほとんどが尿量測定のためにフォーリーカテーテルの留置を行っている．したがって，フォーリーカテーテルを利用して中枢温測定ができれば，直腸温プローブは不要となり，合併症の腸管穿孔はおのずと回避される．

ただし，下部開腹手術において温度センサー付きフォーリーカテーテルを使用し，膀胱と直腸温を比較した場合，膀胱温，直腸温とも，ほぼ同等に外気，手術手技，洗浄液などの影響を受け中枢温としては適さない[17]．また，膀胱温は血液温（膀胱動脈）を反映する尿温に影響されるため，尿量が保たれている場合は中枢温としての信頼性が高いが，尿量が少ない場合は値が不正確になる．しかし，非開腹術や開胸術，上腹部開腹術では，膀胱温は直腸温よりも迅速に変化する[18]．これは，直腸が内容物を含めた組織質量が大きく組織温上昇に比較的高い熱量を必要とするのに対し，膀胱は膀胱動脈で灌流されているのに加え，その内容物である尿が血液温をよく反映するためである[15)16)]．

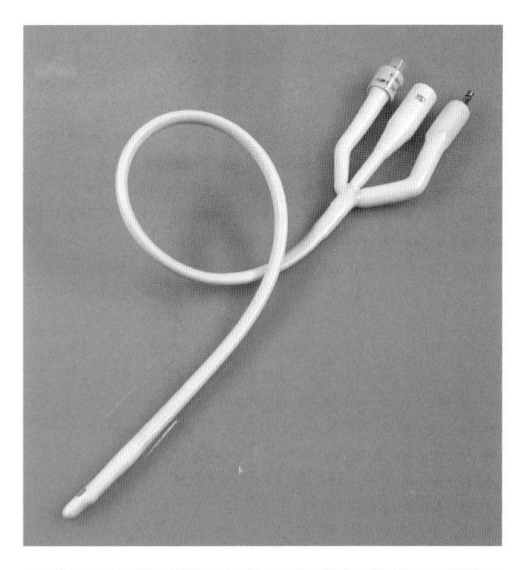

図6 温度センサー付フォーリーカテーテル

## 口腔温：舌下温測定の利点とピットホール
### ―知る人ぞ知る!?　術中体温モニターとしての口腔温―

　口腔温は，比較的簡便で急性疾患や口腔内に病変がない成人者患者にとって間欠的な測定を比較的安全に測定できる。口腔温は，腋窩温とともに広く用いられてきた外殻温測定の一つであり，舌の裏側，舌小体の左右どちらかに体温計を当てて，軽く口を閉じさせて測定する（図7）。口腔温をいわゆる深部温と考える機序は，舌根部が外頸動脈からの血流を受けているため，食道温と近似した測定値を示すことにある。また，口腔体温計の基本的な利点は，測定部位への挿入が容易なため，操作性，低侵襲性に優れるという点である。

　一方，注意点としては，強く把持すると唾液の分泌を促し，測定温度が不正確となることである。飲食直後は食物の温度の影響を受けるため，測定10分以内に冷たいもの，熱いものを飲食していないことを確認する必要がある。口内炎やその他の炎症があったり，カニューレまたは酸素マスクによって加温した酸素吸入中，鼻腔の詰め物，腫れ，その他の障害がある患者にとっては適さない。意識のない患者，じっとしていない患者，混乱している患者，シバリング中の患者の場合はプローブの固定不良，破損などが考えられ適さない。口腔内温測定にサーミスタ端子付きの電子体温計，食道温測定用プローブなどを使用した場合は，破損などの危険は軽減されるが，測定に少なくとも30秒を要する。口腔内でも挿入部位により温度は異なるなどが挙げられる。

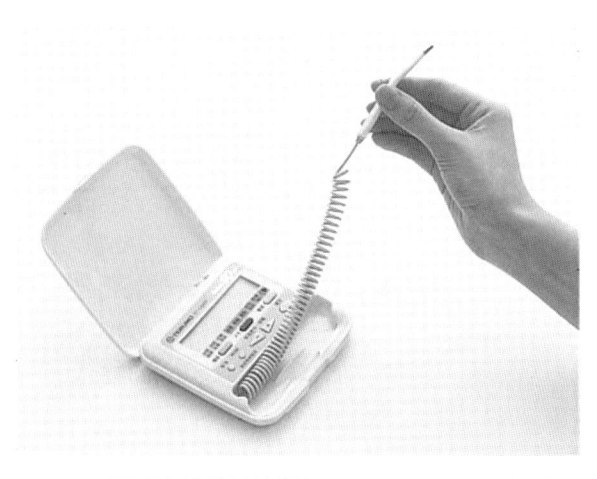

図7　口腔体温計

## 鼻咽頭温の利点とピットホール―脳温をよく反映するが測定技術が必要！―

鼻咽頭温は，鼻腔を通して鼻咽喉にサーミスタプローブを挿入することで脳温を反映する内頸動脈温を持続的に測定する。術中と麻酔中に用いられるのが基本的だが，その測定値は吸引される酸素の温度に影響され，不正確なことが多い。測定値は肺動脈温に比べて約0.5℃低く（健常成人の安静時の場合）測定され，急速に体温が変化しているときは鼻咽頭温と肺動脈温は相関しないとされている。また，本法で正確な温度を測定するには，4～6cmの深さ程度の挿入が適切とされており，深すぎても浅すぎても信頼できる値は計測できない[19]。

そのほか，鼻咽頭に外傷がある場合は鼻咽頭温の測定は好ましくなく，挿入時は粘膜からの出血の誘発に注意を要する。

## 前額部深部体温の利点とピットホール
―深部体温は中枢温と同義ではない！―

深部体温は熱流補償法を用いて身体の深部組織温を測定する（図8）。熱流補償法とは，外気温の影響を受け深部より低くなる体表面を断熱材で覆い，外気温の影響を遮断することで，体表面の温度を深部の温度と等しくなるように電気的に加温することを示す[20)21)]。これにより，中枢温を体表面から測定することが可能となる。深部体温はさまざまな部位で測定が可能だが，なかでも前額部深部体温は肺動脈カテーテルで測定した肺動脈血液温とよく相関し，手術中もプローブの装着のズレを発見しやすいため中枢温のモニタリング部位として最適と考えられている（図9）。ただし，深部体温は中枢温と同義ではないため，この深部体温計で計測した温度の値が中枢温ではない（核心温と中枢温は同義）という点は知っておく必要がある。

特徴的な利点としては，肺動脈血液温とよく相関し，血液温の変化に迅速に対応する。専用の測定用プローブを前額部に貼り付けて使用するため，操作が簡便でかつ非侵襲性

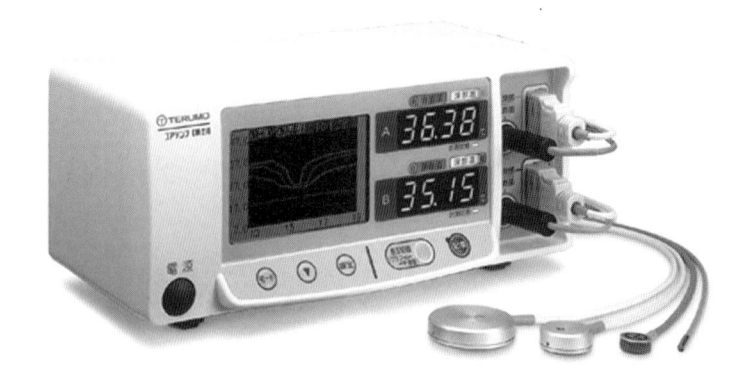

図8　深部組織温測定器

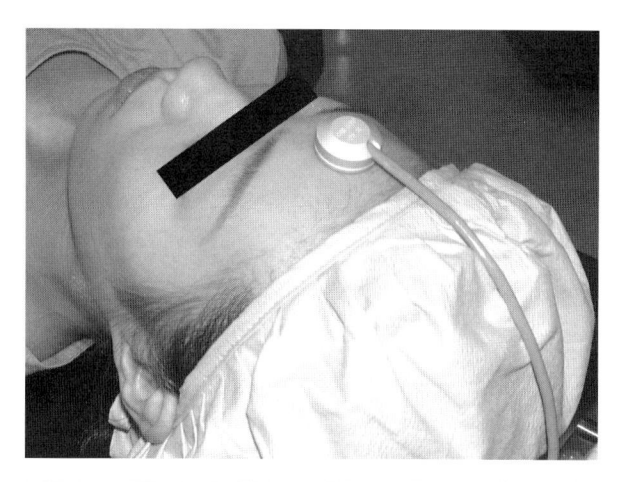

図9 前額部深部体温測定

に優れる。末梢深部温との組み合わせでさまざまな生体内情報が得られる。一方，欠点としては，特殊かつ高価な深部体温計を必要とする。測定用プローブ本体は円形状を有し変形しないため，前額部には接着テープを使用し密着固定する必要がある。プローブ内の過熱防止機構のため43℃以上の深部温は測定できない。室温以下の深部温は測定できない。長時間同一部位にプローブを置くと接触性皮膚炎を起こすことがある。電気メス使用時に一過性に測定不可となることがあるなどが挙げられる。

　臨床的には，食道温との一致限界は－0.9℃～0.5℃に達し，実際の体温より1℃近く低く示され，また99％反応時間が8～17分と追従性に遅れるため[22)～24)]，悪性高熱症の発見が遅れるおそれがある。また，分離体外循環や乳幼児開心術の一部で行われる超低体温時（24℃以下）には組織温を室温以下に低下させるため，計測は不可能である。この深部体温計は日本でのみ市販されている中枢温測定法の一つである。

## 皮膚赤外線体温計の利点とピットホール 1
―非接触的な皮膚外殻温（露出部）測定で深部温は測れるか？―

　皮膚赤外線体温計は，直接，人体表面の皮膚（検温部）に接触することなく，皮膚外殻部の温度を測定することが可能な体温計である。本体温計は，皮膚外殻部温のみを測定する機種と，測定した皮膚外殻温を舌下温補正し表示する機能を有する機種の2つが発売されている。うち，後者の体温計（図10）は，人体表面から出ている5～14μmの赤外線を検出部でとらえ，また内蔵サーミスタで室温を測定し，その2つのデータから体表面温度に変換し表示する。舌下温補正表示の原理は，額の表面温をもとに内蔵されているデータテーブル（約5,000例）を用い変換補正を行い表示されるというものである。

　利点としては，誤差わずか±0.2℃とされ，わずか3秒で測定できるという点のほか，検温部に触れることなく，体温を測定できるので，インフルエンザなどの感染症の際に測定者側の汚染の危険を少なくし，職業（逆行性）感染対策に有用とされる。また検温

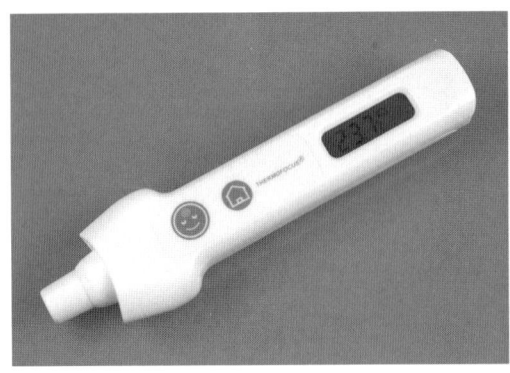

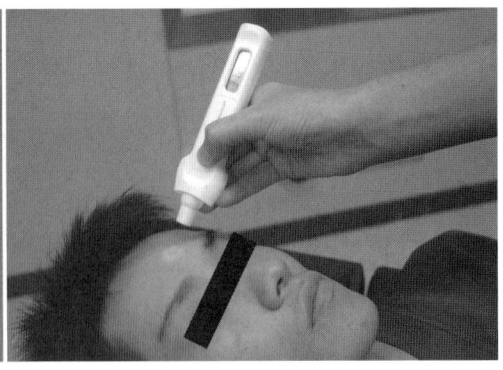

図10　サーモフォーカスプロ™（日本テクニメッド）

のたびに患者の睡眠を妨げることを防ぐ効果も期待できる。欠点としては，検温直前まで継続的に手で持ったり，ポケットに入れて本体の温度が室温より高くなっている場合や，患者が測定直前まで頭部(額・後頭部)への保冷パック・氷枕などのアイシングやその他の体温を下げる処置を実施していた場合では，体温が低く表示される。一方，装置本体が測定直前まで冷暗所など室温が異なる場所に保管されていて，本体の温度が室温より低くなっている場合や，患者が測定直前まで直射日光や暖房器具などの吹き出し口など熱気が直接当たるところにいた場合などでは，体温が高く表示されるなどが挙げられる。また，連続測定できないため，術中体温測定用としては不向きと考えられている。

## 皮膚赤外線体温計の利点とピットホール2
―末梢体温は末梢循環状態を推測する―

　末梢体温は末梢循環を反映するため，その中枢温との較差は末梢循環状態を推察する重要な手段となる[25]。手術中は体温中枢が存在する視床下部の温度を代表する食道温や鼓膜温，膀胱温あるいは前額部深部体温などが中枢温として連続測定される。これに対し，末梢温は特殊な場合を除いて強調されることがなかったが，中枢温と末梢温を同時に測定し，この較差を指標に末梢循環状態を推測する場合がある。測定手段としては，電子体温計の表面温プローブや深部体温計による連続的な測定が一般的である。また，連続測定こそできないが，赤外線放射温度計(図11)やハンディタイプのサーモグラフィなども測定に使用される。臨床的には，中枢温と末梢温の較差が3℃以内であれば良好な末梢循環状態が反映されていると評価される[25]。また，末梢温として手術中（麻酔中）の前腕皮膚温度と指先皮膚温度較差は体温調節性血管運動の評価に有用である。例えば，前腕皮膚温度-指先皮膚温度較差が0℃以下で体温調節性血管が拡張と定義される[26,27]。

## 鼓膜温の利点とピットホール
―非侵襲的，かつ連続的測定が可能であれば鼓膜温が理想的！―

　中枢温測定部位としての鼓膜温の適合性は生理学者および臨床医などにより数多く報

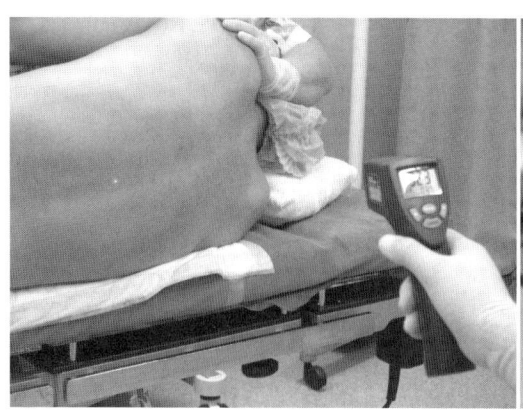

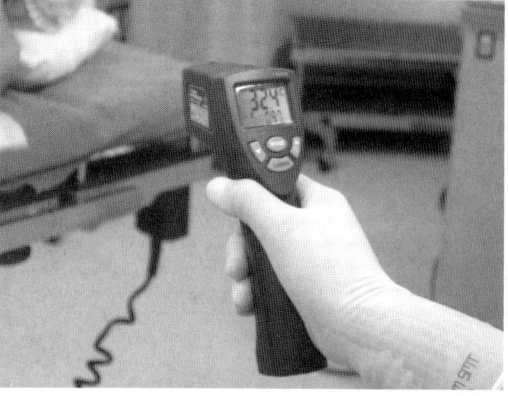

図11　赤外線放射温度計 MODEL SK-8940（佐藤計量器製作所）

告されている[28)29)]。利点としては，簡便，快適，さらには患者に容易に受け入れられるなどがある。外頸動脈で環流されている鼓膜は脳温を反映しており，信頼性の高い中枢温と考えられている。これは，視床下部に流入する血液が内頸動脈から出ており，鼓膜の血液温をよく反映するためである。鼓膜温の測定には，鼓膜に直接プローブを接触させる方法と赤外線量を測定する非接触型がある。

## 1 接触型プローブによる鼓膜温測定の利点とピットホール

接触型プローブ（図12）は直接鼓膜に接触するように挿入され，電子モニターに接続される。接触型プローブによる鼓膜温測定は，連続的な測定が可能であり，臨床的にも体温が急速に変化する場合などの中枢温の指標として有用であることが示された[30)]。特に体外循環による冷却加温時にも，送血血液温によく追従する。生理学的な研究では，体温の受容器のある視床下部に流入する内頸動脈血液温のよい指標となるため，もっぱら接触型鼓膜温度プローブが用いられている[31)32)]。ただし，挿入時，若干の痛みを伴い，また鼓膜を損傷するおそれがある。特に手術中や麻酔下で使用する場合は，患者は痛みを感じないため鼓膜損傷の危険性は増す[33)34)]。近年は，膀胱温プローブや深部体温計などの体温モニターが使用される傾向にあるため，臨床モニターとして接触型プローブによる鼓膜温測定を行う必要性は減少しつつある。

## 2 非接触型プローブによる鼓膜温測定の利点とピットホール

接触型プローブによる鼓膜温測定は，文字通りサーモカップル型プローブを鼓膜に接触させて測定する原理のため，鼓膜損傷の危険性がある。しかし，外頸動脈血流で還流されている鼓膜は脳温を反映するため，信頼の高い中枢温といえる。そこで，開発されたのが，鼓膜から放射される赤外線エネルギーを測定する赤外線反射式体温計である（図13）。この種の体温計はいくつかのメーカーが製造しており，1980年代から一般の臨床に広く使用されるに至った。

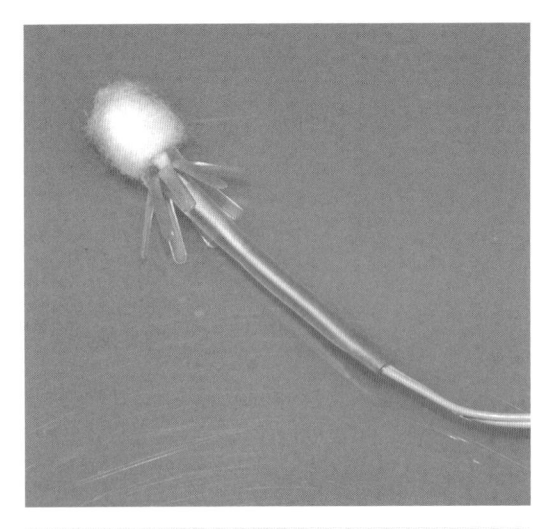

図12 接触型プローブ

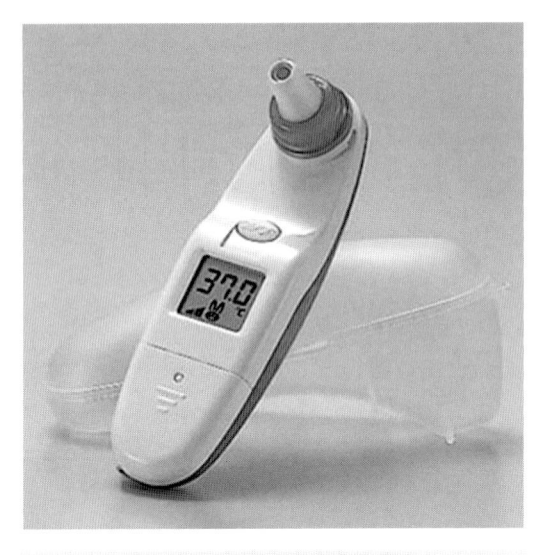

図13 赤外線反射式体温計

　本体温計は，鼓膜温を簡単に，かつ患者に不快感を与えることなく，わずか数秒（2～5秒）で測定する[3)35)]ことが可能である。また，臨床的調査の結果，その精度はきわめて高いことが判明した。例えば，冠動脈バイパス術後の患者において，肺動脈血液温と比較した結果，延べ200回以上の測定について肺動脈温との相関係数は$r=0.98$であった[28)]。さらに，全身麻酔下手術後の患者で，前額部深部温，接触型プローブによる鼓膜温，鼻咽頭温と比較した結果がある。それによれば，測定値がやや低値を示すものの相関係数はそれぞれ$r=0.68$，$r=0.72$，$r=0.77$であったとし[35)]，術後回復室における体温測定に有用としている。ただし，前述した赤外線反射式体温計は臨床評価とも連続測定できないタイプであり，連続測定を要する手術中の体温モニターとしては適当ではない。また，本鼓膜温測定器には測定値を不正確とする報告がある。これは解剖学的要

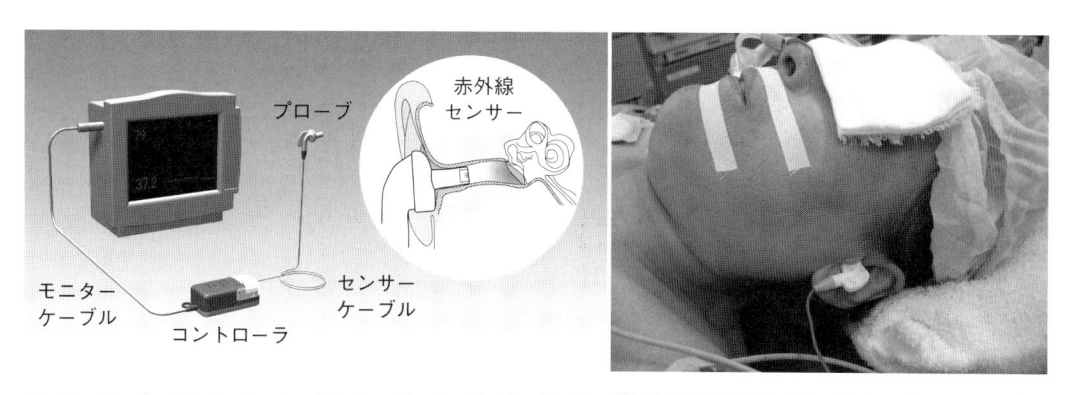

図14 MIニプロCEサーモ™（ニプロ社）

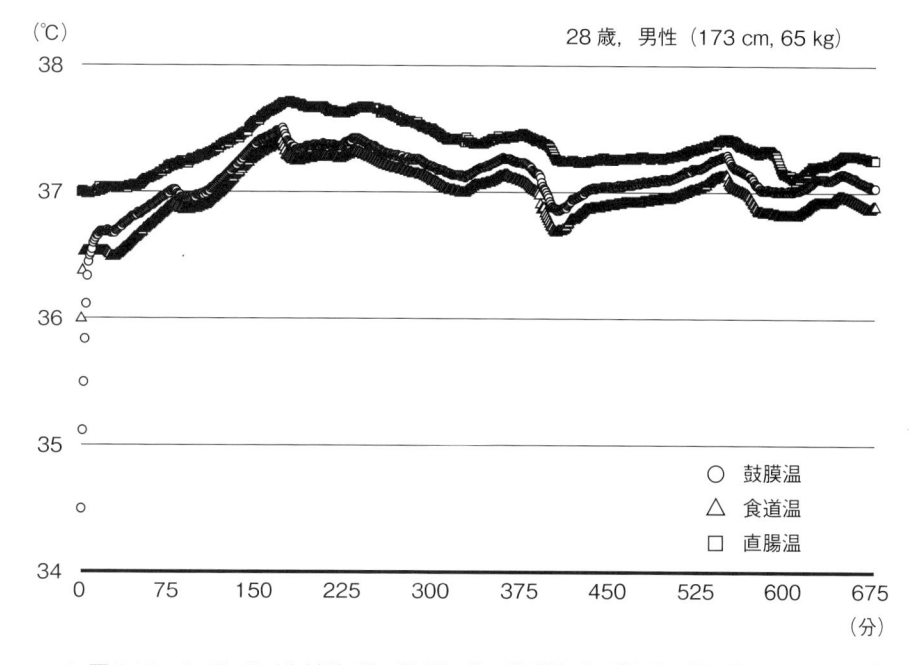

図15 イヤホン型赤外線式鼓膜体温計と直腸温，食道温の温度変化の比較
（村松千穂子，華岡由香里，今井　真．ユニークな鼓膜体温計OTOTEMP300の使用経験．臨床体温 1991；11：172-6 より引用）

素に気がついていない不規則な測定手技が原因と思われる．正確な測定値を得るためには，プローブは先端鼓膜方向に向けオートスコープを扱うように取り扱い，また外耳道が直線的になるように少し耳を後ろに引き，プローブ先端を外耳道の開口部にぴったりと挿入する必要がある．

しかし，近年，非侵襲的に鼓膜温を連続測定できるイヤホン型の赤外線式鼓膜体温計が開発された（図14）[20)36)]．

本鼓膜体温計は，赤外線量の測定部位を大幅に小型化したイヤホン型の温度センサからなり，ほぼ正確に1秒単位で赤外線量を測定することができる．その結果，中枢温として信頼性の高い食道温により近い追随性を示し（図15）[37)]，さらには非常に高い相関

A. 相関関係

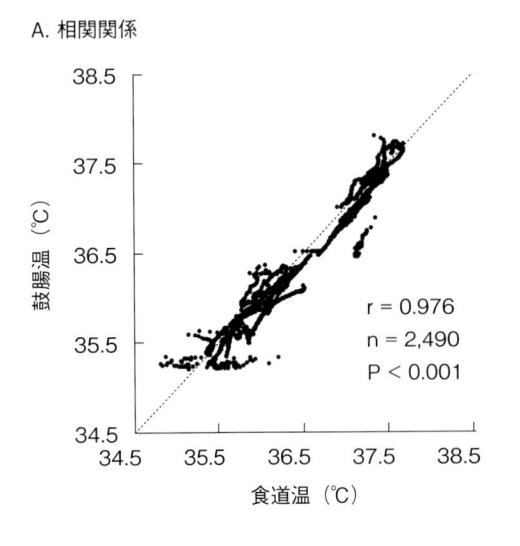

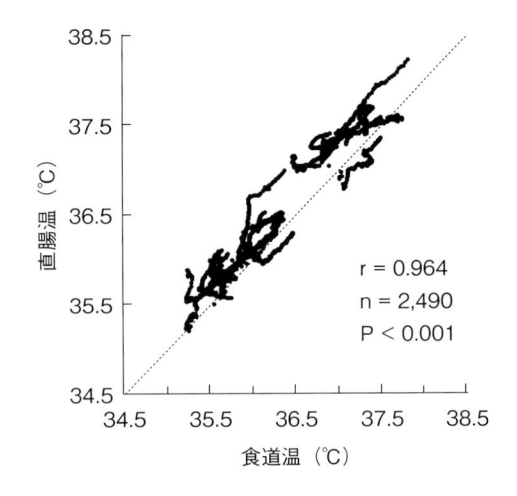

B. Bland-Altman 分析

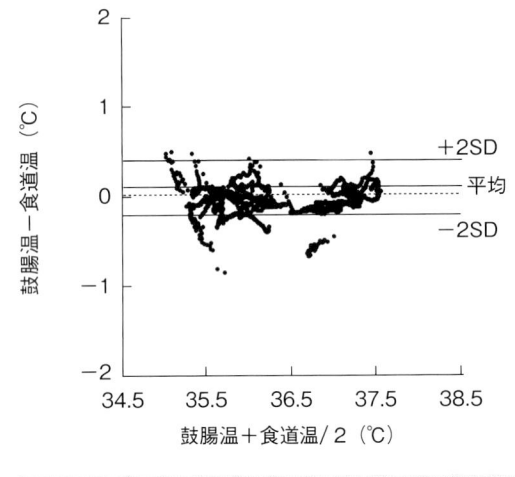

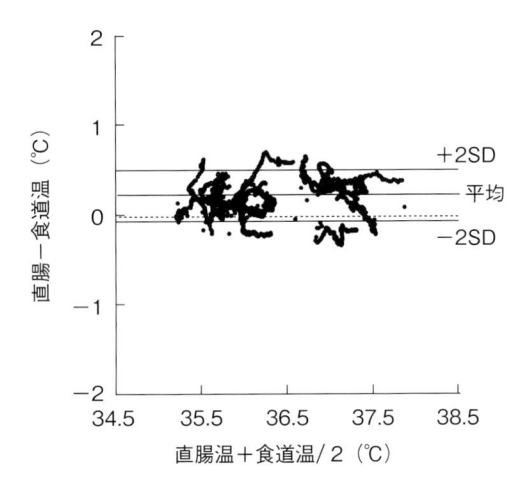

**図16 イヤホン型赤外線式鼓膜体温計と直腸温,食道温の相関性**
(早瀬 知,山蔭道明,木谷友洋ほか.術中体温モニターとしてのイヤホン型赤外線式鼓膜温測定の有用性.麻酔 2007;56:463-9より引用)

関係を認めた。またBland-Altman分析により,中枢温として十分信頼性できるものとされている。例えば,全身麻酔下の非開腹術において食道温と非常によい相関係数（r = 0.976）を示し,温度差も平均0.06℃とほぼ一致した値で推移すると報告されている（図16）[36]。また,イヤホン型の温度センサは装着性に優れ,術体位（仰臥位,砕石位,側臥位,伏臥位など）を問わず,正確な鼓膜温測定を可能とする。測定温度が一定になるまで約3分を要する点が問題であるが,これは正確な鼓膜温を反映するというよりも密閉された外耳道音を測定しているためと考えられている。脳温を反映し,信頼の高い中枢温とされる鼓膜温が,非侵襲的かつ連続的に測定できるのであれば,臨床上の適応は大きく,侵襲の伴う食道温や直腸温など他の術中体温モニターに代わり広く普及すると思われる[27]。

おわりに

　中枢温測定部位として推奨される部位は，肺動脈温，食道温（下部1/3），鼓膜温，あるいは鼻咽頭温とされる．しかし，肺動脈温は肺動脈カテーテルの挿入が前提であり，侵襲的であるため，体外循環を伴う心臓外科手術など特殊な症例を除き，通常モニターとして使用するには無理がある．また，鼓膜温は，全身麻酔中の意識のない患者では鼓膜損傷の可能性があるため使いづらい．そのため，食道温，あるいは鼻咽頭温が，全身麻酔中の体温モニターとして適当とされてきたが，いずれも侵襲的であり，また体液に接触するため衛生上の問題が指摘される．

　そんななか，非侵襲的にかつ衛生的に鼓膜温を連続測定可能なイヤホン型の赤外線式鼓膜体温計が開発された．低侵襲性という点では深部体温計による前額部深部体温の測定という手段があるが，測定値が低く表示され追従性に劣る，室温以下の深部温を測定できないなどの欠点があり，イヤホン型の赤外線式鼓膜体温計のほうが臨床適用の幅は広い．膀胱温や直腸温など侵襲的，衛生的に問題のある部位での測定は，これら推奨される部位における温度測定ができない場合という特殊な条件での選択と考えるべきである．

　また，末梢皮膚温については，末梢循環状態や体温調節性血管運動を評価するうえで中枢温と同時に測定する意義はある．末梢皮膚温を測定する専用プローブがない場合は，非連続的な測定による評価となるが赤外線放射温度計やハンディタイプのサーモグラフィを使うのも一法である．

■参考文献

1) 佐川寿栄子．目的に叶った手術中の体温測定は．OPE NURSING 1995；95 春季増刊号：118-24.
2) Houdas Y, Ring EGJ. Human body temperature：Its measurement and regulation. New York：Plenum Press；1982. p.81-103.
3) Terndrup TE, Allegra JR, Kealy JA. A comparison of oral, rectal, and tympanic membrane-derived temperature changes after ingestion of liquids and smoking. Am J Emerg Med 1987；7：150-4.
4) 三枝岳志．体温調節における皮膚の重要性．山蔭道明監．体温のバイオロジー体温はなぜ37℃なのか．東京：メディカル・サイエンス・インターナショナル；2005. p.29-38.
5) 松川　隆．手術中の低体温―起こる理由と悪い理由．山蔭道明監．体温のバイオロジー体温はなぜ37℃なのか．東京：メディカル・サイエンス・インターナショナル；2005. p.146-9.
6) Sessler DI. Perioperative heat balance. Anesthesiology 2000；92：578-96.
7) Sessler DI. Temperature monitoring. In：Miller RD, editor. Anesthesia. 5th ed. Philadelphia：Churchill Livingstone；2000. p.1367-89.
8) Ikeda T, Kim J-S, Sessler DI, et al. Isoflurane alters shivering patterns and reduces maximum shivering intensity. Anesthesiology 1998；88：866-73.
9) Earp JK. Thermal gradients and shivering following open heart surgery. Dimens Crit Care Nurs 1989；8：266-73.

10) Runciman WB, Ilsley AH, Robers JG. An evaluation of thermodilution cardiac output measurement using the Swan-Ganz catheter. Anaesth Intensive Care 1981；9：208-20.
11) Sessler DI. A proposal for new temperature monitoring and thermal management guidelines. Anesthesiology 1998；89：1298-300.
12) Nichols GA. Taking adult temperatures：Rectal measurements. Am J Nurs 1972；72：1092-3.
13) Cooper KE, Kenyon JR. A comparison of temperatures measured on the rectum, oesophagus, and on the surface of the aorta during hypothermia in man. Br J Surg 1957；44：616-9.
14) Stuphel M, Severinghaus JW. Internal body temperature gradients during anesthesia and hypothermia and effect of vagotomy. J Appl Physiol 1956；9：380-6.
15) Yamakage M, Kawana S, Watanabe H, et al. The utility of tracheal temperature monitoring. Anesth Analg 1993；76：795-9.
16) 鎌田康宏, 宮本奈穂子, 山蔭道明ほか. 赤外線式耳式体温計の術中体温モニターとしての有用性. 麻酔 1999；48：1121-5.
17) Earp JK, Finlayson DC. Relationship between urinary bladder and pulmonary artery temperatures：A preliminary study. Heart Lung 1991；20：265-70.
18) 戸野　保, 北川範仁, 弥富郁夫ほか. 温度センサーつきバルーンカテーテルの有用性と問題点. 臨床体温 1990；10：46-50.
19) Ilsley AH, Rutten AJ, Runciman WB. An evaluation of body temperature problems in the post-operative period. Crit Care Nurs Clin North Am 1990；2：589-97.
20) 戸川達夫, 根本　鉄. 熱流補償法を利用した生体温度計測装置. 医器材研報 1992；7：45-78.
21) 佐々木順司, 菊地博達. 体温のモニタリング. 救急医学 1992；16：665-7.
22) 播岡徳也, 曽根哲寛, 野村公一郎ほか. 食道温を基準とした非侵襲的体温測定法の評価―FirstTemp とテルモ社製深部温計の比較. 麻酔 1993；42：856-61.
23) 坂田正策, 土井敏彦, 斉藤隆雄ほか. 麻酔中における深部体温側定の有用性. 臨床麻酔 1987；11：1561-4.
24) Tuji T. Patient monitoring during and after open heart surgery by an improved deep body thermometer. Med Prog through Tech 1987；12：25-38.
25) Rubinstein EH, Sessler DI. Skin-surface temperature gradients with fingertip blood flow in humans. Anesthesiology 1990；73：541-5.
26) 池田健彦, 風間富栄. 術中の体温測定器：適切な体温モニターが要求される時代になった. 山蔭道明監. 体温のバイオロジー体温はなぜ37℃なのか. 東京：メディカル・サイエンス・インターナショナル；2005. p.150-2.
27) 及川慶浩, 山蔭道明. 目的にかなった手術中の体温測定部位はどこか？　臨床麻酔 2009；33 臨時増刊号：399-411.
28) Shinozaki T, Deane R, Perkins FM. Infrared tympanic thermometer：Evalution of a new clinical thermometer. Crit Care Med 1988；16：148-50.
29) Silverman RW, Lomax P. The measurement of temperature for thermoregulatory studies. In：Schoenbaum E, Lomax P, editors. Thermoregulation：Physiology and biochemistry. New York：Pergamon Press；1990. p.51-60.
30) 内野欣司. ヒト鼓膜温の生理学的意義. 日本生理学雑誌 1989；51：387-404.
31) Benzinger M. Tympanic thermometry in surgery and anesthesia. J Am Med Assoc 1969；209：1207-11.
32) Dickey WT, Ahlgen EW, Stefen CR. Body temperature monitoring via the tympanic membrane. Surgery 1970；67：981-4.

33) Webb GE. Comparison of esophageal and tympanic temperature monitoring during cardiopulmonary bypass. Br J Anaesth 1973；40：991-5.
34) Wallence CT, Marks WE, Adkins WY, et al. Perforation of the tympanic membarane, a complication of the tympanic thermometry during anesthesia. Anesthesiology 1974；41：290-1.
35) Erickson RS, Yount ST. Comparison of tympanic and oral temperatures in surgical patients. Nurs Res 1991；40：90-3.
36) 早瀬　知, 山蔭道明, 木谷友洋ほか. 術中体温モニターとしてのイヤホン型赤外線式鼓膜温測定の有用性. 麻酔 2007；56：459-63.
37) 村松千穂子, 華岡由香里, 今井　真. ユニークな鼓膜体温計 OTOTEMP300 の使用経験. 臨床体温 1991；11：172-6.

〈及川　慶浩, 山蔭　道明〉

## II. 周術期の体温管理

# 3 麻酔・手術時の低体温：その原理

はじめに

　麻酔・手術時の偶発的低体温は，圧倒的に多い周術期の体温異常である。低体温は，麻酔薬による体温調節の阻害と手術室の低体温環境への曝露の組み合わせで起きる[1]。

　中枢温は生体外および生体内の温度負荷などの条件下でも体温調節によって一定の狭い範囲内（正常から0.2℃の範囲内）に維持される。その調節には自律性調節と行動性調節の2種類がある。日常的には行動性調節が大きな役割を果たしているが非日常的な場面では自律性調節が主となる。この自律性体温調節は筋肉活動・シバリング・非ふるえ性熱産生による熱産生と，放射・蒸発・対流・伝導による熱の喪失のバランスにより恒常性が維持される。

　全身麻酔中では，多くの場合熱の喪失のほうが大きく，熱産生と熱喪失のバランスがマイナスに傾いた場合，中枢温が低下する。

　体表面より放射・蒸発・対流・伝導により熱が失われるが，筋肉活動・シバリング・非ふるえ性熱産生などの自律性調節と行動性調節により熱産生が生じ，そのバランスを保つ体温調節中枢が存在する。

　体温調節は現在のところ階層性多重統合システム（図1）といわれている階層性モデルで調節されていると考えられている[2]。脳の詳細な局所温度刺激により視索前野・前視床下部に温度感受性ニューロンが存在することが判明し，その後，脊髄さらには延髄にも調節機能があることが明らかになった。つまり脳から脊髄に至るまでの各レベルにおいて統合中枢があり，全体としては実線で示すように上位脳が下位脳からの温度に関する情報を基礎に，下位の統合中枢を点線で示すように制御するというものである。つまり脊髄レベルでも体温の情報を統合して体温調節反応を起こす。同様に延髄レベルでも体温情報を統合して体温調節反応を起こす。しかし，より上位の視床下部で体温情報が統合され，延髄・脊髄の体温調節中枢を制御し，体温調節反応を起こすと考えられている。

　皮膚，内臓など深部組織，脊髄や延髄などの温度受容器で感受された体温情報は，視索前野・前視床下部の体温調節中枢に伝わり，そこで体温の情報が統合され処理されると考えられている（図2）。その結果，中枢温はある基準点の狭い範囲内に維持される。温受容器が働いた場合には，血管拡張そして発汗により熱の放出が起きる。反対に冷受

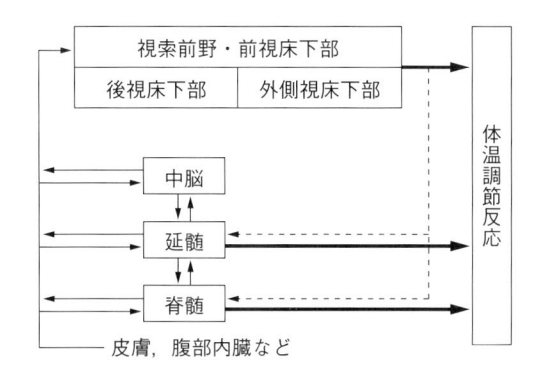

**図1 体温調節機構の階層性モデル**

体温は現在のところ上図のように階層性モデルで調節されていると考えられている．脳から脊髄に至るまでの各レベルにおいて統合中枢があり，全体としては実線で示すように上位脳が下位脳からの温度に関する情報を基礎に，下位の統合中枢を点線で示すように制御する．

（堀 哲郎，中山昭雄．体温調節の中枢機構．中山昭雄，入来正躬編．新生理科学大系．22巻．東京：医学書院；1987．p.213-34 より改変引用）

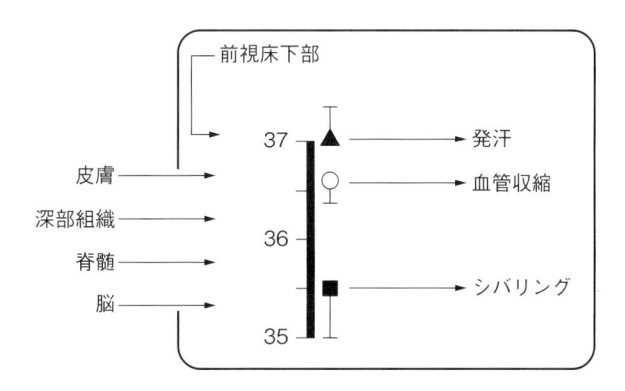

**図2 体温調節機序の模式図**

平均体温は脳，皮膚，脊髄，深部組織などの組織からの温度入力を統合したものである．これらの視床下部への入力を図の左側に示す．閾値温度は通常中枢温で表される．寒冷反応の閾値温度を下回る中枢温は，血管収縮，非ふるえ性熱産生，シバリングを誘発する．高温の閾値反応を上回る中枢温は，能動的血管拡張と発汗を来す．中枢温がこれらの閾値温度の範囲内ならば体温調節性反応は生じない．これらの温度により閾値温度間の範囲が同定され，ヒトでは通常 0.2℃である[1]．

（閾値温度のデータは Lopez M, Sessler DI, Walter K, et al. Rate and gender dependence of the sweating, vasoconstriction, and shivering thresholds in humans. Anesthesiology 1994；80：780-8 より，図は Sessler DI. Perioperative hypothermia. N Engl J Med 1997；336：1730-7 より改変引用）

容器が働いた場合には，まず末梢である皮膚で血管収縮が生じ，熱の放出を抑制する．さらに中枢温が低下すると，シバリングが生じ，熱が産生され中枢温の低下抑制あるいは上昇に寄与する．

## 麻酔中の熱の喪失 (図3)[1]

　一般的に熱の喪失方式としては，①放射（radiation），②蒸発（evaporation），③対流（convection），④伝導（conduction）の4つがある。これらの熱放散は物理学的法則に従う。これらの機序のうち，放射と対流が周術期の熱喪失の大部分に関与する。絶対零度より温度の高いすべての表面が熱を放射し，すべての表面は周囲の表面からの放射熱を吸収する。この機序による熱の移動は，Stefan-Boltzmannの法則に従い，放射面積と表面間の絶対温度の4乗の差に比例する。手術中では放射が熱喪失の主な機序のようである[3]。

　伝導による熱喪失は，2つの隣接した表面間の温度差と，それらを隔てる熱絶縁の強度に比例する。一般的に，手術中の伝導による熱喪失は無視できる。

　空気中の分子への直接の伝導性熱喪失は，皮膚に隣接して断熱材として働く空気の制止層に制限される。この制止層が空気の流れで乱されると，熱絶縁の特質が実質的に低下し熱喪失が増加する。この増加が対流と呼ばれる。いわゆる"風冷え"の原因となる。手術室での空気の流速は，空気が頻回に入れ替わる場合でも通常は約20 cm/s程度であり，制止した空気と比べ熱喪失の増加はわずかにすぎないが，対流による喪失は2番目に重要である。おそらく層流式の手術室では，対流による喪失が実質的に増加する。実際の増加は定量化されていないが，手術用被布がかなりの熱絶縁をもたらすため，空気流速の増加から予想されるよりは少ないであろう。

　発汗は皮膚から気化熱を著しく増加させるが，麻酔中はまれである。発汗がなければ，成人の皮膚表面からの蒸発による喪失は代謝性熱産生の10%未満に限られる。それに対し乳児は，より多くの代謝熱を薄い皮膚からの水分の蒸散で失う。この問題は未熟児では特に重大で，代謝性熱産生の1/5を経皮的な蒸散で失う可能性がある[4,5]。呼吸器系から失われる熱は，熱力学による計算と臨床における測定において問題にならない量である[6]が，手術創からの蒸発は，熱喪失全体にかなり寄与する[7]。

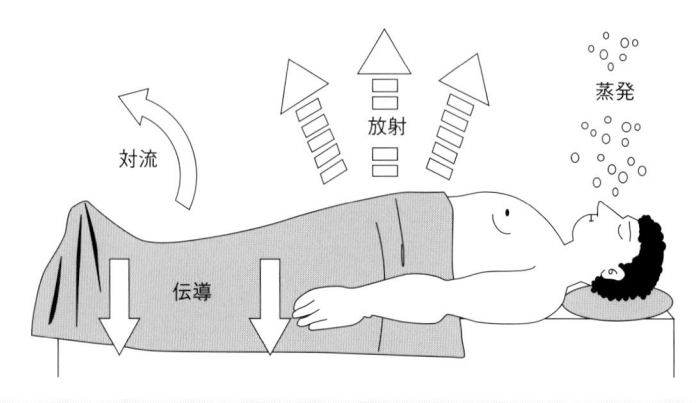

**図3　麻酔中の熱の4つの喪失方式**
　一般的に熱の喪失方式としては，①放射（radiation），②蒸発（evaporation），③対流（convection），④伝導（conduction）の4つがある。これらの機序のうち，放射と対流が周術期の熱喪失の大部分に関与する。

## 麻酔下での体温調節機構

　体温調節機構には大きく分けて，①行動性，②自律性の2つがある。体温保持のためには①の行動性が大きな影響を与える。たとえば，われわれが寒いと思ったときに体を小さくしたり，衣服を着たりするという行動である。しかし，周術期（特に麻酔中）は患者は眠っていたり，区域麻酔でブロックされたりして自分の意思で動くことが不可能な（難しい）場合がほとんどなので，②自律性の調節機構の関与が重要となる。体温調節中枢の"本幹"である視床下部は身体の各部からの情報を統合・分析して，身体各部に適切な反応を行うように指令を送る（図2）[1)8)]。身体各部の反応としては，発汗，末梢血管収縮とシバリング（ふるえ）があり，それらの反応に関して閾値温度，ゲイン，最大反応強度といった概念が考えられる[9)]。閾値温度とは中枢温が変化していってある温度になったときに体温調節反応が惹起されるときの中枢温を示す。ゲイン，最大反応強度とは惹起された体温調節反応の傾き（反応の起こりやすさ），および最大の反応値をおのおの意味する。

### 1 閾値温度

　一般的に麻酔薬（吸入麻酔薬，静脈麻酔薬）によって，濃度依存的に，発汗の閾値温度はわずかに上昇し，末梢血管収縮とシバリングの閾値温度は著明に低下する。その結果，正常ではおおよそ0.2℃の閾値温度間の範囲（閾値間温度，interthreshold range：ITR，発汗と末梢血管収縮の閾値温度の差）が約2〜4℃まで約20倍拡大する[10)11)]。

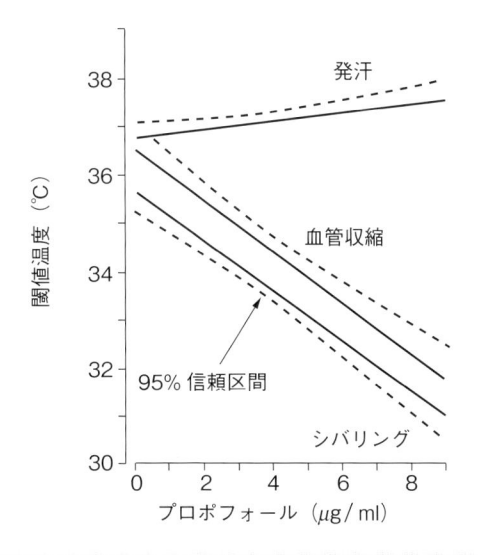

**図4　プロポフォールによる体温調節反応の抑制**
麻酔薬によって閾値間温度(interthreshold range：ITR)が拡大される。
(Matsukawa T, Kurz A, Sessler DI, et al. Propofol linearly reduces the vasoconstriction and shivering thresholds. Anesthesiology 1995；82：1169-80 より引用)

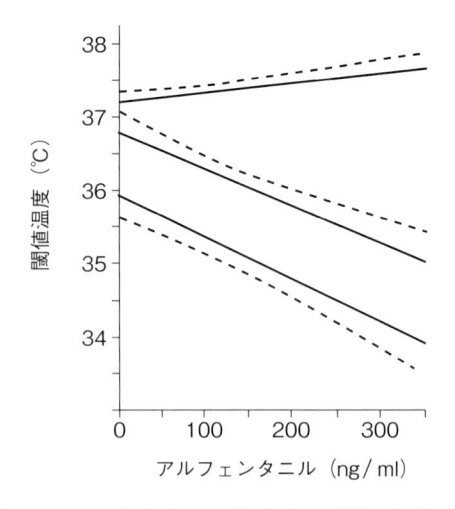

**図5 アルフェンタニルによる体温調節反応の抑制**
麻酔薬によってITRが拡大される。点線は95%信頼区間を示す。
(Kurz A, Go JC, Sessler DI, et al. Alfentanil slightly increases the sweating threshold and markedly reduces the vasoconstriction and shivering thresholds. Anesthesiology 1995；83：293-9より引用)

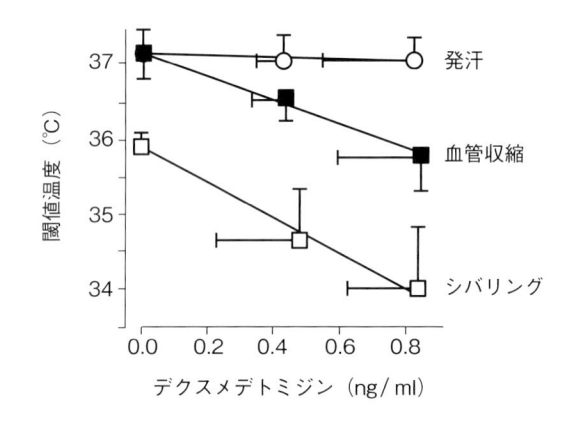

**図6 デクスメデトミジンによる体温調節反応の抑制**
麻酔薬によってITRが拡大される。結果は平均値±標準偏差で示す。
(Kurz A, Go JC, Sessler DI, et al. Alfentanil slightly increases the sweating threshold and markedly reduces the vasoconstriction and shivering thresholds. Anesthesiology 1995；83：293-9より引用)

この範囲内の温度は体温調節性防御を発動せず，この温度の範囲内では患者は変温性となる。

プロポフォール[10]（図4），アルフェンタニル[12]（図5），デクスメデトミジン[13]（図6）は，すべて血管収縮とシバリングの閾値温度を直線的に著明に低下させるとともに，発汗の閾値温度を直線的にわずかに上昇させる。イソフルラン[14]（図7）とデスフルラン[15]（図8）も発汗の閾値温度をわずかに上昇させるが，寒冷反応の閾値温度を非線形的に低下させる。その結果，揮発性麻酔薬による血管収縮とシバリングの抑制は，低濃度ではプロポ

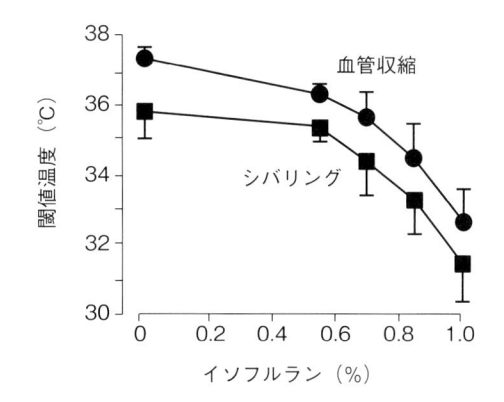

**図7 イソフルランによる体温調節反応の抑制**
イソフルランは血管収縮とシバリングの閾値温度が非線形的に低下する。結果は平均値±標準偏差で示す。
(Xiong J, Kurz A, Sessler DI, et al. Isoflurane produces marked and non-linear decreases in the vasoconstriction and shivering thresholds. Anesthesiology 1996; 85: 240-5 より引用)

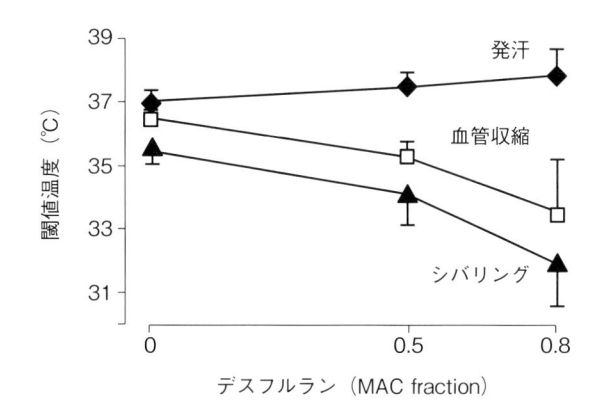

**図8 デスフルランによる体温調節反応の抑制**
デスフルランは発汗の閾値温度をわずかに線形に上昇させるが、寒冷反応の閾値温度を非線形的に低下させる。結果は平均値±標準偏差で示す。
(Annadata R, Sessler DI, Tayefeh F, et al. Desflurane slightly increases the sweating threshold but produces marked, nonlinear decreases in the vasoconstriction and shivering threshold. Anesthesiology 1995; 83: 1205-11 より引用)

フォールより弱く、典型的な麻酔深度ではプロポフォールより強い。セボフルランもシバリングを用量依存的に抑制することがウサギにおいて示されている[16](図9)。メペリジン投与下[17](図10) 以外でのすべての状況で、血管収縮とシバリングは同期して減少し、両者の差は正常の約1℃を維持する。

クロニジンは発汗の閾値温度をわずかに上昇させ、寒冷反応の閾値温度を低下させる。亜酸化窒素は血管収縮とシバリング[18]の閾値温度を低下させるが、その程度は等効力の濃度の揮発性麻酔薬より小さい。調べられた鎮静薬や麻酔薬の中で、体温調節機構にほとんど影響しなかったのはミダゾラムのみである（図11）[19]。これに対し、$GABA_A$ 受

### 3. 麻酔・手術時の低体温：その原理

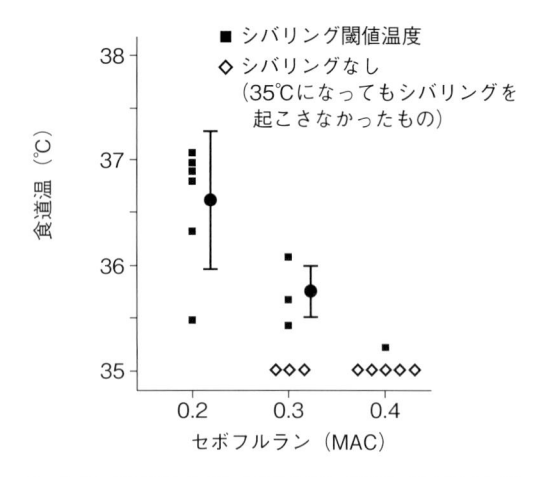

**図9　セボフルランのシバリングの閾値温度**

ウサギにおいてセボフルランはシバリングを用量依存的に抑制する。横軸はセボフルランのMAC。縦軸は食道温。黒い四角はシバリング閾値温度。ダイヤモンド型は35℃になってもシバリングが起こらなかったもの。セボフルラン0.2 MACでは35℃までに全例シバリングが起き，閾値温度は36.6±0.7℃，0.3 MACでは35℃までに3例シバリングが起き，閾値温度は35.8±0.3℃，0.4 MACでは35℃までに1例のみシバリングが起き，その温度は35.2℃であった。

（Hanagata K, Matsukawa T, Sessler DI, et al. Isoflurane and sevoflurane produce a dose-dependent reduction in the shivering threshold in rabbits. Anesth Analg 1995；81：581-4 より引用）

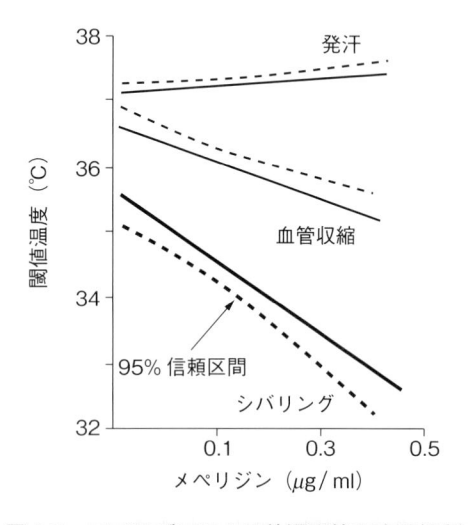

**図10　メペリジンによる体温調節反応の抑制**

メペリジンはシバリングの閾値温度を血管収縮の閾値温度のほぼ2倍減少させる。他の麻酔薬の場合，血管収縮とシバリングは同期して減少し，両者の差は正常の約1℃を維持する。

（Kurz A, Ikeda T, Sessler DI, et al. Meperidine decreases the shivering threshold twice as much as the vasoconstriction threshold. Anesthesiology 1997；86：1046-54 より引用）

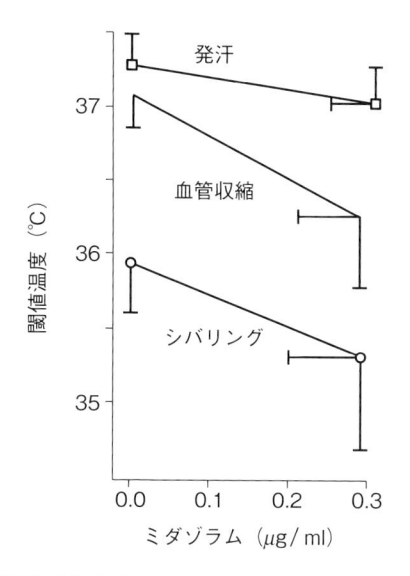

### 図11 ミダゾラムによる体温調節反応の抑制

ミダゾラムは体温調節機構にほとんど影響しない（発汗，血管収縮，シバリングの閾値温度ともにわずかに減少させる）。結果は平均値±標準偏差で示す。

(Kurz A, Sessler DI, Annadata R, et al. Midazolam minimally impairs thermoregulatory control. Anesth Analg 1995；81：393-8 より引用)

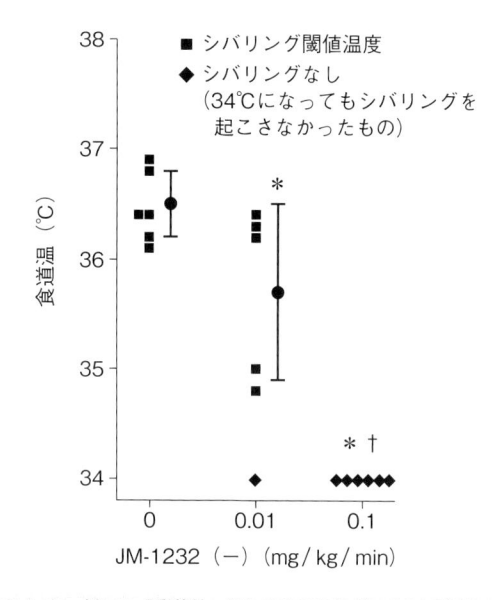

### 図12 イソインドリン誘導体 JM-1232(−) のシバリング閾値温度

イソインドリン誘導体 JM-1232(−) は $GABA_A$ 受容体のベンゾジアゼピン部位に作用する新しい鎮静催眠薬である。コントロール群（軽度鎮静のみ）では 36.5 ± 0.3℃でシバリングが全例発生した。低濃度群（0.01 mg/kg/min）では 5 例（83%）で 34℃までにシバリングが認められ，閾値温度は 35.7 ± 0.8℃であった。高濃度群（0.1 mg/kg/min）では 34℃までに全例シバリングは出現しなかった。シバリング閾値温度は各群間で有意差があった。結果は平均値±標準偏差で示す。＊：コントロール群に対し，$P<0.01$ で有意差あり。†：低濃度群に対し，$P<0.05$ で有意差あり。

(Masamune T, Sato H, Okuyama K, et al. The shivering threshold with JM-1232(−), a new benzodiazepine receptor agonist, in rabbits. Anesth Analg 2009；109：96-100 より引用)

容体のベンゾジアゼピン部位に作用する新しい鎮静催眠薬であるイソインドリン誘導体JM-1232（-）はウサギにおいて高濃度で著明にシバリング閾値温度を減少させる（図12）[20]。痛み刺激は血管収縮の閾値温度をわずかに上昇させる。

## 2 ゲインと最大反応強度[1]

イソフルランやエンフルラン麻酔では，発汗のゲインと最大反応強度はともに正常にとどまる。しかし，デスフルラン麻酔では，血管収縮の反応強度は正常に維持されるものの，ゲインは1/3に減少する（図13）[21]。

シバリングは通常の外科手術における全身麻酔薬の量ではまれである。通常，血管収縮がさらなる体温低下を防ぐため[22]，加温されない患者でさえシバリングを来すほど冷えることはまれであるが，十分な積極的冷却で誘発されうる。シバリングのゲインと最大反応強度は，メペリジンやアルフェンタニル投与下で正常に維持される。亜酸化窒素の投与下でも，最大強度は減少するがゲインはほぼ完全に維持される。イソフルランは，シバリングの肉眼的パターンをもはや簡単にゲインを決められないほど変化させ，シバ

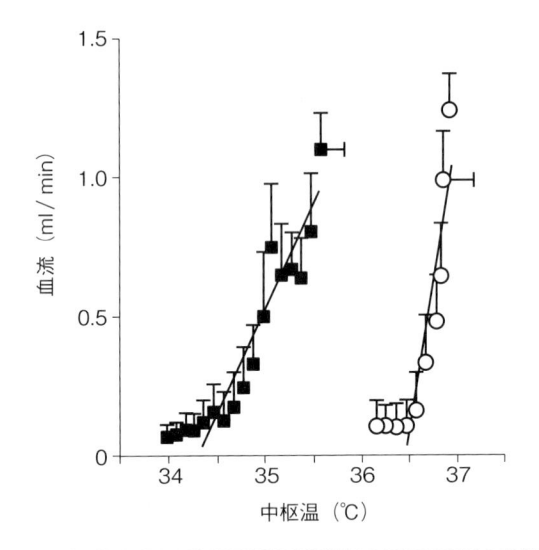

**図13　デスフルランの投与の有無における手指の血流**

○はコントロール群，■はデスフルラン投与群。数値は各症例ごとに閾値温度（手指の血流=1.0 ml/min）に対する相対値で算出した。各個人での血流は0.1℃か0.05℃の増分を平均したため，正確には1.0 ml/minである血流は示されず，各データはより多い血流とより少ない血流の両者を含む。横軸の標準偏差はボランティア間の閾値温度のばらつきを示す。したがって，誤差棒は血流が1.0 ml/minに近いところのみ示すが各データに同じ温度のばらつきが当てはまる。流量と中枢温の相関における傾き（1.0から約0.15 ml/min）は直線回帰による。これらの傾きはデスフルラン投与群とコントロール群の血管収縮のゲインを明確にした。ゲインは2.4から0.8 ml/min/℃まで，1/3に減少した。

（Kurz A, Xiong J, Sessler DI, et al. Desflurane reduces the gain of thermoregulatory arteriovenous shunt vasoconstriction in humans. Anesthesiology 1995；83：1212-9 より引用）

リングの最大強度を減少させる。

　以上より，発汗は麻酔下でもっともよく保持される体温調節性防御のようである。閾値温度の上昇がわずかなだけでなく，ゲインと最大反応強度もよく保持される。しかし，血管収縮とシバリングの閾値温度は著明に減少し，そのうえ賦活後の効果も正常以下である。

## 硬膜外麻酔，脊髄くも膜下麻酔時の体温調節

　自律性体温調節は区域麻酔下で損なわれ，結果として，手術中には中枢温が低下する。この低体温はしばしば患者に自覚されないが，それでもシバリングが誘発される。患者はシバリングを来しても寒さを否定する。

　硬膜外麻酔[23)24)]と脊髄くも膜下麻酔[24)25)]は，いずれも麻酔高より上位で血管収縮とシバリングを来す閾値温度を約0.6℃低下させる（表1，図14）。局所麻酔薬の量と投与部位が実質的に異なるにもかかわらず，硬膜外麻酔と脊髄くも膜下麻酔で同様に見られることにより[23)～25)]，おそらくこの低下は，硬膜外やくも膜下に投与した局所麻酔薬が再循環する結果ではない。また，硬膜外麻酔と同程度の血中濃度となるリドカインを静注しても，体温調節に関する効果は認めない。さらに，血漿半減期がほぼ20秒である局所麻酔薬（2-クロロプロカイン）を硬膜外に投与しても体温調節機構は阻害される[26)]。

　区域麻酔において血管収縮とシバリングの閾値温度は同程度に低下することにより[25)]，末梢性よりむしろ中枢性調節の変化が示唆される。末梢に投与した局所麻酔薬が中枢性に伝達される体温調節を阻害する機序は，遮断された部位からの求心性温度入力の変化が関与するようである。ここで重要なことは，通常の手術室環境における下肢の皮膚温では，持続緊張性の冷覚信号が温度入力上優位であることである。区域麻酔は遮断された範囲からの温度入力をすべて遮断するが，通常は主に冷覚信号を遮断する。そこで脳は冷覚信号の減少を下肢が比較的温かくなったためと解釈する。知覚温度は上昇しないので，これは無意識の過程のようである。皮膚温は体温調節機構における重要な

表1　脊髄くも膜下麻酔の有無での体温調節反応の閾値温度と範囲

| Thermoregulatory response (℃) | No spinal | Spinal | Difference |
|---|---|---|---|
| Sweating | 37.3 ± 0.3 | 37.6 ± 0.3 | − 0.3 ± 0.3 |
| Vasoconstriction | 37.0 ± 0.2 | 36.3 ± 0.4* | 0.4 ± 0.3 |
| Shivering | 36.5 ± 0.3 | 36.0 ± 0.5* | 0.5 ± 0.2 |
| Sweating-to-constriction | 0.3 ± 0.3 | 0.9 ± 0.6 | − 0.6 ± 0.6 |
| Constriction-to-shivering | 0.5 ± 0.2 | 0.6 ± 0.4 | − 0.1 ± 0.2 |
| Sweating-to-shivering | 0.7 ± 0.3 | 1.5 ± 0.6* | − 0.8 ± 0.5 |

　脊髄くも膜下麻酔は血管収縮とシバリングの閾値温度を有意に低下させ，その低下は約0.5℃である。血管収縮とシバリングの閾値温度間の範囲は脊髄くも膜下麻酔においても正常にとどまる。*は脊髄くも膜下麻酔の有無で統計学的に有意な差があることを示す。
　(Kurz A, Sessler DI, Schroeder M, et al. Thermoregulatory response thresholds during spinal anesthesia. Anesth Analg 1993；77：721-6より引用)

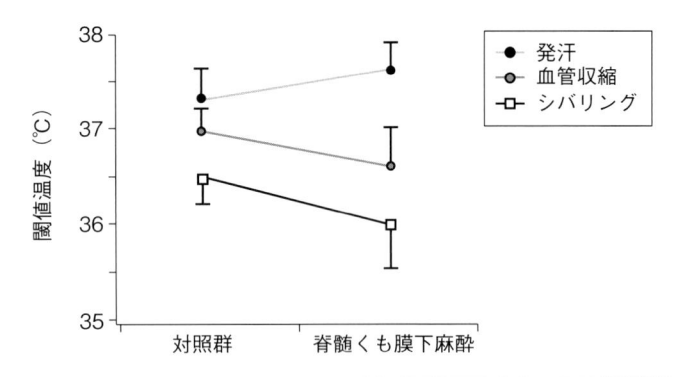

**図14 脊髄くも膜下麻酔の有無での体温調節反応の閾値温度の変化**

表1を図に表したもの。脊髄くも膜下麻酔は発汗の閾値温度を上昇させるが，血管収縮とシバリングの閾値温度は低下させる。その結果，閾値温度間の範囲は実質的に拡大する。しかし，血管収縮とシバリングの閾値温度間の範囲は脊髄くも膜下麻酔においても正常にとどまる。結果は平均値±標準偏差で示す。

（Sessler DI. Temperature monitoring. In：Miller RD, editor. Miller's anesthesia. Vol 1. 6th ed. New York：Churchill Livingstone；2005. p.1571-98 より改変引用）

入力過程であるため，下肢の加温に比例して血管収縮とシバリングの閾値温度が低下する。この理論に整合する形で，麻酔下にないヒトの寒冷反応の閾値温度を区域麻酔下と同じ程度低下させるには，38℃近い下肢の皮膚温が必要である。さらに，閾値温度の低下は遮断された脊髄の分節数に比例する（図15）[27]。よって，広範囲の伝達麻酔は，遮断された部位の温度が実際とは逆に見かけ上の異常な上昇を来すことで，血管収縮とシバリングの閾値温度を低下させるだろう。

硬膜外麻酔および脊髄くも膜下麻酔は遮断された部位の血管収縮とシバリングを妨げるので，硬膜外麻酔はシバリングの最大強度を減少させる。また一方，硬膜外麻酔はシバリングのゲインも減少させ，このことは体温の調節系が遮断された部位の麻痺を代償できないことを示唆する（図16）[28]。区域麻酔下の体温調節性防御はいったん発動しても通常よりその効果は低い。

区域麻酔下ではしばしば鎮静薬や鎮痛薬が追加される。ミダゾラム以外のこれらはすべて体温調節機構を有意に損なう。この抑制は区域麻酔と高齢や既存疾患などのその他の因子による固有の阻害と重なることで重篤になりうる。

区域麻酔下の中枢温の低下は寒さを知覚させないようである[23]。この理由は，温度の知覚が大部分中枢温でなく皮膚温によって決定されるからである。区域麻酔下では，中枢温の低下に皮膚温の実際の上昇が伴う。通常，シバリングを含む自律性体温調節反応を生じながらも，知覚的には温かさが持続または増大する（図17）[23]。

まとめると，硬膜外麻酔および脊髄くも膜下麻酔により体温調節機構が多くの面で抑制されることが示されている。区域麻酔により血管収縮とシバリングの閾値温度は低下し，補助薬や加齢でさらに低下する。調節機構が作動しても，シバリングのゲインと最大反応強度は正常の約半分である。最終的には，行動性体温調節が損なわれる。その結果，

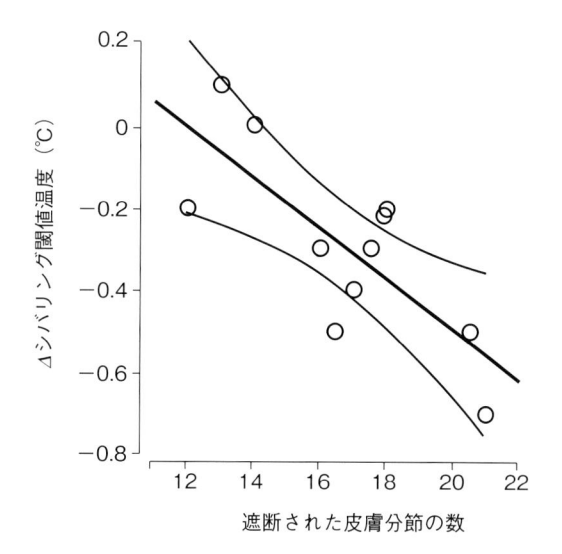

#### 図 15 遮断された皮膚分節（仙骨部 5，腰部 5，胸部 12）の数と，脊髄くも膜下麻酔の有無によるシバリングの閾値温度の差

シバリング閾値温度は脊髄くも膜下麻酔の範囲の広いほうが狭い場合よりも低下した。Δ閾値温度＝0.74 － 0.06 ×（遮断された皮膚分節の数），$r^2$＝0.58，P＜0.006。曲線は傾きの 95％信頼区間を示す。

（Leslie K, Sessler DI. Reduction in the shivering threshold is proportional to spinal block height. Anesthesiology 1996；84：1327-31 より引用）

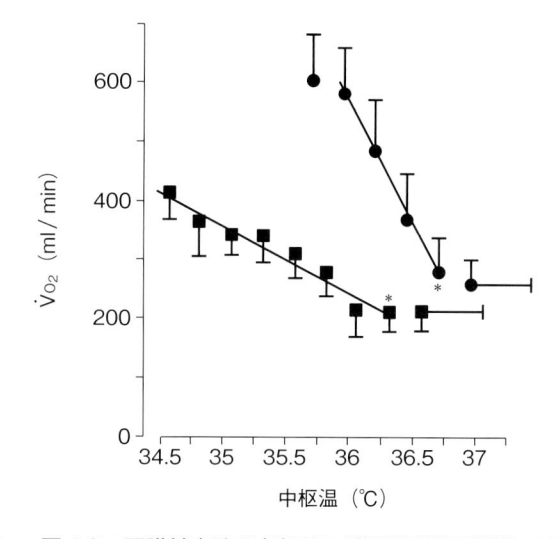

#### 図 16 硬膜外麻酔の有無での酸素消費量の比較

対照群は黒丸，硬膜外麻酔群は黒い四角で示した。水平の標準偏差を示す棒はボランティア間の閾値温度のばらつきを示す（誤差を示す棒は各群で 1 か所だけ示したが各データに同じ温度のばらつきが当てはまる）。酸素消費量と中枢温の関係を示す傾きは直線回帰による。これらの傾きは硬膜外麻酔の有無によるシバリングのゲインを明確にした。

$\dot{V}_{O_2}$：酸素消費量

（Kim J-S, Ikeda T, Sessler DI, et al. Epidural anesthesia reduces the gain and maximum intensity of shivering. Anesthesiology 1998；88：851-7 より引用）

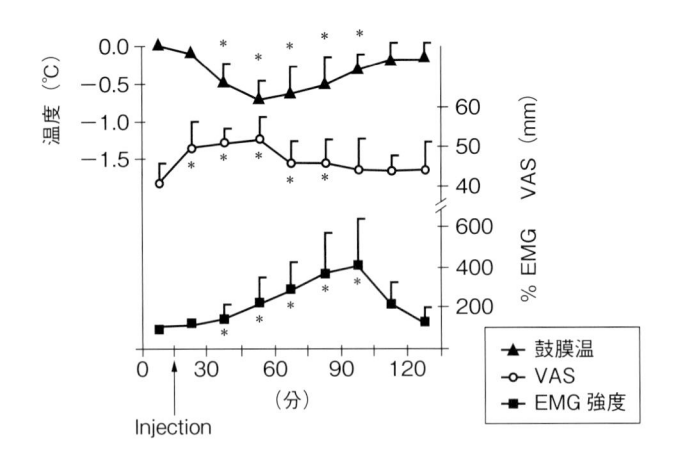

**図17 硬膜外麻酔による鼓膜温,振戦の強度,視覚的アナログ尺度(VAS)で測定した温熱的快感の変化**

硬膜外麻酔の導入は15分の経過で中枢温を低下させ,温熱的快感を増加させた。しかし,最大の温熱的快感は最低の中枢温と同時に生じた。結果は平均値±標準偏差で示す。*は各々のパラメータにおいてコントロールから統計学的に有意に変化したもの(P<0.01)。
(Sessler DI, Ponte J. Shivering during epidural anesthesia. Anesthesiology 1990;72:816-21 より引用)

区域麻酔下では対寒反応が正常より低い温度で作動し,いったん発動しても効果は低く,患者は通常低体温であることを認識しない。区域麻酔下の中枢温モニタリングはいまだ行われていないことも多く,この場合,かなりの低体温が気づかれないままとなる。

## 熱のバランス(図18)

麻酔(全身麻酔,硬膜外麻酔,脊髄くも膜下麻酔)導入時に中枢温が著明に低下することはよく知られている。典型的な例をここに示す。急激な低下も一本調子ではなく,以下の3つの相に分かれることが1990年代から分かってきた。まず第1相(初期急激低下,initial decrease phase):麻酔導入から30分以内の間に急激に低下する。ついで第2相(linear phase):その低下の度合いがやや鈍りながらも約2時間は低下が持続(直線的低下)する。そして第3相(plateau phase):その後体温の変化があまり認められない平衡状態となる。この平衡状態のときは熱のイン・アウトのバランスが取れている状態と考えられる。

## 全身麻酔時の熱の再分布

上述の第1相の体温低下に関して,1980年代まではこの低下は麻酔を施行することによって①熱産生が抑制される,②麻酔薬によって末梢血管が拡張し熱が体内から体外

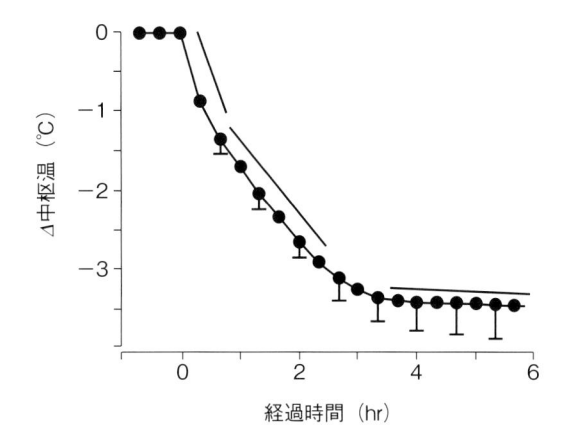

**図18 麻酔導入による中枢温の典型的な低下パターン**

中枢温の最初の急激な低下は中枢から末梢への体熱の再分布に比例する。この再分布に単に熱の喪失が産生を上回るために起こる中枢温の緩徐で直線的な低下が続く。最終的に中枢温は安定し，その後ほとんど変動しなくなる。第3相は受動的な熱の平衡状態か十分に低い体温が体温調節性血管収縮を作動した結果である。結果は平均値±標準偏差で示す。

（Sessler DI. Temperature monitoring. In：Miller RD, editor. Miller's anesthesia. Vol 1. 6th ed. New York：Churchill Livingstone；2005. p.1571-98 より改変引用）

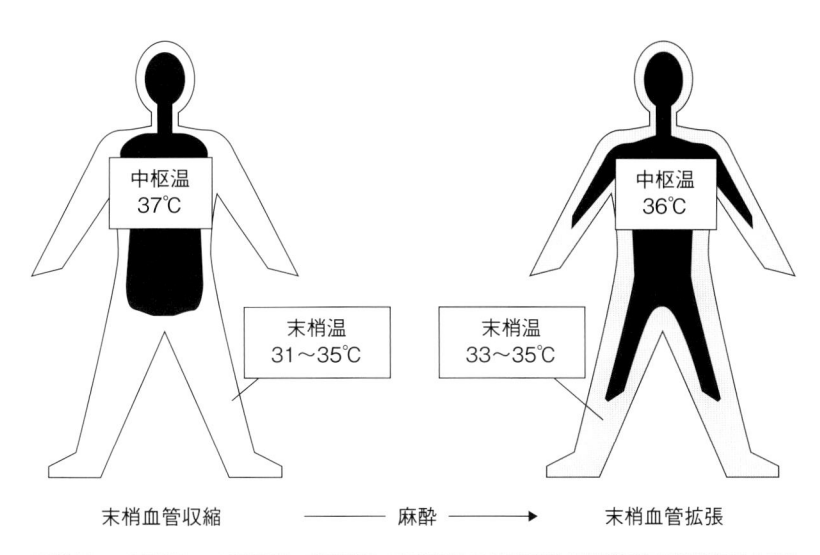

末梢血管収縮 ─── 麻酔 ───▶ 末梢血管拡張

**図19 全身麻酔導入後の"熱の再分布"を示す模式図**

脊髄くも膜下麻酔，硬膜外麻酔施行後の低体温も同様に生じるが，再分布は下肢に限局する。

（Sessler DI. Temperature monitoring. In：Miller RD, editor. Miller's anesthesia. Vol 1. 6th ed. New York：Churchill Livingstone；2005. p.1571-98 より改変引用）

に放出される，という状況によって熱のバランスが著しく"負に傾く"ために生じると考えられてきた。

しかし，上述の第1相の体温低下を説明するには不十分であり，Sessler らによる広

## 3. 麻酔・手術時の低体温：その原理

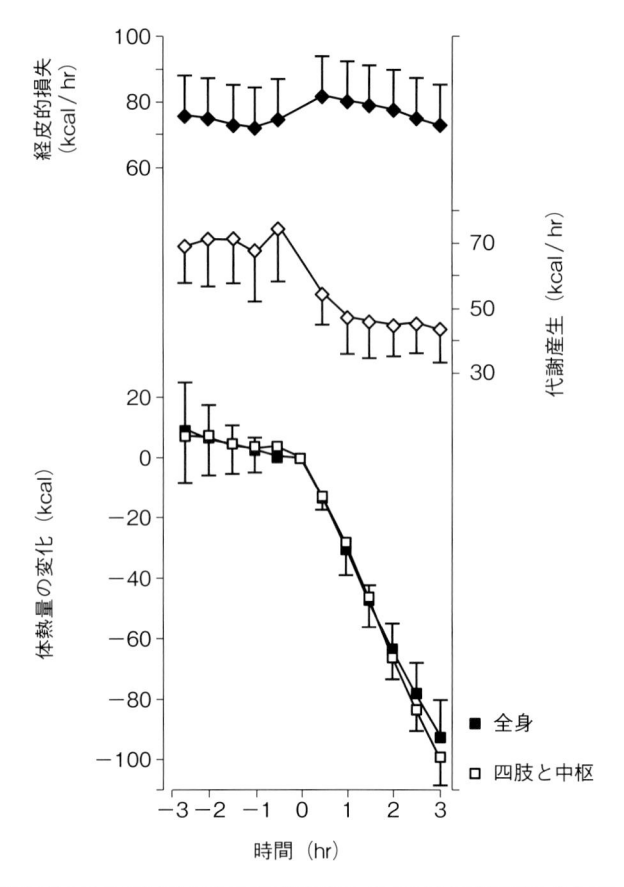

**図20 全身麻酔導入（経過時間0）前後の体熱量の変化**

全体の体熱量は麻酔導入前のほぼ0に続いて約31 kcal/hr減少した。2つの方法（"全身"と"四肢と中枢"：詳細は文献29参照）で計算された体熱量の変化は麻酔導入前より導入後のすべての時間で有意に減少した。結果は平均値±標準偏差で示す。

（Matsukawa T, Sessler DI, Sessler AM, et al. Heat flow and distribution during induction of general anesthesia. Anesthesiology 1995；82：662-73より引用）

範な研究によって以下のことが判明した。麻酔導入後の急激な中枢温の低下には"熱の再分布"という事柄がきわめて重要な役割を果たしている。

原理は以下のとおりである。

麻酔前の患者（前投薬なし）はある熱容量を保持しているが，緊張のために末梢血管が収縮し，その熱容量の多くは中枢に存在していると考えられる。その際，中枢-末梢温度較差（中枢温と末梢温との温度差）はかなり大きくなっている。麻酔導入によって急激な末梢血管拡張が惹起されると熱容量が中枢から末梢に移動（これを熱の再分布と呼ぶ）が起こり，末梢温は急激に上昇し中枢-末梢温度較差は減少する。したがって，体内全体の熱容量はそれほど変化しないのにもかかわらず，中枢温は急激に低下することになる。そしてこの中枢温の急激な低下を熱の再分布性低体温と呼んでいる（図19，図20，図21）[1)8)29)]。この熱の再分布は四肢を温めるが，それは中枢を犠牲にして行わ

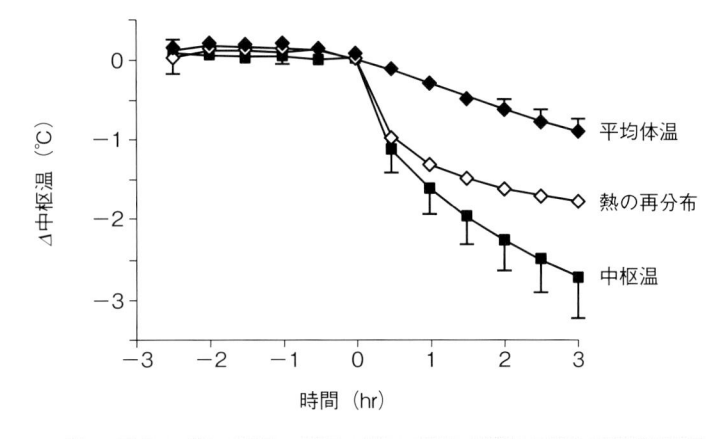

**図21　全身麻酔導入（経過時間0）前後の熱の分布の変化**
平均体温は図20に示された体熱量の変化を用いて計算された（詳細は文献29参照）。中枢温の変動から平均体温の変動を引くことで熱の再分布に特異的に由来する中枢温の低下が求められる。したがって，再分布性低体温は測定値ではなく，全体の体熱量の比較的小さな減少では説明できない中枢温の低下として明らかになる。結果は平均値±標準偏差で示す。
（Matsukawa T, Sessler DI, Sessler AM, et al. Heat flow and distribution during induction of general anesthesia. Anesthesiology 1995；82：662-73 より引用）

れることとなる。

　最初の再分布性低体温の後，中枢温は通常2～4時間の間，緩徐にそして直線的に低下する（第2相）。この低下は，単に熱の喪失が代謝性熱産生を上回る結果である。麻酔開始後3～4時間で，中枢温は一般に平衡状態に達し手術の間ほぼ一定にとどまる（第3相）。中枢温の平衡状態は，比較的体温の維持されている患者では単なる熱の平衡状態，つまり熱喪失に等しい熱産生を表すのであろう。しかし，その他の患者では33～35℃の中枢温に誘発された末梢性の体温調節性血管収縮が生じている[30]。

　麻酔中の体温調節性の血管収縮は，皮膚からの熱喪失を有意に減少させるが，通常この減少だけでは熱の平衡状態を来すのに不十分であり，また，成人も乳児も低体温に反応して手術中に熱産生を増加できるとは思えない。したがって，中枢温の平衡状態にはさらに別の機序が関与しているに違いなく，代謝熱を中枢の体温コンパーメントへ捕捉することが主な機序であるとする証拠がある。この仮説では，多くは中枢で産生される代謝熱の分布が中枢コンパーメントに制限され，その温度を維持する。これに対し末梢組織の温度は，もはや中枢から十分な熱が供給されず低下し続ける（図22）[22]。つまり，体温調節性血管収縮に由来する中枢温の平衡状態は熱の平衡状態ではなく，たとえ中枢温がほぼ一定にとどまっても体熱量は減少し続ける。

　全身麻酔導入後の1時間に中枢温は1.6±0.3℃低下し，その81％は熱の再分布による。続く2時間では1.1±0.3℃の中枢温低下の43％に熱の再分布が関与し，全身麻酔導入後3時間のトータルでは，2.8±0.5℃の中枢温低下の65％に熱の再分布が関与していることが成人ボランティアでの研究で判明している[29]。

　ある研究[31]でセボフルラン，プロポフォールによる導入方法の違いによって（維持は

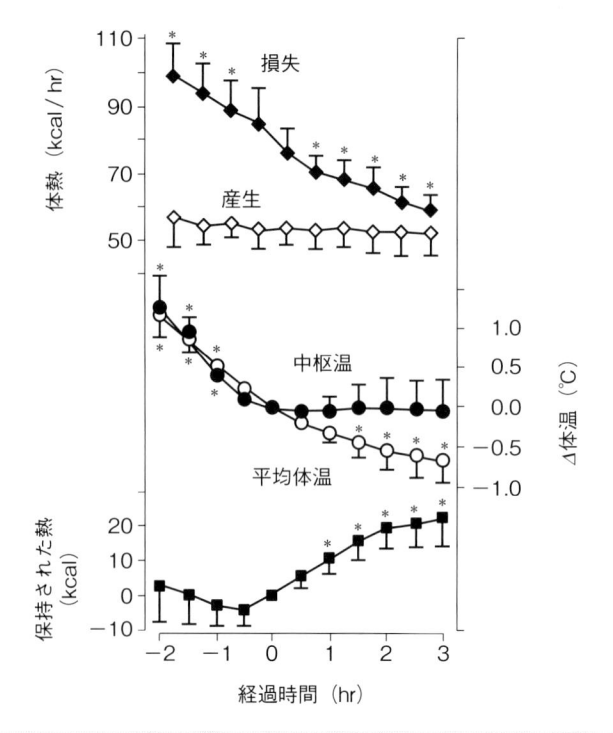

**図22 中枢温の第3相における体熱量と熱の分布の変動**

経過時間0は第3相を生じる動静脈の血管収縮の始まりを示す。中枢温は血管収縮前の2時間で1.2℃低下し、その後3時間一定にとどまる。中枢温と低下し続けた平均体温の差はどれほどの熱が体温調節性血管収縮により中枢の体温コンパーメントに保持されたかを示す。この例では22±8kcalが中枢にとどめられた。結果は平均値±標準偏差で示す。
(Kurz A, Sessler DI, Christensen R, et al. Heat balance and distribution during the core-temperature plateau in anesthetized humans. Anesthesiology 1995；83：491-9 より引用)

ともに亜酸化窒素と酸素とセボフルランの併用で施行されている)、プロポフォールのほうが再分布性低体温の度合いが強いことが示されているが、異論も出されており、さらなる検討が必要と考えられる。

## 硬膜外麻酔，脊髄くも膜下麻酔時の熱の再分布

中枢温は区域麻酔導入後に一般的に0.5～1.0℃低下する。けれども、区域麻酔で生じる血管拡張は皮膚からの熱喪失をわずかしか増加せず、代謝性熱産生は一定にとどまるかシバリングによる熱産生で増加する。この中枢温の急激な低下は、全身麻酔導入後と同様に、体温が生体内部で中枢から末梢に再分布する結果である(図23，図24)[32]。

その後の低体温は単に熱の喪失が代謝性熱産生を上回るためである。しかし、全身麻酔下と異なり、中枢温は手術開始後数時間で必ずしも平衡状態にならない。血管収縮の

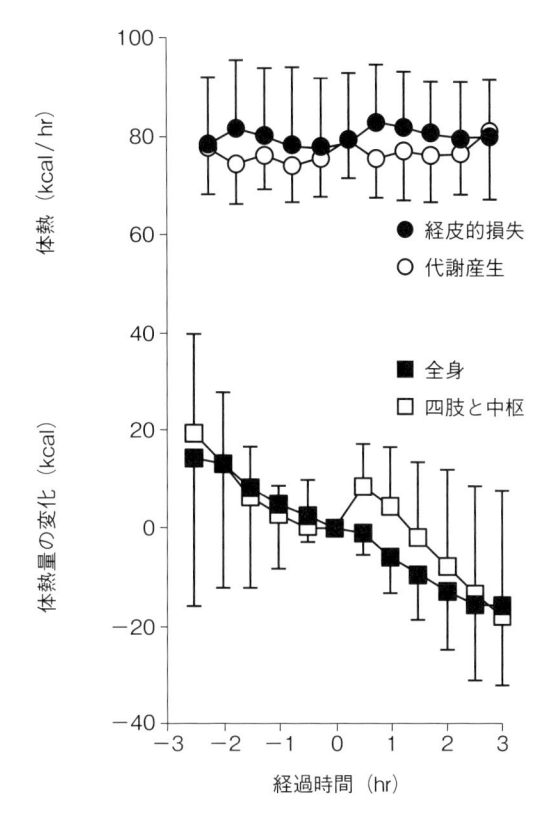

**図 23　硬膜外麻酔導入（経過時間 0）前後の体熱量の変化**

全体の体熱量の変化は麻酔導入前はわずかに喪失が産生を上回り，その後もほとんど変化しなかった．体熱量の変化は 2 つの方法で計算された（"全身"と"四肢と中枢"：詳細は文献 32 参照）．結果は平均値±標準偏差で示す．

(Matsukawa T, Sessler DI, Christensen R, et al. Heat flow and distribution during epidural anesthesia. Anesthesiology 1995；83：961-7 より引用)

閾値温度が区域麻酔により中枢で阻害されるだけでなく[24)25)]，下肢の血管収縮も神経ブロックで直接抑制されるためである．下肢は体温コンパートメントの多くを占めるため，下肢での血管収縮と，その結果としての皮膚からの熱喪失の減少と代謝熱の中枢への保持がなければ，効果的に平衡状態とはならない．

硬膜外麻酔導入後の 1 時間に中枢温は 0.8 ± 0.3℃低下し，その 89％は熱の再分布による．続く 2 時間では 0.4 ± 0.3℃の中枢温低下の 62％に熱の再分布が関与し，硬膜外麻酔導入後 3 時間のトータルでは，1.2 ± 0.3℃の中枢温低下の 80％に熱の再分布が関与している[32)]．麻酔導入前の再分布曲線の上昇は体温調節性血管収縮が代謝熱を中枢コンパートメントにとどめていたことを示す．この保持は当然ながら体熱量が減少するなかで中枢温が上昇する唯一の方法である．

手術中の下肢の血管収縮の重要性は，区域麻酔と全身麻酔の併用下でより重要となる．区域麻酔単独での体温調節反応の障害に一致して[24)25)]，区域麻酔と全身麻酔の併用下の

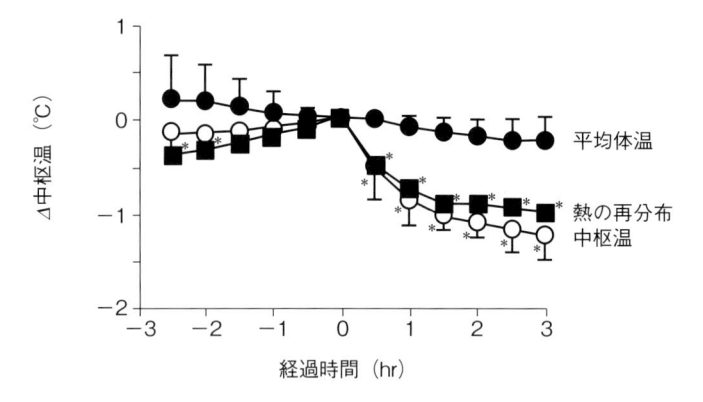

**図24 硬膜外麻酔導入（経過時間0）前後の熱の分布の変化**

平均体温は図23に示された体熱量の変化を用いて計算された（詳細は文献32参照）。中枢温の変動から平均体温の変動を引くことで熱の再分布に特異的に由来する中枢温の低下を求めた。麻酔導入前の再分布曲線の上昇は体温調節性血管収縮が代謝熱を中枢コンパートメントにとどめていたことを示す。結果は平均値±標準偏差で示す。

(Matsukawa T, Sessler DI, Christensen R, et al. Heat flow and distribution during epidural anesthesia. Anesthesiology 1995；83：961-7 より引用)

血管収縮は全身麻酔単独の場合に比べ約1℃低い中枢温で作動する。そのうえ、血管収縮はいったん作動すれば、全身麻酔単独では中枢温が平衡状態に達するが、区域麻酔と全身麻酔の併用下ではそうならず、中枢温は手術中低下し続ける。区域麻酔と全身麻酔の併用下の患者では中枢温モニタリングと体温管理がより重要となる。

## 麻酔前投薬と体温低下（図25)[33]

　麻酔前投薬として用いられることが多いミダゾラムを前投薬として使用したときの体温への影響を例示する。成人ボランティアにおける研究でミダゾラム筋注により、特に0.075 mg/kg筋注群では著明な鎮静状態が得られた。また、鼓膜温は30分後にミダゾラムの濃度依存的に有意な低下が観察された（[鼓膜温の変化] = 0.006X[ミダゾラム] + 0.124, $r^2$ = 0.698）。前腕-示指温度較差、下腿-拇指温度較差も濃度依存的に増大した。中枢温低下の機序としては、ミダゾラムがもたらした末梢血管の拡張によって末梢組織からの熱放散・伝導が著しく増加したためであることが示唆された。したがって、前投薬から麻酔導入時までの間も患者を十分に保温することが、麻酔導入による急激な中枢温低下の予防に重要であろう。

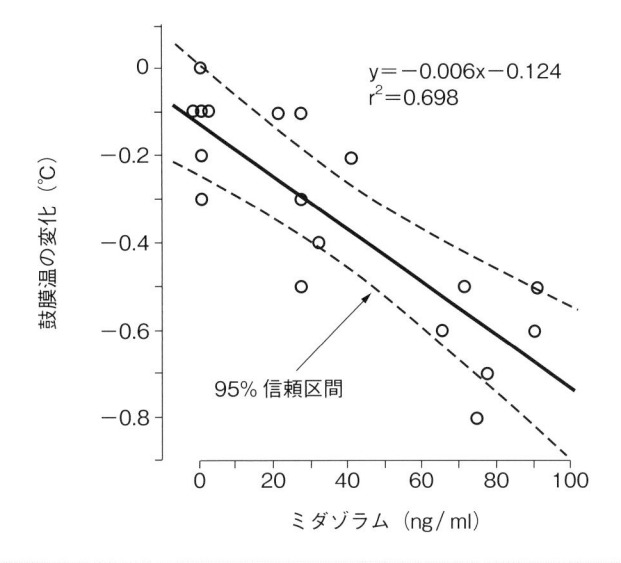

**図25 ミダゾラム筋注30分後のミダゾラムの濃度と鼓膜温の関係**
ミダゾラムは筋注30分後の鼓膜温を濃度依存性に減少させる。
(Matsukawa T, Hanagata K, Ozaki M, et al. I.m. midazolam as premedication produces a concentration dependent decrease in core temperature in male volunteers. Br J Anaesth 1997; 78: 396-9 より改変引用)


## まとめ

　麻酔・手術時に低体温となる原理について説明した。

　偶発的低体温は圧倒的に多い周術期の異常であり，麻酔薬による体温調節の阻害と手術室の低体温環境の曝露の組み合わせで起きる。

　麻酔下においては体温調節機構が阻害される。発汗は閾値温度の上昇はわずかでゲインと最大反応強度も保持されるが，血管収縮とシバリングの閾値温度は著明に減少し効果は正常以下である。

　一般的に熱の喪失方式として，放射，蒸発，対流，伝導の4つがある。これらの機序のうち，放射と対流が周術期の熱喪失の大部分に関与する。

　麻酔（全身，硬膜外，脊髄くも膜下）導入時には中枢温が急激に低下する。典型的には3つの相を持っている。この中枢温の著明な低下には再分布性低体温という事柄がきわめて重要な役割を果たしている。これは麻酔導入によって起こる急激な末梢血管拡張により中枢から末梢に熱容量が移動することで起きる。麻酔導入時の中枢温の急激な低下に再分布性低体温が関与している割合は，全身麻酔，硬膜外麻酔ともに第1相では約80％，3つの相を平均化すると約65％である。

■参考文献

1) Sessler DI. Temperature monitoring. In: Miller RD, editor. Miller's anesthesia. Vol 1. 6th ed. New York: Churchill Livingstone; 2005. p.1571-98.

2) 堀　哲郎, 中山昭雄. 体温調節の中枢機構. 中山昭雄, 入来正躬編. 新生理科学大系. 22巻. 東京：医学書院；1987. p.213-34.
3) Hardy JD, Milhorat AT, DuBois EF. Basal metabolism and heat loss of young women at temperatures from 22 degrees C to 35 degrees C. J Nutr 1941；21：383-403.
4) Hammarlund K, Sedin G. Transepidermal water loss in newborn infants Ⅲ. Relation to gestational age. Acta Paediatr Scand 1979；68：795-801.
5) Maurer A, Micheli JL, Schutz Y, et al. Transepidermal water loss and resting energy expenditure in preterm infants. Helv Paediatr Acta 1984；39：405-18.
6) Bickler P, Sessler DI. Efficiency of airway heat and moisture exchangers in anesthetized humans. Anesth Analg 1990；71：415-8.
7) Roe CF. Effect of bowel exposure on body temperature during surgical operations. Am J Surg 1971；122：13-5.
8) Sessler DI. Perioperative heat balance. Anesthesiology 2000；92：578-96.
9) Ikeda T, Kim J-S, Sessler DI, et al. Isoflurane alters shivering patterns and reduces maximum shivering intensity. Anesthesiology 1998；88：866-73.
10) Matsukawa T, Kurz A, Sessler DI, et al. Propofol linearly reduces the vasoconstriction and shivering thresholds. Anesthesiology 1995；82：1169-80.
11) 松川　隆. 体温研究方法―これから麻酔・周術期に体温研究をする人へ―. LiSA 1995；2：22-7.
12) Kurz A, Go JC, Sessler DI, et al. Alfentanil slightly increases the sweating threshold and markedly reduces the vasoconstriction and shivering thresholds. Anesthesiology 1995；83：293-9.
13) Talke P, Tayefeh F, Sessler DI, et al. Dexmedetomidine does not alter the sweating threshold, but comparably and linearly reduces the vasoconstriction and shivering thresholds. Anesthesiology 1997；87：835-41.
14) Xiong J, Kurz A, Sessler DI, et al. Isoflurane produces marked and non-linear decreases in the vasoconstriction and shivering thresholds. Anesthesiology 1996；85：240-5.
15) Annadata R, Sessler DI, Tayefeh F, et al. Desflurane slightly increases the sweating threshold but produces marked, nonlinear decreases in the vasoconstriction and shivering threshold. Anesthesiology 1995；83：1205-11.
16) Hanagata K, Matsukawa T, Sessler DI, et al. Isoflurane and sevoflurane produce a dose-dependent reduction in the shivering threshold in rabbits. Anesth Analg 1995；81：581-4.
17) Kurz A, Ikeda T, Sessler DI, et al. Meperidine decreases the shivering threshold twice as much as the vasoconstriction threshold. Anesthesiology 1997；86：1046-54.
18) Imamura M, Matsukawa T, Ozaki M, et al. Nitrous oxide decreases the shivering threshold less than isoflurane in rabbits. Br J Anaesth 2003；90：88-90.
19) Kurz A, Sessler DI, Annadata R, et al. Midazolam minimally impairs thermoregulatory control. Anesth Analg 1995；81：393-8.
20) Masamune T, Sato H, Okuyama K, et al. The shivering threshold with JM-1232（−）, a new benzodiazepine receptor agonist, in rabbits. Anesth Analg 2009；109：96-100.
21) Kurz A, Xiong J, Sessler DI, et al. Desflurane reduces the gain of thermoregulatory arteriovenous shunt vasoconstriction in humans. Anesthesiology 1995；83：1212-9.
22) Kurz A, Sessler DI, Christensen R, et al. Heat balance and distribution during the core-temperature plateau in anesthetized humans. Anesthesiology 1995；83：491-9.
23) Sessler DI, Ponte J. Shivering during epidural anesthesia. Anesthesiology 1990；72：816-21.
24) Ozaki M, Kurz A, Sessler DI, et al. Thermoregulatory thresholds during epidural and spi-

nal anesthesia. Anesthesiology 1994 ; 81 : 282-8.
25) Kurz A, Sessler DI, Schroeder M, et al. Thermoregulatory response thresholds during spinal anesthesia. Anesth Analg 1993 ; 77 : 721-6.
26) Hynson JM, Sessler DI, Glosten B, et al. Thermal balance and tremor patterns during epidural anesthesia. Anesthesiology 1991 ; 74 : 680-90.
27) Leslie K, Sessler DI. Reduction in the shivering threshold is proportional to spinal block height. Anesthesiology 1996 ; 84 : 1327-31.
28) Kim J-S, Ikeda T, Sessler DI, et al. Epidural anesthesia reduces the gain and maximum intensity of shivering. Anesthesiology 1998 ; 88 : 851-7.
29) Matsukawa T, Sessler DI, Sessler AM, et al. Heat flow and distribution during induction of general anesthesia. Anesthesiology 1995 ; 82 : 662-73.
30) Belani K, Sessler DI, Sessler AM, et al. Leg heat content continues to decrease during the core temperature plateau in humans anesthetized with isoflurane. Anesthesiology 1993 ; 78 : 856-63.
31) Ikeda T, Sessler DI, Kikura M, et al. Less core hypothermia when anesthesia is induced with inhaled sevoflurane than with intravenous propofol. Anesth Analg 1999 ; 88 : 921-4.
32) Matsukawa T, Sessler DI, Christensen R, et al. Heat flow and distribution during epidural anesthesia. Anesthesiology 1995 ; 83 : 961-7.
33) Matsukawa T, Hanagata K, Ozaki M, et al. I.m. midazolam as premedication produces a concentration dependent decrease in core temperature in male volunteers. Br J Anaesth 1997 ; 78 : 396-9.

（正宗　大士，松川　隆）

## II. 周術期の体温管理

# 4 麻酔・手術時の低体温：その悪影響

### はじめに

　全身麻酔を行うと，体温の調節中枢が抑制され，体内各部位間での温度の再分布が始まり，重要臓器の温度，いわゆる中枢温が低下する（再分布性低体温：redistribution hypothermia）[1,2]（図1）。これに，熱の産生と放散のアンバランスが加わり，体温はさらに低下する。術中管理に用いる輸液によっても，その温度・速度・投与経路によって体温は大きな影響を受ける。よって，なんらかの適切な加温や保温を行わないと，麻酔覚醒時には低体温となる。最近，術後の低体温は，患者に多大な悪影響を与えることが明らかとなってきた[3〜6]。よって，われわれ麻酔科医は，呼吸・循環管理と同様，周術期の体温管理にも最大の注意を払うべきである。

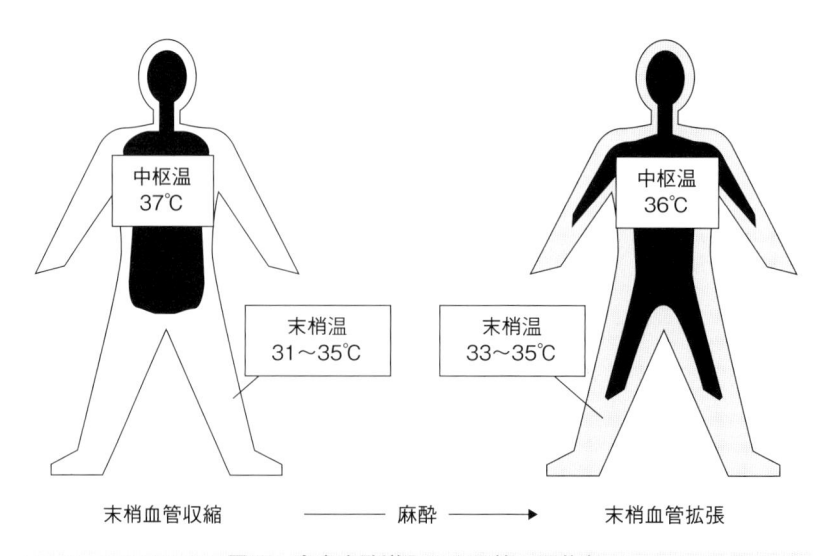

図1　全身麻酔導入による熱の再分布
（Sessler DI. Perioperative heat balance. Anesthesiology 2000；92：578-96 より改変引用）

# 周術期におけるシバリング

## 1 体温調節性シバリング

　体温調節性シバリングは自律性遠心性体温調節反応の一つであり，骨格筋の不随意な収縮により熱を産生し，体温を上昇させようという生体に備わった合目的的反応である。多くの麻酔薬は，体温調節中枢を阻害することによりシバリングを強力に抑制する。この麻酔薬によるシバリングの抑制は，麻酔薬がシバリングの閾値を大幅に低下させることによる。

　一方，麻酔からの覚醒期にはシバリングの閾値が上昇し，麻酔中低体温となった患者の中枢温がシバリング閾値としての中枢温を下回るため，シバリングが起こる。体温調節性シバリングは機序が明確で，その頻度も術後に起こるふるえの中でもっとも多い。体温調節性シバリングの閾値は，動静脈吻合における血管収縮の閾値よりも通常，約1℃低いために，体温調節性シバリングが起きる際は，必ず動静脈吻合における血管収縮を伴う[7]。

## 2 非体温調節性シバリング

　一方，手術中に積極的に加温し，麻酔からの覚醒時に患者の中枢温が導入前の中枢温より高いにもかかわらず，シバリングを2～3割の患者に認めることが報告されている[8]。この非体温調節性シバリングを起こした患者のうち，約半分の患者の動静脈吻合における血管は拡張していた。このことは，非体温調節性シバリングは，体温調節による機序以外の原因が関与していることを強く示唆する。

　非体温調節性シバリングのメカニズムとして痛み[9]，発熱物質の放出[10]などが提唱されている。非体温調節性シバリングのメカニズムは完全には解明されていないが，現在のところ痛みが関与している可能性が高い[9]。

## 3 麻酔薬のシバリングに及ぼす影響

　シバリングは閾値，ゲイン，最大値の3要素で特徴づけることができる（図2）[11]。まず，中枢温が高い状態ではシバリングが起こらない。次に中枢温を徐々に下げていくと，シバリングの強さは徐々に，そして直線的に増加する。この直線の傾きをゲインと定義する。そして，さらに中枢温を低下させていくとシバリングの強さは最大に達し，それ以上中枢温を低下させてもシバリングの強さは大きくならない。このときのシバリングの強さを最大値と定義する。なお，シバリングの強さは通常，酸素消費量や筋電図の振幅で定量化する。

　これまで，麻酔薬のシバリングの閾値に及ぼす影響が盛んに調べられてきた。イソフ

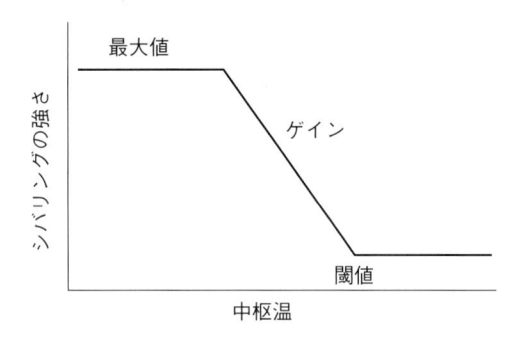

**図2 シバリングの3要素（閾値，ゲイン，最大値）**

中枢温がある温度（閾値）以下に下がると，シバリングが起こる。中枢温を下げていくと，シバリングの強さは直線的に増加する（この直線の傾きがゲイン）。さらに中枢温が下がると，シバリングの強さは最大に達し（最大値），それ以上シバリングの強さは大きくならない。

（Ikeda T, Sessler DI, Tayefeh F, et al. Meperidine and alfentanil do not reduce the gain or maximum intensity of shivering. Anesthesiology 1998 ; 88 : 858-65 より改変引用）

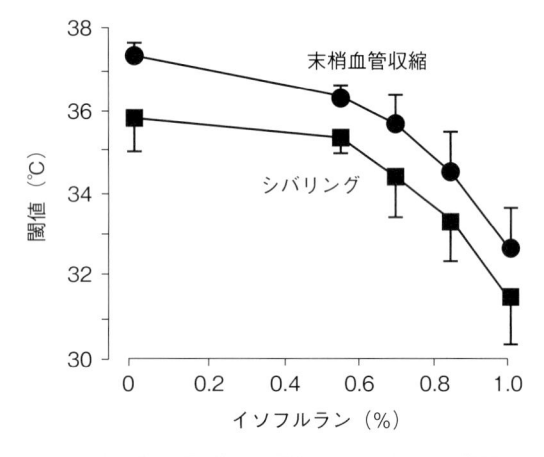

**図3 イソフルランの末梢血管収縮，シバリング閾値に及ぼす影響**

イソフルランの単独投与はシバリング閾値を低下させる。結果は平均値±標準偏差で示す。

（Xiong J, Kurz A, Sessler DI, et al. Isoflurane produces marked and nonlinear decreases in the vasoconstriction and shivering thresholds. Anesthesiology 1996 ; 85 : 240-5 より改変引用）

ルラン[12]，デスフルラン[13]などの吸入麻酔薬，プロポフォール[14]，ミダゾラム[15]などの静脈麻酔薬，アルフェンタニル[16]，メペリジン[17,18]などのオピオイド受容体に作用する薬など，調べられたすべての麻酔薬はほぼ濃度依存性にシバリングの閾値を低下させた。

代表的な吸入麻酔薬であるイソフルランの末梢血管収縮，シバリング閾値に及ぼす影響を図3に示す[12]。イソフルランが0，つまり麻酔下でない状態では36℃付近でシバリングが惹起される。これに対し，イソフルランが1MACの状態では，中枢温が32℃を

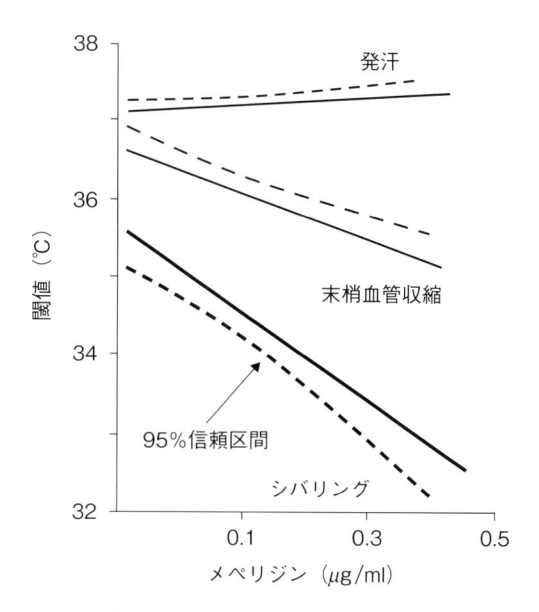

**図4 メペリジンの末梢血管収縮,シバリング閾値に及ぼす影響**

メペリジンを投与した場合,末梢血管収縮の閾値低下の割合に比べて,シバリングの閾値低下の割合が大きい。このことは,メペリジンがシバリングの治療に有効であることの一因となる。

(Kurz A, Ikeda T, Sessler DI, et al. Meperidine decreases the shivering threshold twice as much as the vasoconstriction threshold. Anesthesiology 1997 ; 86 : 1046-54 より改変引用)

下回らないとシバリングが惹起されない。これはイソフルラン単独投与の場合であり,亜酸化窒素が併用された場合,さらにシバリングの閾値が低下することが予想され,低体温麻酔や人工心肺を使用した手術の麻酔を除けば,患者の中枢温がシバリングの閾値としての中枢温を下回ることはまずなく,このことが麻酔中にシバリングが起こらない一因である。なお,このイソフルランの結果での皮膚温は34℃に換算してあり,一般的な室温での手術室における患者の皮膚温を想定している。図3に見られるように通常,麻酔薬は末梢血管収縮とシバリングの閾値をほぼ平行に低下させる。しかしながら,メペリジンのみ,図4に示すように血管収縮の閾値低下の割合に比べて,シバリングの閾値低下の割合が大きい[17]。このことは臨床上,メペリジンがシバリングの治療に有効であることの一因ではある。しかし,メペリジンによる閾値の低下とは,シバリングが起こる中枢温がメペリジン投与により低下することのみを意味し,シバリングが起こった後の,シバリングの増加の割合,シバリングの最大値がメペリジンによってどのように変化するのかは不明であった。したがって,もしメペリジンがシバリングの閾値に加え,シバリングのゲイン,最大値をも低下させるようであれば,そのこともメペリジンのシバリング抑制効果の一因と考えられた。

そこでIkedaら[11]は,メペリジンのシバリング閾値,ゲイン,最大値に及ぼす影響をヒトにおいて調べた。健康成人男性ボランティアを対象として,メペリジン投与,アルフェンタニル投与,そしてコントロールの状態で,皮膚温を一定に保ちながら,中心静

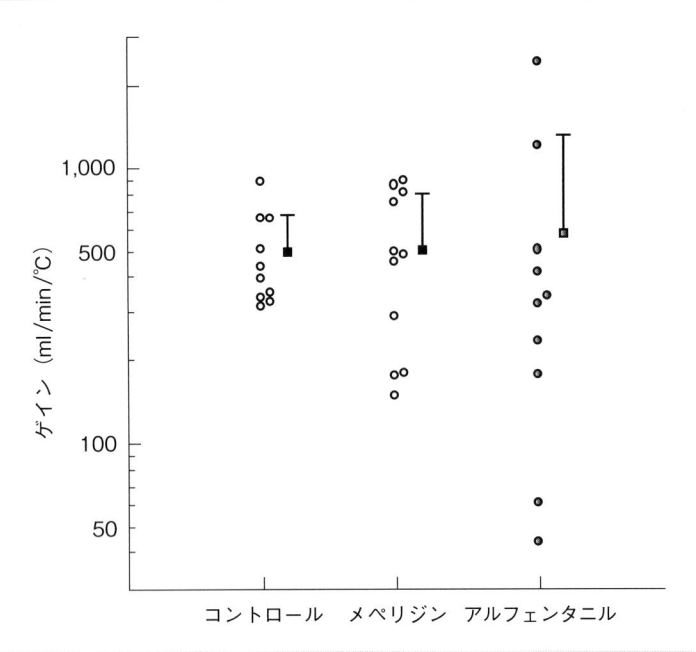

**図5 メペリジン，アルフェンタニルによるシバリングのゲインに及ぼす影響**

メペリジンはシバリングの閾値を大幅に低下させるが，シバリングのゲイン，最大値に対しては影響を及ぼさない。結果は平均値±標準偏差で示す。

(Ikeda T, Sessler DI, Tayefeh F, et al. Meperidine and alfentanil do not reduce the gain or maximum intensity of shivering. Anesthesiology 1998；88：858-65 より改変引用)

脈ルートより約4℃に冷却した乳酸リンゲル液を注入し，シバリングが最大値に達するまで中枢温を低下させた。その結果，メペリジンはシバリングの閾値を大幅に低下させるが，シバリングのゲイン，最大値に対しては影響を及ぼさなかった（図5）。このことによりメペリジンのシバリング抑制効果は，メペリジンによるシバリング閾値の大幅な低下が主因であることが示唆された。また，Ikedaらは同様のシバリングの実験をイソフルランによる全身麻酔下[19]や腰部硬膜外麻酔下[20]においても行った。イソフルランはシバリングの閾値，最大値を低下させるが，ゲインを増加させるという結果を得た。また，このときのシバリングのパターンは特徴的なものでシバリング惹起後に，中枢温の低下にもかかわらずシバリングが一時消失し，さらなる中枢温の低下により，シバリングが再び起こるという間欠的なものであった。イソフルラン投与中のシバリングを周波数解析してみるとクローヌスに特徴的な5〜7 Hzの成分が有意に上昇しており，このシバリングが単に体温調節性のものではないことを示唆している。また，腰部硬膜外麻酔下のシバリングのゲイン，最大値はそれぞれ低下し，硬膜外麻酔中の低体温の一因としてシバリングのゲイン，最大値の低下が示唆された。

## 4 シバリングの予防，治療

シバリングは酸素消費量を2～3倍に増加させるため[21]，心肺予備力の低下した患者には好ましくない。また，シバリングは手術創を緊張させ[22]痛みを増強させたり，眼圧を上昇させたりし[23]，モニタリングの妨げにもなる[24]。したがって，シバリングを抑制することは患者にとって有益なことである。

術後に体温調節性のシバリングを予防するには麻酔覚醒時の中枢温をシバリングの閾値としての中枢温以上に保つことに尽きる。

全身麻酔導入に伴い熱が中枢から末梢へ再分布することにより中枢温は導入後1時間に約1～1.5℃低下する（図6）[25]。この急激な中枢温低下は，麻酔導入時に加温を始めたのでは防げないことが多いが，麻酔導入前より加温し，末梢に熱を貯め，中枢と末梢の熱の較差を少なくすることにより麻酔導入に伴う再分布性低体温を防ぐことが可能である[26]。しかし，実際の臨床で麻酔導入前に患者を加温することは困難であろう。一方，麻酔導入直前に強制温風装置を使用すると，麻酔導入時の再分布性低体温は防げないが，麻酔導入後2～3時間後には中枢温を麻酔導入前の値まで上昇させることができる[8]。強制温風装置に加え，ウォーターブランケットや輸液の保温を組み合わせることによって，より有効な加温が期待できる。術直前のアミノ酸投与が，体温の低下を防ぎ（図7）[27]，かつ患者の予後を改善する報告がある[28)29]。

麻酔からの覚醒時，あるいは術後に患者がシバリングを起こしてしまった場合には，麻酔薬であれば，ほぼすべての麻酔薬が治療薬となりうる。これはほぼすべての麻酔薬がシバリングの閾値を減少させるからである。麻酔薬の中で特にメペリジン[30]，クロニ

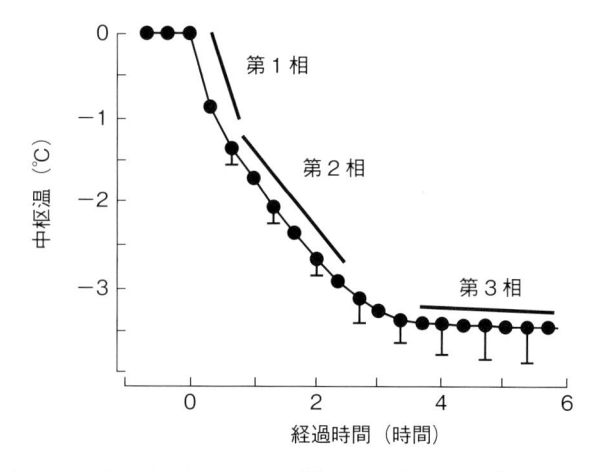

**図6 麻酔導入による体温（中枢温）の典型的な低下パターン**
全身麻酔導入に伴い熱が中枢から末梢へ再分布することにより，中枢温は導入後1時間に約1～1.5℃低下する。
（Matsukawa T, Sessler DI, Sessler AM, et al. Heat flow and distribution during induction of general anesthesia. Anesthesiology 1995；82：662-73より改変引用）

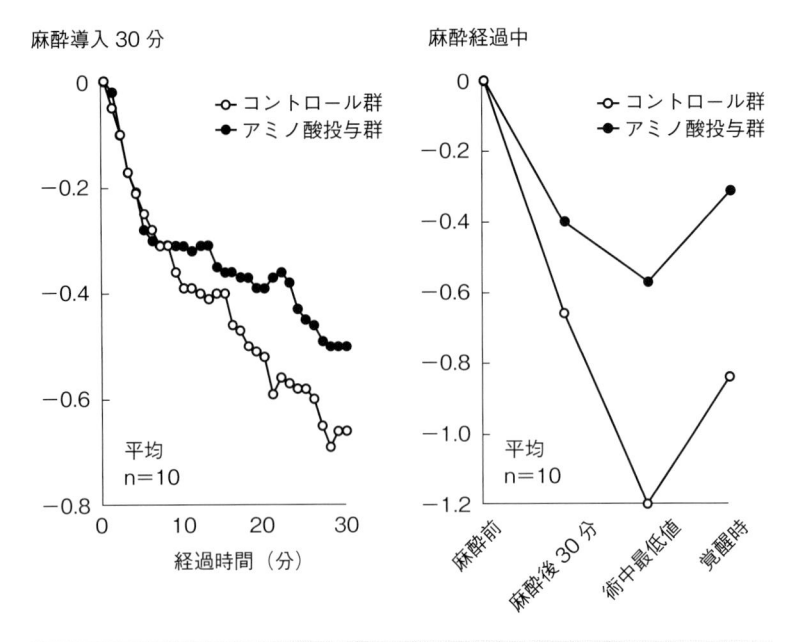

**図7 アミノ酸輸液剤の中枢温変化に及ぼす影響**

アミノ酸の投与は，麻酔導入時の再分布性低体温を予防することはできないが，その後の熱の産生・放散のアンバランスによる体温低下を予防することができる。

(Sellden E, Brundin T, Wahren J. Augmented thermic effect of amino acids under general anaesthesia：A mechanism useful for prevention of anaesthesia-induced hypothermia. Clin Sci 1994；86：611-8 より改変引用)

ジン[31]がシバリングの治療に有効のようである。メペリジンは他のオピオイド受容体に作用する薬物よりもシバリングに有効なことから，κ受容体の作用が推測されている。非体温調節性のふるえについては，そのメカニズムが完全に解明されていないので，予防することは難しい。しかし，上述のように痛みを減らすことで非体温調節性のふるえを予防することが示唆されている[9]。

## 出血量・止血機能に与える影響

血小板機能および血液凝固能が，低体温によって損なわれるということは，生体外の実験的研究では証明されている。しかし，局所の低体温による血小板機能低下はよく知られているが，各凝固因子が低体温によりどのような影響を受けるかはいまだ不明な部分が多い。

臨床的に，術中の低体温が原因で出血量が増えるかどうかを前向きに検討した報告がある[32]。60人の股関節形成術を予定した患者を対象に，無作為に体温保持群と軽度低体温群とに割り付けた。正常体温群は，術後の中枢温は36.6 ± 0.4℃であったのにもかかわらず，軽度低体温群では35.0 ± 0.5℃と低下していた。手術中および術後の出血量は，正常体温群では1.7 ± 0.4 $l$ であったのに対して，低体温群では2.2 ± 0.6 $l$ と有意

表1 低体温による周術期出血量の増加

|  | 正常体温群（n＝30） | 軽度低体温群（n＝30） |
|---|---|---|
| 体温（℃） | 36.6 ± 0.4 | 35.0 ± 0.5 |
| 出血量（*l*） | 1.7 ± 0.4 | 2.2 ± 0.6 |
| 輸血量（ml） | 10 ± 55 | 80 ± 154 |

平均値±標準偏差，＊：P＜0.05

（Schmied H, Kurz A, Sessler DI, et al. Mild hypothermia increases blood loss and transfusion requirements during total hip arthroplasty. Lancet 1996；347：189-92 より改変引用）

表2

(a) 体外循環離脱時の復温時間および体外循環後の咽頭温低下の程度

|  | 温風群（n＝43） | 温水マット群（n＝43） |
|---|---|---|
| 復温時間（分） | 71 ± 21 | 77 ± 22 |
| 咽頭温低下の程度（℃） | 1.3 ± 0.5 | 2.3 ± 1.2＊ |

平均値±標準偏差，＊：P＜0.05

(b) 集中治療室での術後水分出納

|  | 温風群（n＝43） | 温水マット群（n＝43） |
|---|---|---|
| 晶質液（ml） | 1,891（600〜4,350） | 2,227（750〜4,950） |
| 膠質液（ml） | 1,662（500〜3,500） | 1,994（1,000〜4,450） |
| 赤血球濃厚液（n） | 6 | 13 |
| 新鮮凍結血漿（n） | 7 | 13 |
| 胸腔ドレーンからの出血量（ml／12 hr） | 660（230〜1,870）＊ | 956（340〜5,480） |
| 尿量（ml／12 hr） | 1,877（195〜3,450） | 1,862（250〜3,850） |

平均値（範囲），＊：P＜0.05

（Horn L, Schweizer A, Kalangos A, et al. Benefits of intraoperative skin surface warming in cardiac surgical patients. Br J Anaesth 1998；80：318-23 より改変引用）

に多かった。周術期の輸血量は，正常体温群は 10 ± 55 ml であったのに対し，軽度低体温群では 80 ± 154 ml と有意に多かった（表1）。この原因として，低体温による凝固能の低下が指摘されている。

温風式加温装置が出血量減少に有効であるとする報告もある[33)34)]。開心術患者で従来どおり温水マットのみの加温を施行した群（温水マット群；n＝43）と，それに加えて顔，首，肩を温風式で加温した群（温風群；n＝43）とに割り付けを行った。体外循環後の咽頭温の低下は，温水マット群で 2.3 ± 1.2℃ であったのに対し，温風群では 1.3 ± 0.5℃ と有意に小さかった（表2-a）。体外循環 4 時間後の直腸温は温風群で有意に高く，胸腔ドレーンからの出血量は温水マット群で 956 ± 448 ml であったのに対し，温風群は 600 ± 264 ml と有意に少なかった（表2-b）。回復室帰室後の胸腔ドレーン出血

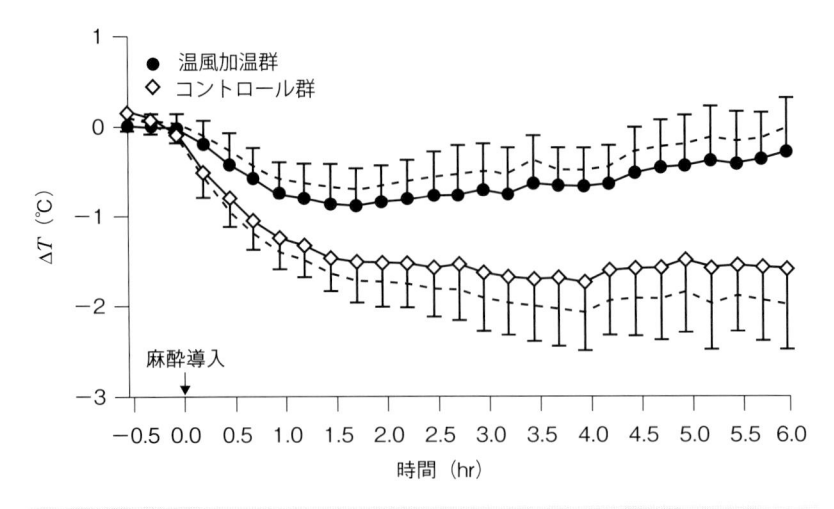

**図8　麻酔導入30分前から手術終了までの中枢温（鼓膜温）の変化**
麻酔導入時と比較した手術終了時の中枢温（鼓膜温）の低下は，温風加温群で有意に小さい。結果は平均値±標準偏差で示す。
(Bock M, Muller J, Bohrer H, et al. Effects of preinduction and intraoperative warming during major laparotomy. Br J Anaesth 1998；80：159-63 より改変引用)

量も，温風群で有意に少なかったと報告されている[33]。

　同様に，温風式加温装置を使用した報告がある[34]。40人の開腹手術を予定した患者を対象に，20人を温風式加温を麻酔導入前30分から術中もずっと使用し続けた群（温風加温群）に，他の20人を温水マットによる加温とブランケットによる保温，輸液の加温を行った群（コントロール群）に割り付けを行った。麻酔導入時と比較した手術終了時の中枢温の低下は，コントロール群で1.5±0.8℃であったのに対し，温風加温群で0.5±0.8℃と有意に小さかった（図8）。出血量，輸血必要量も温風加温群で有意に少なかった。術後回復室の滞在時間もコントロール群で217±169分であったのに対し，温風加温群で94±43分と有意に短く，温風加温群では麻酔費用を全体で24％減らすことが可能であったと報告されている[34]。

　低体温性の血液凝固障害が，実際の臨床において外傷時にどの程度の低体温で出現するかを検討した論文によると，34℃で凝固系の抑制が起こり始め，血小板の機能も落ち始めるという。しかし，34℃では線溶系溶解はまだ起きないとされている[35]。

## 循環系に与える影響

　末梢血管収縮やシバリングは，患者の覚醒時にさまざまな影響を循環系に及ぼす。
　末梢血管収縮は，交感神経系の緊張によるものであるために血圧の上昇を引き起こし，血中のノルアドレナリン濃度を数倍上昇させる[36]。シバリングは，体温上昇を生じさせるための骨格筋収縮による生体反応であるが，筋収縮でのエネルギー消費により熱を発生させるために大量の酸素を必要とする。そのための酸素消費量は，安静時の2～3

表3　術中低体温による術後24時間以内の心血管系合併症

|  | 正常体温群（n = 150） | 低体温群（n = 150） |
| --- | --- | --- |
| 体温（℃） | 36.7 ± 0.1 | 35.4 ± 0.1 |
| 重篤な心合併症（%） | 2 | 7* |
| 心室頻拍（%） | 2.0 | 5.3* |

平均値±標準偏差，*：P < 0.05
(Frank SM, Fleisher LA, Breslow MJ, et al. Preoperative maintenance of normothermia reduces the incidence of morbid cardiac events. JAMA 1997；77：1127-34 より改変引用)

倍に上昇するという[37]．筋肉組織への酸素運搬の必要性から心拍出量増加も生じる．このような一連の循環系への負荷により，術中低体温による術後の心血管系合併症誘発の報告は多く，特に虚血性心電図変化や致死的不整脈の頻度が多くなるという臨床的研究結果が報告されている[38]．

Frankら[38]は300人の冠動脈疾患を合併している患者の非心臓手術時において無作為に術中に温風加温装置により積極的に加温，保温を行った群と行わなかった群に分け，術後においてdouble blindでHolter心電図を装着して狭心発作，心筋梗塞，心筋虚血や不整脈，心室性頻脈を評価した．その結果，積極的に加温した群の鼓膜温で計測した中枢温は回復室入室直前に36.7℃であったのに対して，加温しなかった群では35.4℃となった．そして，回復室では従来どおりの保温を行い，回復室退室時には両群間に差がなくなったが，回復室において術後24時間以内で，狭心症発作，心筋梗塞，心筋虚血などの重篤な心合併症が低体温群では7％と有意に高く発症し，同様に不整脈や心室性頻脈も5.3％と有意に高い頻度で引き起こされたと報告している（表3）．両群のさまざまな因子を多変量解析した結果，術中の保温治療という点がこれらのイベントともっとも有意に関連していた．

さらにFrankら[39]はボランティア9人に対して無麻酔下で，肘静脈から30 cmの長さの静脈内カテーテルを挿入して，そこから4℃の生理食塩液を30 ml/kg投与する日と40 ml/kg投与する日，そして最後に37℃の生理食塩液30 ml/kgを投与する日を設け，それぞれで中枢温としての鼓膜温の変化，平均皮膚温，アドレナリン，ノルアドレナリン，平均血圧，呼吸数，1回換気量，酸素消費量を検討している．その結果，30 ml/kg投与により中枢温が0.7℃低下してノルアドレナリンは平均400％増加（図9），酸素消費量は30％増えたという（図10）．同様に40 ml/kg投与では1.3℃低下で，それぞれ700％（図9）と112％（図10）増加したという．Frankらは，このことから前述の術中低体温により術後24時間で引き起こされる心筋梗塞や心筋虚血，不整脈は，ノルアドレナリンによる冠動脈への作用がひとつの原因になりうるとしている．術中の低体温が，血漿のアドレナリン，ノルアドレナリン，血糖，コルチゾール，乳酸，遊離脂肪酸の各濃度に影響を与え，いずれも上昇させることが知られている．

硬膜外麻酔は全身麻酔単独に比べて，外科的ストレスによる同様なパラメータの上昇を抑制することが知られている．そこで，硬膜外麻酔を併用すると全身麻酔単独時に見られる低体温によるストレス反応での血漿中のパラメータの上昇がどうなるかを検討し

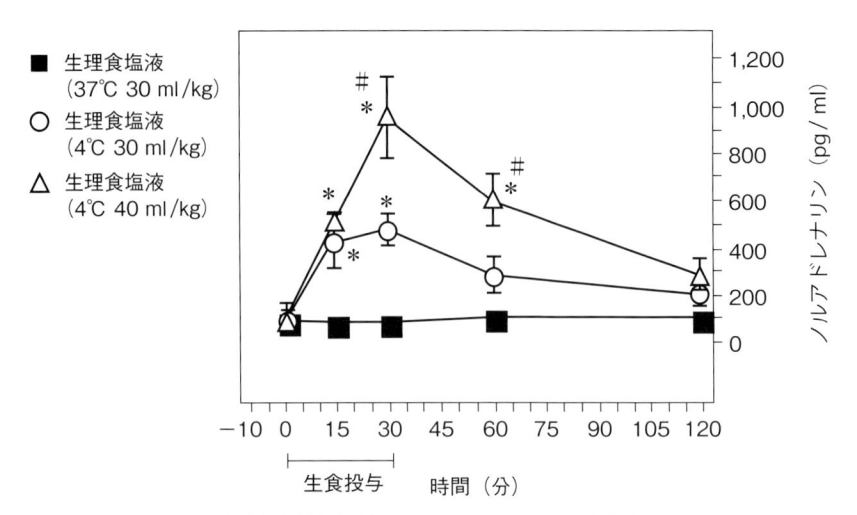

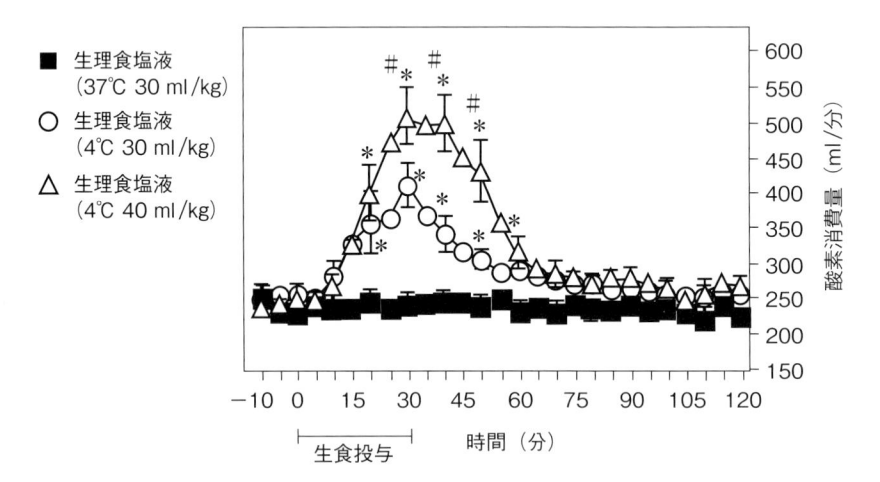

\*：P＜0.05 vs. 生理食塩液投与前のノルアドレナリン血中濃度
#：P＜0.05 vs. 4℃生理食塩液 30 ml/kg 投与および 37℃生理食塩液 30 ml/kg 投与

**図9　4℃（30 ml/kg, 40 ml/kg）または 37℃（30 ml/kg）の生理食塩液を投与した後のノルアドレナリン血中濃度の変化**

　4℃の生理食塩液 30 ml/kg 投与により中枢温は 0.7℃低下し，ノルアドレナリン血中濃度は平均 400％増加した。同様に 4℃の生理食塩液 40 ml/kg 投与により中枢温は 1.3℃低下し，ノルアドレナリン血中濃度は平均 700％増加した。

（Frank SM, Higgins MS, Fleisher LA, et al. Adrenergic respiratory, and cardiovascular effects of core cooling in humans. Am J Physiol 1997；272：557-62 より改変引用）

\*：P＜0.05 vs. 生理食塩液投与前のノルアドレナリン血中濃度
#：P＜0.05 vs. 4℃生理食塩液 30 ml/kg 投与および 37℃生理食塩液 30 ml/kg 投与

**図10　4℃（30 ml/kg, 40 ml/kg）または 37℃（30 ml/kg）の生理食塩液を投与した後の酸素消費量の変化**

　4℃の生理食塩液 30 ml/kg 投与により中枢温は 0.7℃低下し，酸素消費量は平均 30％増加した。同様に 4℃の生理食塩液 40 ml/kg 投与により中枢温は 1.3℃低下し，酸素消費量は平均 112％増加した。

（Frank SM, Higgins MS, Fleisher LA, et al. Adrenergic respiratory, and cardiovascular effects of core cooling in humans. Am J Physiol 1997；272：557-62 より改変引用）

た研究がある[40]。それによると，硬膜外麻酔の併用により正常体温群と同じような代謝系の安定性が低体温群でも術後に保たれたと報告している。

## 創部感染・入院期間に与える影響

低体温による交感神経系の緊張は末梢血管収縮反応を生じさせる結果，末梢循環障害から組織への酸素供給不足が引き起こされる。創傷治癒機転には，局所免疫，凝固系活性化など，いずれも組織への十分な酸素供給が必要であるが，低体温はそれを妨げる結果，術中低体温患者は術後の創部感染率が高くなり，創傷治癒に要する時間が遷延するといわれている。術後の感染は，術中の細菌曝露がもっとも大きな原因と考えられ，したがって，覚醒時低体温による局所免疫反応を抑制し，その結果，感染率が高くなると仮定されている。

周術期の正常体温維持が手術創感染発生率を低下させることを証明した論文がある[41]。結腸・直腸手術を予定した患者200人を無作為に体温維持非積極群（低体温群）と温風式加温群に分けて，同じ麻酔方法を施行したうえで，二重盲検法により退院日まで連日，そして術後2週間後に創部の評価を行った。創部の評価は，培養陽性の膿を含む創傷を感染ありとした。術者，主治医には患者の群の割り付けは知らせなかった。手術終了時の中枢温（食道温）の平均値は，低体温群では34.7±0.6℃であったのに対して，加温群では36.6±0.4℃であった（図11）。術創感染症は低体温群で96人中の18人（19％）であったが，加温群では104人中わずかに6人（6％）であった。また，低体温群では入院期間も有意に20％（2.6日）長かった（表4）。低体温は，皮下酸素分圧を低下させ，また温度依存性の末梢血管収縮を生じさせる。組織中の酸素濃度が低下すれば，好中球の酸化的殺菌作用が障害されてコラーゲンの沈着が遅れ，減少して創傷治癒率が低下する。低体温はまた免疫機能も直接的に障害するという。Kurzらが1996年にN Engl J Medに発表したこの論文[41]は，大腸手術の術中低体温に陥った患者群では，有意に創部感染が多く，入院期間が長いというものであった。

Baroneら[42]は，このKurzらの結果を受けて，術中体温が正常群，低体温群の場合とで大腸手術術後患者150人について検討した。低体温群の定義は，術中は食道温をモニターし，それが34.4℃以下の患者とした。その結果，101人は正常体温で，49人が低体温であった。低体温群の患者の平均年齢は68.7歳であったのに対して，正常群では66.8歳であった。手術時間，術中加温の有無（両群ともに90％は加温装置を使用），輸血量，感染率，合併症の有無，術後入院期間なども両群間に差はなかった。Kurzらの報告と異なり，Baroneらの結果は後ろ向きの検索であるが，周術期の低体温が術後の転帰になんらの影響も及ぼしていなかったという結論になる。周術期の低体温については，さらなる検討が必要である。

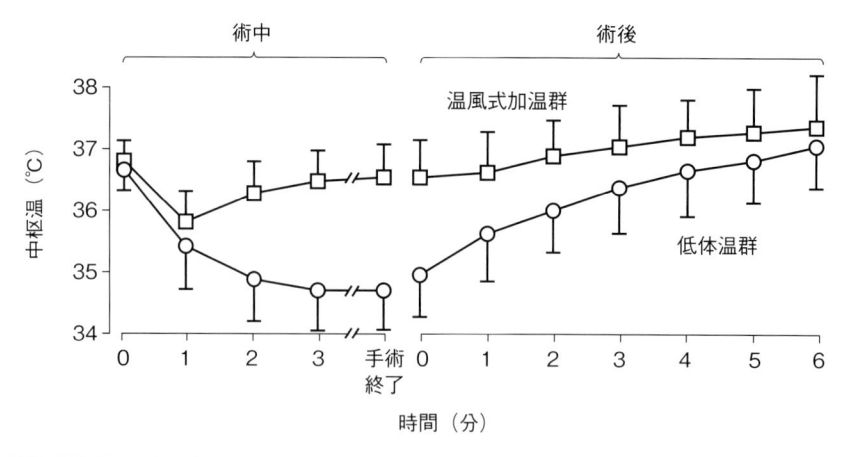

**図11 結腸・直腸切除術における術中・術後の中枢温（食道温）変化**
手術終了時の中枢温（食道温）の平均値は，低体温群では 34.7 ± 0.6℃，加温群で 36.6 ± 0.4℃であった。
（Kurz A, Sessler DI, Lenhardt R, et al. Perioperative normothermia to reduce the incidence of surgical wound infection and shorten hospitalization. N Engl J Med 1996；334：1209-15 より改変引用）

**表4 低体温による術後感染頻度増加，入院期間延長**

|  | 温風式加温群 | 低体温群 |
| --- | --- | --- |
| 体温（℃） | 36.6 ± 0.4 | 34.7 ± 0.6* |
| 感染（％） | 6 | 19* |
| 入院期間（日） | 12.1 ± 4.4 | 14.7 ± 6.5* |

平均値±標準偏差．＊：$P < 0.05$
（Kurz A, Sessler DI, Lenhardt R, et al. Perioperative normothermia to reduce the incidence of surgical wound infection and shorten hospitalization. N Engl J Med 1996；334：1209-15 より改変引用）

## まとめ

　麻酔薬による体温調節中枢の抑制と，低い環境温により，周術期は低体温になりやすい。周術期の低体温は，シバリング，止血機能の低下と出血量の増加，虚血性心合併症や頻脈発作の増加，創部感染の増加や入院期間の延長につながり，患者に多大な悪影響を与える。また，その結果，医療経済的にもきわめて不利であることが，最近の研究で証明されている。
　われわれ麻酔科医は，呼吸・循環管理と同様，周術期の低体温を防ぐために十分な配慮をすべきである。

■参考文献

1) Matsukawa T, Sessler DI, Sessler AM, et al. Heat flow and distribution during induction of

general anesthesia. Anesthesiology 1995 ; 82 : 662-73.
2) Sessler DI. Perioperative heat balance. Anesthesiology 2000 ; 92 : 578-96.
3) Frank SM, Fleisher LA, Breslow MJ, et al. Perioperative maintenance of normothermia reduces the incidence of morbid cardiac events. JAMA 1997 ; 77 : 1127-34.
4) Frank SM, Higgins MS, Fleisher LA, et al. Adrenergic, respiratory, and cardiovascular effects of core cooling in humans. Am J Physiol 1997 ; 272 : R557-62.
5) Schmied H, Kurz A, Sessler DI, et al. Mild hypothermia increases blood and transfusion requirements during total hip arthroplasty. Lancet 1996 ; 347 : 289-92.
6) Kurz A, Sessler DI, Lenhardt R, et al. Perioperative normothermia to reduce the incidence of surgical-wound infection and shorten hospitalization. N Engl J Med 1996 ; 334 : 1209-15.
7) Xiong J, Kurz A, Sessler DI, et al. Isoflurane produces marked and nonlinear decreases in the vasoconstriction and shivering thresholds. Anesthesiology 1996 ; 85 : 240-5.
8) Horn EP, Sessler DI, Standl T, et al. Nonthermoregulatory shivering in patients recovering from isoflurane or desflurane anesthesia. Anesthesiology 1998 ; 89 : 878-86.
9) Horn EP, Schroeder F, Wilhelm S, et al. Postoperative pain facilitates nonthermoregulatory tremor. Anesthesiology 1999 ; 91 : 979-84.
10) Romanovsky AA, Kulchitsky VA, Akulich NV, et al. First and second phases of biphasic fever : Two sequential stages of the sickness syndrome? Am J Physiol 1996 ; 271 : R244-53.
11) Ikeda T, Sessler DI, Tayefeh F, et al. Meperidine and alfentanil do not reduce the gain or maximum intensity of shivering. Anesthesiology 1998 ; 88 : 858-65.
12) Xiong J, Kurz A, Sessler DI, et al. Isoflurane produces marked and nonlinear decreases in the vasoconstriction and shivering thresholds. Anesthesiology 1996 ; 85 : 240-5.
13) Annadata R, Sessler DI, Tayefeh F, et al. Desflurane slightly increases the sweating threshold but produces marked, nonlinear decreases in the vasoconstriction and shivering thresholds. Anesthesiology 1995 ; 83 : 1205-11.
14) Matsukawa T, Kurz A, Sessler DI, et al. Propofol linearly reduces the vasoconstriction and shivering thresholds. Anesthesiology 1995 ; 82 : 1169-80.
15) Kurz A, Sessler DI, Annadata R, et al. Midazolam minimally impairs thermoregulatory control. Anesth Analg 1995 ; 81 : 393-8.
16) Kurz A, Go JC, Sessler DI, et al. Alfentanil slightly increases the sweating threshold and markedly reduces the vasoconstriction and shivering thresholds. Anesthesiology 1995 ; 83 : 293-9.
17) Kurz A, Ikeda T, Sessler DI, et al. Meperidine decreases the shivering threshold twice as much as the vasoconstriction threshold. Anesthesiology 1997 ; 86 : 1046-54.
18) Ikeda T, Kurz A, Sessler DI, et al. The effect of opioids on thermoregulatory responses in humans and the special antishivering action of meperidine. Ann NY Acad Sci 1997 ; 813 : 792-8.
19) Ikeda T, Kim JS, Sessler DI, et al. Isoflurane alters shivering patterns and reduces maximum intensity. Anesthesiology 1998 ; 88 : 866-73.
20) Kim JS, Ikeda T, Sessler DI, et al. Epidural anesthesia reduces the gain and maximum intensity of shivering. Anesthesiology 1998 ; 88 : 851-7.
21) Ciofolo MJ, Clergue F, Devilliers C, et al. Changes in ventilation, oxygen uptake, and carbon dioxide output during recovery from isoflurane anesthesia. Anesthesiology 1989 ; 70 : 737-41.
22) Raymond CA. Anesthesia sends shivers up one's spine, but hypothermia per se may not be culprit. JAMA 1988 ; 259 : 2646-7.

23) Mahajan RP, Grover VK, Sharma SL, et al. Intraocular pressure changes during muscular hyperactivity after general anesthesia. Anesthesiology 1987 ; 66 : 419-21.
24) De Courcy JG. Artefactual 'hypotension' from shivering. Anaesthesia 1989 ; 44 : 787-8.
25) Matsukawa T, Sessler DI, Sessler AM, et al. Heat flow and distribution during induction of general anesthesia. Anesthesiology 1995 ; 82 : 662-73.
26) Sessler DI, Schroeder M, Merrifield B, et al. Optimal duration and temperature of prewarming. Anesthesiology 1995 ; 82 : 674-81.
27) Sellden E, Brundin T, Wahren J. Augmented thermic effect of amino acids under general anaesthesia : A mechanism useful for prevention of anaesthesia-induced hypothermia. Clin Sci 1994 ; 86 : 611-8.
28) Sellden E, Lindahl SGE. Amino acid-induced thermogenesis reduces hypothermia during anesthesia and shortens hospital stay. Anesth Analg 1999 ; 89 : 1551-6.
29) Widman J, Hammarqvist F, Sellden E. Amino acid infusion induces thermogenesis and reduces blood loss during hip arthroplasty under spinal anesthesia. Anesth Analg 2002 ; 95 : 1757-62.
30) Macintyre PE, Pavlin EG, Dwersteg JF. Effect of meperidine on oxygen consumption, carbon dioxide production, and respiratory gas exchange in postanesthesia shivering. Anesth Analg 1987 ; 66 : 751-5.
31) Delaunay L, Bonnet F, Duvaldestin P. Clonidine decreases postoperative oxygen consumption in patients recovering from general anaesthesia. Br J Anaesth 1991 ; 67 : 397-401.
32) Schmied H, Kurz A, Sessler DI, et al. Mild hypothermia increases blood loss and transfusion requirements during total hip arthroplasty. Lancet 1996 ; 347 : 189-92.
33) Horn L, Schweizer A, Kalangos A, et al. Benefits of intraoperative skin surface warming in cardiac surgical patients. Br J Anaesth 1998 ; 80 : 318-23.
34) Bock M, Muller J, Bohrer H, et al. Effects of preinduction and intraoperative warming during major laparotomy. Br J Anaesth 1998 ; 80 : 159-63.
35) Watts D, Trask A, Soeken K, et al. Hypothermic coagulopathy in trauma : Effect of varying levels of hypothermia in enzyme speed, platelet function and fibrinolytic activity. J Trauma 1998 ; 44 : 846-54.
36) Frank SM, Higgins MS, Breslow MJ, et al. The catecholamine cortisol and hemodynamic response to mild perioperative hypothermia : A randomized clinical trial. Anesthesiology 1995 ; 82 : 83-93.
37) Horvath SM. Metabolic cost of shivering. J Appl Physiol 1956 ; 8 : 595-602.
38) Frank SM, Fleisher LA, Breslow MJ, et al. Preoperative maintenance of normothermia reduces the incidence of morbid cardiac events. JAMA 1997 ; 77 : 1127-34.
39) Frank SM, Higgins MS, Fleisher LA, et al. Adrenergic respiratory, and cardiovascular effects of core cooling in humans. Am J Physiol 1997 ; 272 : 557-62.
40) Motamed S, Klubien K, Edwardes M, et al. Metabolic changes during recovery in normothermic versus hypothermic patients undergoing surgery and receiving general anesthesia and epidural local anesthetic agents. Anesthesiology 1998 ; 88 : 1211-8.
41) Kurz A, Sessler DI, Lenhardt R, et al. Perioperative normothermia to reduce the incidence of surgical wound infection and shorten hospitalization. N Engl J Med 1996 ; 334 : 1209-15.
42) Barone JE, Tucker JB, Cecere J, et al. Hypothermia does not result in more complications after colon surgery. Am Surg 1999 ; 65 : 356-9.

（澤田　敦史）

## II. 周術期の体温管理

# 5 手術中の体温変化

## A 小児

はじめに

　小児は生理学的特殊性（体表面積が広い，皮下脂肪が未発達，体温調節中枢が未熟など）から，成人と比較して外的要因により体温が変化しやすい。特に周術期は，手術，麻酔，環境などの影響により体温の変動が大きくなり，6カ月以下の乳児では低体温を，それ以上の小児ではうつ熱による高体温を来すことが多い。本項では，小児の体温調節の特徴と手術中の体温変化について概説する。

## 小児の体温調節の特徴

### 1 熱喪失

　熱の喪失は，①体深部から体表への熱移動と，②体表から環境への熱放散に分けられる。

#### a. 深部と体表の熱移動

　熱の移動は，熱の伝わりやすさの指標である熱伝導度と体内の温度勾配によって決まる。熱伝導度は，①組織特有の熱伝導性，②組織，特に低熱伝導性の皮下脂肪の厚さ，③体表面への血流比に影響される。新生児では"皮下脂肪が薄く（成人の1/3）体表への血流が多い"ので，体表面と深部の間を容易に熱が移動する。新生児の熱伝導度は成人の約3倍である（表1）。

#### b. 体表から環境への熱放散

　環境への熱放散は，放射，対流，蒸発，伝導の4つの経路がある。適正な環境温度下の新生児では，放射39%，対流34%，蒸発24%，伝導3%の比率で熱が失われる。手

## 5. 手術中の体温変化

表1 熱放散にかかわる要因と環境温28℃での熱放散の成人と新生児の違い

|  | 成人 | 新生児 |
|---|---|---|
| 体重 (kg) | 70 | 3.5 |
| 体表面積 (m$^2$) | 1.7 | 0.237 |
| 体表面積/体重 | 0.0243 | 0.0677 |
| 熱伝導度 (kcal/m$^2$ hr ℃) | 11.2 | 32.3 |
| 単位体表面積あたりの熱放散 (kcal/m$^2$ hr) | | |
| 　蒸発以外 | 38.4 | 57.5 |
| 　蒸発 | 6.5 | 7.1 |
| 　合計 | 44.9 | 64.6 |
| 単位体重あたりの熱放散 (kcal/kg hr) | 1.09 | 4.37 |

(仁科秀則．胎児・乳児—体温調節の個体発生．入來正躬編．体温調節のしくみ．東京：文光堂；1995. p.241-9 より改変引用)

術中は放射による熱放散が主な原因となるが，放射は体表面積に比例するため，成人と比べ体重あたりの"体表面積が大きい"小児（新生児では成人の約2.8倍，1,000 gの低出生体重児で約5.6倍）では，それだけ熱を失いやすい。また蒸散による熱の喪失は，皮膚からのものと呼吸からのものがある。発汗を伴わない皮膚からの水分喪失と肺換気からの水分喪失を合わせたものが不感蒸泄で，"表皮の角質層が薄く皮膚の水分含量が多い"未熟児，新生児では経皮的不感蒸泄による熱の放散が大きくなる。

## 2 熱産生

熱産生は，①基礎代謝，②随意筋運動，③ふるえによる不随意運動（シバリング），④非シバリング（ふるえ）熱産生の4つの機序で行われる。乳児以上では主にシバリングによる熱産生が行われるが，1～2歳ごろまでは非シバリング熱産生が主要なメカニズムである。

### a. 基礎代謝

小児では成人と比べ基礎代謝が大きく，幼若なほど安静時の体温が高い（表2）。したがって低体温の影響は成人より大きい。

### b. シバリング熱産生

シバリングによる熱産生は骨格筋で行われ，熱産生量を安静時の2～5倍に増加させる。しかし新生児では筋肉が十分に発達していないため，効果的なシバリングができない。またシバリング時は，体が振動するため対流による熱放出が生じて，体表面積が大きい小児では熱産生効率が低下する。したがって1～2歳まではシバリングによる有効な熱産生は行われない。

表2 小児の体温の基準値（℃）

|  | 腋窩 | 直腸 | 口腔 |
|---|---|---|---|
| 新生児 | 37.1 | — | — |
| 乳児 | 37.1 | 37.5 | 37.3 |
| 幼児 | 37.0 | 37.5 | 37.3 |
| 学童 | 36.9 | 37.4 | 37.1 |
| 思春期 | 36.8 | — | — |

#### c. 非シバリング熱産生

骨格筋の収縮によらない熱産生で，肝・腸などの内臓器官および褐色細胞組織で行われる。褐色細胞組織は，新生児の頸部，腎，脊椎，大動脈周囲などに存在し神経と血管に富み，主にノルアドレナリンにより液性に調節される。在胎35週ごろまでは褐色細胞組織が未熟なため，早産児では非シバリング熱産生は不十分である。褐色細胞組織は成長とともに減少し白色細胞組織に置き換わる。寒冷刺激が加わると褐色脂肪への血流が増加し脂肪酸が酸化され，それに伴い熱が産生し，酸素消費量が増大する。またノルアドレナリンの影響で末梢血管が収縮する。非シバリング熱産生による熱産生量は安静時の約2倍で，シバリングの熱産生量より効率が悪い。

### 3 体温調節中枢が未熟

新生児の体温調節範囲は成人より狭く，体温調節の下限値は成人では0℃だが，新生児では22℃である。

## 全身麻酔と小児の体温調節

### 1 熱喪失

全身麻酔の血管拡張作用により血流の再分布が起こり，深部の熱が体表面に移動し中枢温が低下する。小児では体幹に比べ四肢が短いため熱の移動が小さく，中枢温の変化も少ない。また血管収縮による中枢温の保持は乳幼児のほうが成人より強く作用する。また蒸発に関与する発汗は，吸入麻酔薬により濃度依存性に抑制される[2]。

### 2 熱産生

麻酔薬（吸入麻酔薬，静脈麻酔薬）が，非シバリング熱産生を抑制することが報告さ

れている[3]。

### 3 体温調節中枢

全身麻酔は体温調節中枢を抑制するため，中枢温の調節範囲は通常の0.2℃から最大4℃まで広がる。つまり全身麻酔時は体温変化に対する反応が鈍くなる。

## 麻酔中の体温変化

小児の体温変化は成人に比べ，その速度，程度とも大きいため迅速な対応が必要となる。生後6カ月までは体温低下を来すことが多く，6カ月から5歳程度までは上昇することが多い。

### 1 体温低下

#### a. 低体温の原因（表3）

低出生体重児，新生児では，①皮膚や皮下脂肪が薄い，②体表面積／体重比が大きいという特徴のため，環境温の影響を受けやすい。室温が低かったり周囲が濡れていたりすると容易に体温が下がり，いったん体温が下がり始めると急速に低体温が進む。

#### b. 低体温の影響

①酸素消費量が増大し組織低酸素や代謝性アシドーシスとなる。
②末梢血管が収縮し末梢循環不全となる。
③薬物の代謝が抑制され麻酔薬や筋弛緩薬からの覚醒が遅延する。
④止血機能が抑制される。
⑤低血糖，電解質異常を来す。

#### c. 体温低下の予防

1) 室温・湿度の調節（表4）

手術室内温度を通常は25℃以上に，新生児や未熟児では27〜29℃以上に設定する。また手術室の空調による風が患児に直接当たると対流による熱喪失が大きくなるので注意する。湿度は50％前後にするが，湿度を上げることで不感蒸泄が減少し，蒸発による熱喪失を減らすことができる。

2) 温水循環マット（表4）

背部から失われる熱量が少ないため効果は小さい。新生児では40℃に設定し使用開始後に体温により調節する。

表3 麻酔中の体温低下の原因

低出生体重児・新生児
環境温の低下
低温・低湿度の麻酔ガス
低温の輸液・輸血
多量の不感蒸泄
内分泌異常

表4 室温とウォーターマットの設定の目安

|  | 室温（℃） | 温水マット（℃） |
| --- | --- | --- |
| 極小出生体重児 | 29〜30 | 40 |
| 低出生体重児 | 28〜29 | 40 |
| 新生児 | 27〜28 | 40 |
| 乳児 | 27 | 37 |
| 幼児 | 25 | 35 |

3）温風式加温装置

もっとも有効な加温方法である。ブランケットをU字型に患児を囲むよう使用する。

4）頭部，四肢の保温

乳児では頭部が体表面積の多くを占めるため，頭部から熱の喪失が相当な量になりうる。帽子をかぶせたりラップを巻いたりする。四肢は断熱材やラップで被う。

5）麻酔ガスの加温加湿

成熟児では人工鼻で体温維持効果が期待できるが，体重あたりの分時換気量が大きい未熟児ではジャクソンリース回路に加温加湿器を組み合わせて用いる。

6）輸液・輸血製剤の加温

小児では通常の輸液投与速度のときは，投与速度が遅いため体温維持効果は少ないが，急速かつ大量に投与する際は，輸液・血液製剤は少なくとも室温以上のものを使用する。

7）その他

新生児では消毒液は40℃に温めたものを使用し，消毒後は十分に拭き取り乾燥させる。胸腹部の手術では，消毒後にドレープで術野を被うことも有効である。

## 2 体温上昇

小児では，手術中は低体温の予防に注意が払われがちだが，実際は体温上昇が問題に

## 5. 手術中の体温変化

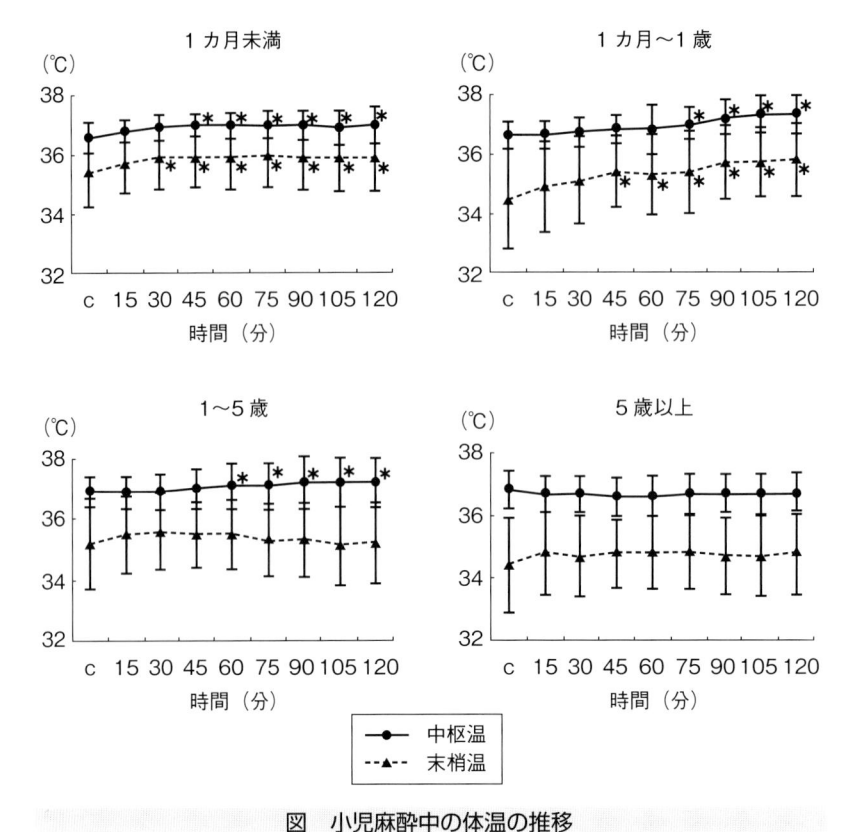

**図 小児麻酔中の体温の推移**

＊：P＜0.05としてc時点と比較。結果は平均値±標準偏差で示す。
（豊島由紀，枝長充隆，四十物摩呼ほか．小児の全身麻酔管理下における中枢温，末梢温の推移．臨床体温 2001；19：24-30 より改変引用）

なることが多い[4]。当センターで全身麻酔を受けた小児の体温変化を後ろ向きに検討した結果，5歳未満ではすべての年齢相において手術開始30～60分で中枢温が上昇した（図）。つまり小児では一般的な体温管理を行っていると，体温が上昇することになる。

麻酔中の体温上昇の原因は高体温と発熱に大別され，高体温は受動的高体温と悪性高熱症が原因となる。また，発熱は内因性または外因性の発熱物質が体温中枢に作用し，熱産生が増加し放散が減少する状態である（表5）。ここでは小児の麻酔中にもっとも問題となるうつ熱について解説する。

### 〈うつ熱〉[2]

うつ熱とは積極的な熱放散にもかかわらず，体内の蓄熱量が増加して体温が上昇することである。

1) うつ熱の原因
①術前の絶飲食などによる脱水
麻酔前の水分摂取は2時間前まで可能だが，手術の開始時間によっては摂取が不十分

**表5 麻酔中の体温上昇の原因**

高体温
  受動的高体温
    うつ熱
    脱水
    環境温の上昇
    炭酸ガスの蓄積
  悪性高熱症

発熱
  感染症
  アレルギー反応
  輸血
  痙攣
  脳室内出血

のまま麻酔に臨むことがある。術中の輸液により脱水の補正を行わないと容易に脱水となる。

②麻酔薬による発汗抑制

全身麻酔薬は発汗閾値を上昇させる。麻酔前投薬や導入時にアトロピンを使用すると，発汗が抑制される。

③断熱

覆布やドレープで体を覆うと，伝導，対流，放射，蒸発による熱喪失がすべて抑制される。体が小さい小児では相対的に覆われる面積が大きくなり，熱がこもりやすくなる。

④加温

末梢血管収縮時は加温しても末梢から中枢への熱の移動は少ないが，体温が上昇して血管が拡張すると熱が吸収される。小児では熱伝導度が高いので，効率的に熱が吸収され中枢温も上昇する。

⑤年齢

うつ熱は乳児後半から幼児期にかけて多い。新生児は環境温により体温が上昇するが，環境温を下げると体温も低下することが多い。

⑥手術内容

不感蒸泄の少ない体表面の手術，創部が小さい眼科や耳鼻科の手術，覆布が密着しやすい仰臥位などではうつ熱が起こりやすい。

2）うつ熱の対処

小児では一度上がり始めた体温は容易には低下しない。常に中枢温に注意を払い，早めに対処することが大切である。

うつ熱にかぎらず体温が上昇してきたら加温を中止する。放射による熱放散を促すため覆布をできるかぎり剥ぎ，四肢の断熱材や帽子を脱がせる。また発汗を促すために輸液を増量する。

冷却方法としては，氷枕や氷嚢は血流の多い頭部，頸部，腋窩，鼠径部などに当てる。

温水マットを冷却設定にして，設定温度は30℃前後から始めて体温変化をみながら徐々に下げる．室温の空気を送風できる温風式加温器なら，室温が低ければ効果が期待できる．

■参考文献
1) 仁科秀則．胎児・乳児―体温調節の個体発生．入來正躬編．体温調節のしくみ．東京：文光堂；1995. p.241-9.
2) 川名　信．うつ熱に注意．LiSA 2005；増刊：140-3.
3) Plattner O, Semsroth M, Sessler DI, et al. Lack of nonshivering thermogenesis in infants anesthetized with fentanyl and propofol. Anesthesiology 1997；86：772-7.
4) 豊島由紀，枝長充隆，四十物摩呼ほか．小児の全身麻酔管理下における中枢温，末梢温の推移．臨床体温 2001；19：24-30.

(中山　雅康)

## II. 周術期の体温管理

# 5 手術中の体温変化

## B 高齢者の体温調節とその管理

### はじめに

　体温調節能機能は加齢とともに低下する．これは周術期においても同様である．したがって，予備能の低下した高齢者が周術期低体温に陥ると重篤な合併症につながりかねない．覚醒時の低体温に対してもその反応性は弱く，したがって周術期の体温管理は特に厳密に行う必要がある．高齢者に有用な体温管理法はないが，今までに報告されている有用な加温・保温法を行うとともに，術前アミノ酸投与が有用なようである．

## 高齢者の体温調節

### 1 高齢者の生理学的体温調節

　高齢者の生理機能は加齢とともに低下する．しかし，その低下の程度は，各臓器や機能によって異なる（図1）[1]．例えば，神経伝達速度は比較的保たれる一方，腎血流量や肺機能は極端に低下する．これらの変化と同様，高齢者の体温調節機能も加齢とともに低下するが，その低下の程度は一様ではないと考えられる．理由として，体温調節の場合その調節に至る個々の要因（入力系→調節中枢→出力系）の機能を，各要因別に区別して明らかにすることが難しいことが原因と考えられる．

#### a. 自律性体温調節反応

　高齢者は，熱刺激あるいは冷刺激に対する応答が弱い．夏季あるいは冬季において対暑反応を観察すると（図2），高齢者は若齢者と比較して，背部ならびに大腿部で汗をかきにくく（閾値が低い），また汗をかいてもその量が少ない[2]．また，同様の研究で，32～35℃の中間温度では若齢者と高齢者間で前腕血流量に差がない一方，42℃の熱ストレスをかけると皮膚血流の増加の程度が高齢者では有意に少ない（図3）[3]．つまり，

## 5. 手術中の体温変化

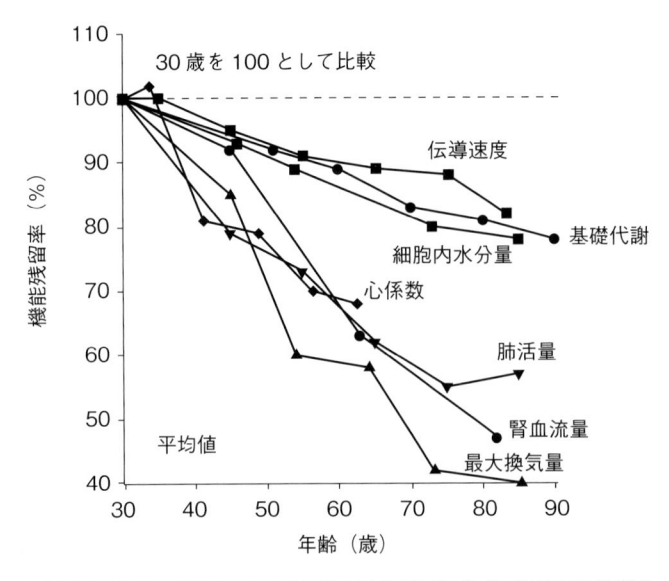

**図1　老化に伴う生理機能の変化**

神経伝達速度はある程度保たれるものの，肺活量や腎血流量は30歳時の約半分に減少する。

（太田邦夫監．老化指標データブック．東京：朝倉書店；1988. p.14-5 より改変引用）

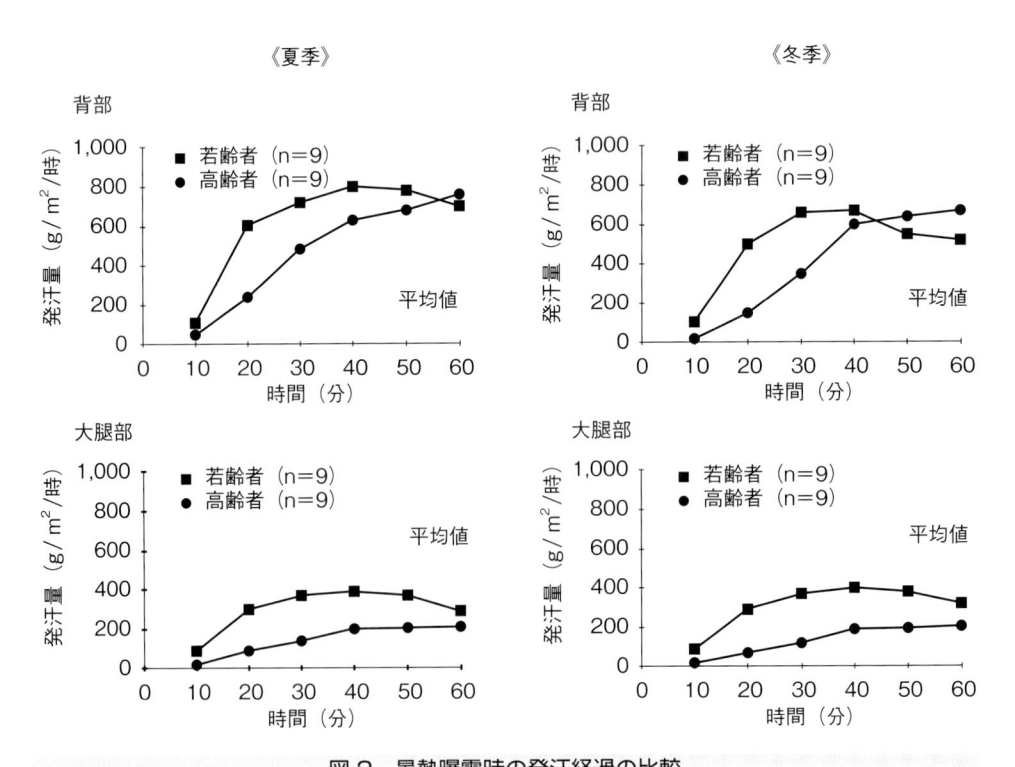

**図2　暑熱曝露時の発汗経過の比較**

高齢者は若年者よりも汗をかきにくく，かつ汗をかいてもその量が少ない。

(Inoue Y, Nakao M, Araki T, et al. Regional differences in the sweating responses of older and younger men. J Appl Physiol 1991；71：2453-9 より改変引用)

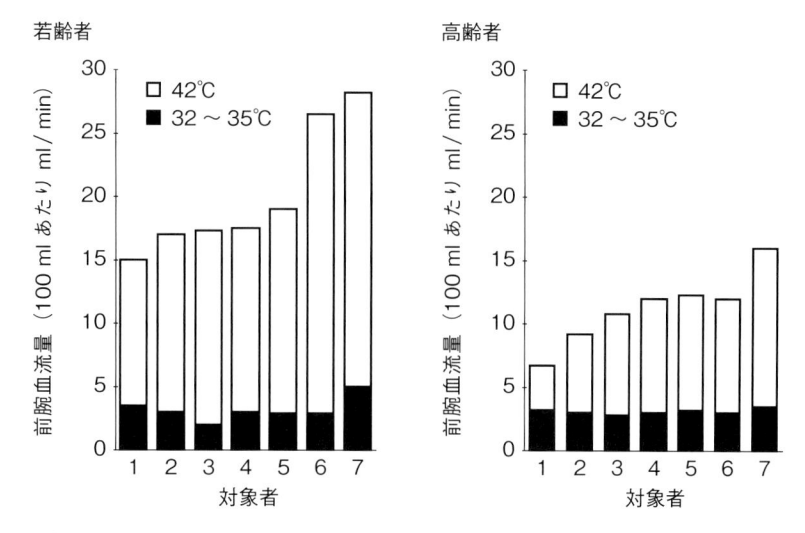

**図3 暑熱曝露時の前腕血流量の比較**

熱ストレス（42℃）をかけても，高齢者では前腕血流量の増加の程度が，若年者と比較して有意に少ない。

（Rooke GA, Savage MV, Brengelmann GL. Maximal skin blood flow is decreased in elderly men. J Appl Physiol 1994 ; 77：11-4 より改変引用）

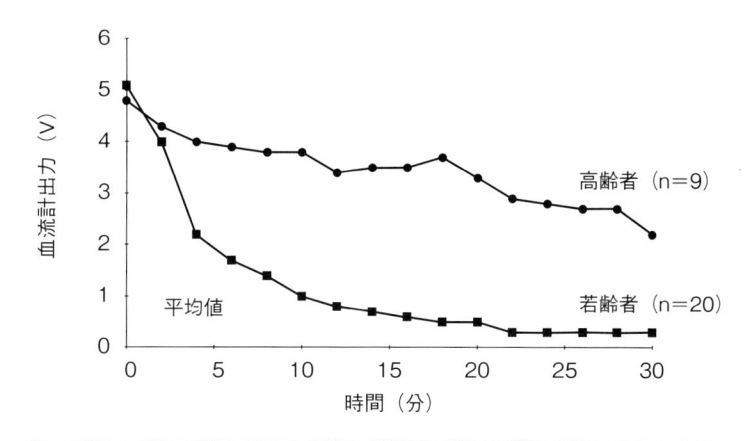

**図4 体冷却による指尖部皮膚血流の変化**

体冷却時には，末梢血流は，若齢者のほうが高齢者よりも有意にかつ極端に減少する。

（Khan F, Spence VA, Belch JJF. Cutaneous vascular responses and thermoregulation in relation to age. Clin Sci 1992 ; 82：521-8 より改変引用）

　高齢者では，熱刺激に対し，発汗反応が起こりにくく，かつ皮膚血流の増加が少ないために，熱放散が十分に行われない（対暑反応の低下）。高齢者が熱中症を来しやすい一つの理由である。

　対寒反応においても，同様の応答低下が認められる。体全体を冷却した際の指尖部皮膚血流の変化を観察すると（図4），高齢者では若齢者に比較して，その低下の程度が減弱している[4]。また，寒冷曝露時の熱産生量（＝$O_2$消費量）も高齢ラットでは若齢ラッ

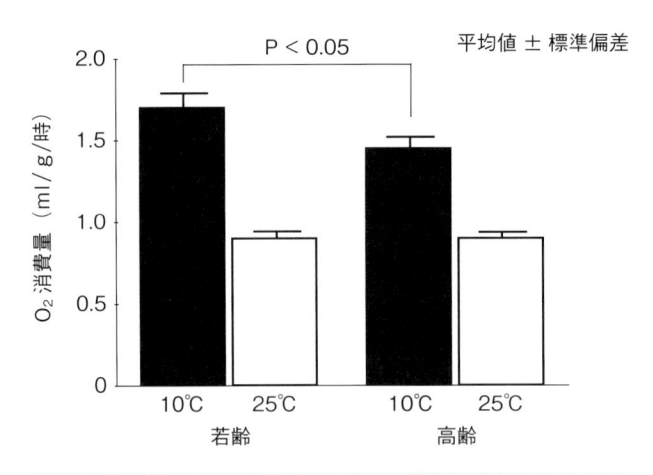

**図5 寒冷曝露時における酸素消費量**

寒冷曝露（10℃）による酸素消費量の増加は，若齢ラットと比較して高齢ラットでその程度が小さい。

（淺木 恭．ラットにおける体温恒常性の加齢変化．日生気誌 1989；26：97-103 より改変引用）

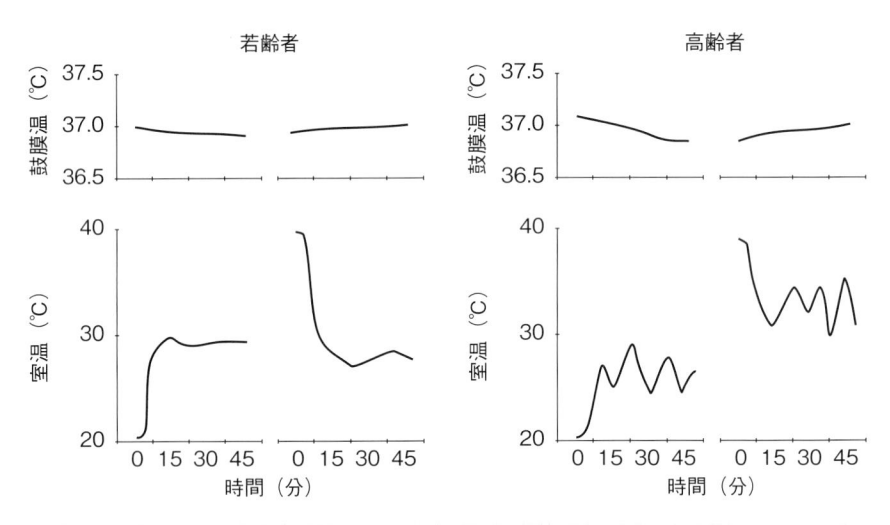

**図6 寒冷・暑熱曝露時の行動性体温調節**

高齢者に室温を自由に設定するように指示すると，その設定温度が低温からでも高温からでも一定しない。

（Natsume K, Ogawa T, Ohnishi N, et al. Preferred ambient temperature for old and young men in summer and winter. Int J Biometeorol 1992；36：1-4 より改変引用）

トと比較して低下している（図5）[5]。したがって，高齢者は寒冷時における応答性も低下しており，熱中症のみならず，低体温にも陥りやすい（→老人性低体温症）。

### b. 行動性体温調節反応

高齢者は，自己選択による快適温に関しても，若齢者とは異なった反応性を呈する。若齢者は，低温曝露時であっても高温曝露時であっても，自ら一定の快適温を設定する

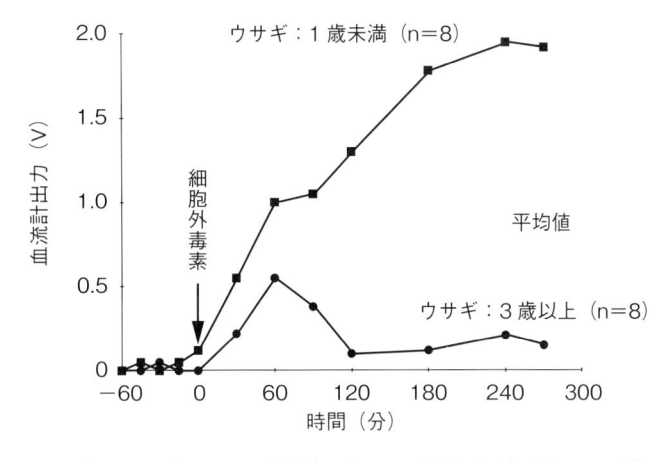

**図7 発熱物質に対する応答の比較**

若齢ウサギでは毒素の投与によって発熱反応を示すが，高齢ウサギではその反応性が一過性であり，かつ反応の程度も小さい。

(Ferguson AV, Bauce L, Veale WL, et al. An investigation of the age-related deficits in the febrile response of the rabbit. Am J Physiol 1983 ; 245 : R379-85 より改変引用)

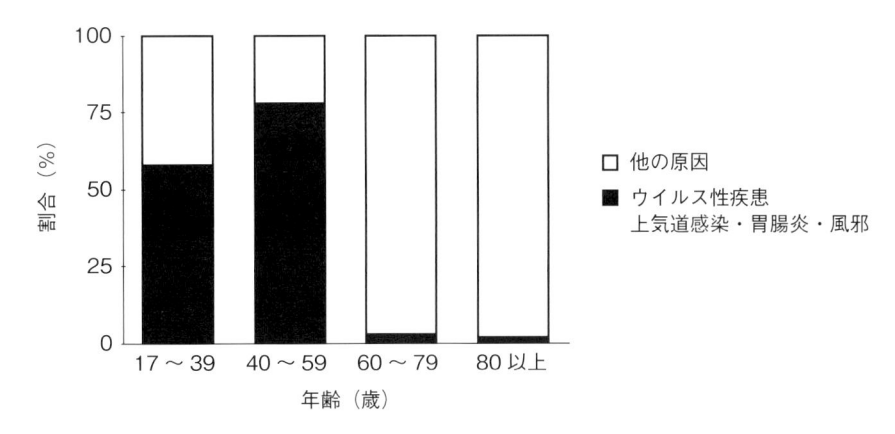

**図8 救急外来の有熱患者の発熱原因**

高齢者の発熱は，感冒などの感染性疾患でない，つまりより重篤な原因による発熱であることが多い。

(Keating HJ, Klimek JJ, Levine DS, et al. Effect of aging on the clinical significance of fever in ambulatory adult patients. J Am Geriatr Soc 1984 ; 32 : 282-7 より改変引用)

一方，高齢者では，快適とする温度が両者間で異なり，かつ設定温度も一定しない（図6）[6]。つまり，高齢者では体温の状態を正確に把握する能力が低下していることに加え，行動性調節も厳密に行えないことを意味する。

### c. 発熱

これは日常の臨床現場でよく経験することであるが，高齢者では若齢者に比較して発熱の程度が弱い。老齢ウサギに発熱物質（細菌外毒素）を投与すると，若齢ウサギに比較して体温の上昇の程度が小さく，かつ一過性である（図7）[7]。この結果は，生体防御

## 5. 手術中の体温変化

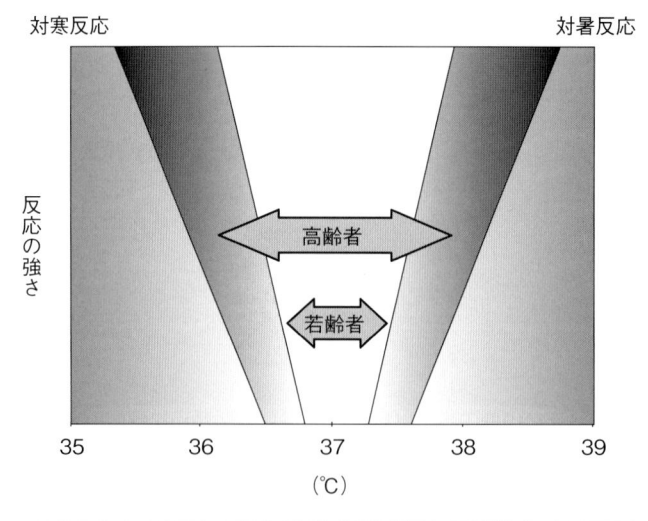

**図9 高齢者の体温調節の特徴**
高齢者は，熱刺激あるいは冷刺激に対する反応閾値がゆるみ（熱的中性域が広がる），かつ応答が弱い。

の点からも弱点と考えられる。

救急外来の有熱患者の発熱原因を年齢別で調査した報告がある（図8)[8]。高齢になればなるほど，上気道感染，胃腸炎，風邪などのウイルス性疾患，つまり原因が軽症の患者の占める割合が減少する。高齢者が発熱したときには，重症な場合が多い。

図9に，高齢者の対寒・対暑反応の特徴を模式化した。高齢者は，熱刺激あるいは冷刺激に対する反応閾値が緩み（熱的中性域が広がる），かつ応答が弱いということができる。

### 2 麻酔による高齢者の体温調節能の変化

麻酔薬は多かれ少なかれ，体温調節中枢を抑制する。また，体温調節性の血管収縮を抑制するため，再分布性低体温（redistribution hypothermia）を引き起こす。高齢者では，生理学的適応能力の減弱に加え，麻酔薬の影響が大きく影響し，麻酔中はさらに変温性になると考えられる。

#### a. 前投薬の影響

高齢者では，少量の鎮静薬（ミダゾラム）の投与で，中枢温が低下することが知られている（図10)[9]。これは，鎮静薬による末梢血管の拡張作用によると考えられ，この低下作用は同時に投与するアトロピンによって拮抗できる。対照として若齢者での反応性がないため，このような反応が高齢者に特有なものかどうかは分かっていない。

#### b. 全身麻酔薬の影響

全身麻酔を行うと，高齢なほど体温の低下が著しいのは明らかである（図11)[10]。そ

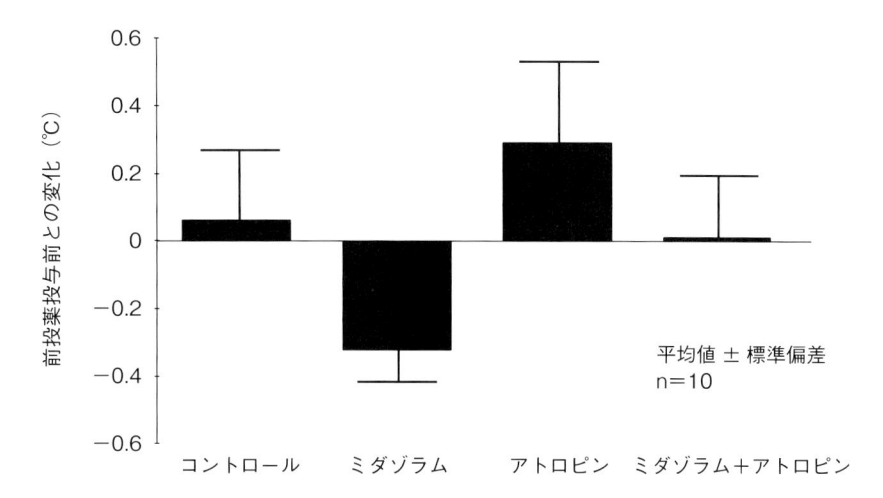

**図10 前投薬の中枢温に及ぼす影響**

鎮静薬ミダゾラム（0.05 mg/kg）によって中枢温は低下するが，その低下作用は同時に投与するアトロピン（0.01 mg/kg）によって拮抗される。
（Matsukawa T, Ozaki M, Nishiyama T, et al. Atropine prevents midazolam-induced core hypothermia in elderly patients. J Clin Anesth 2001；13：504-8 より改変引用）

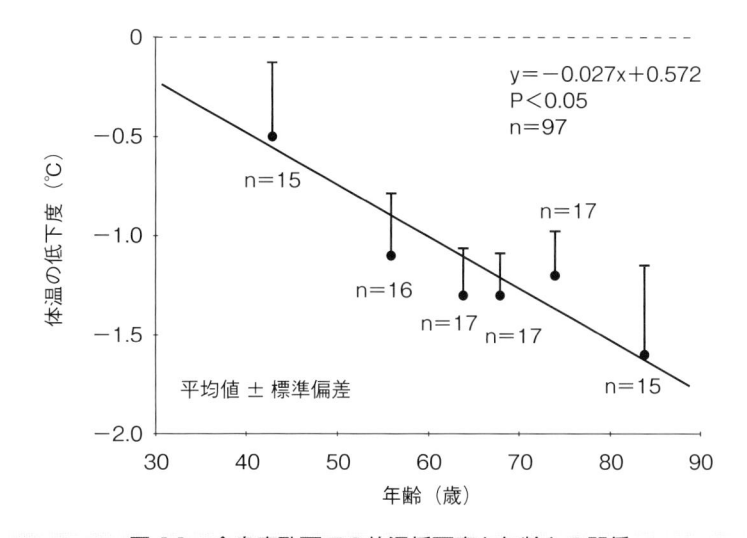

**図11 全身麻酔下での体温低下度と年齢との関係**

全身麻酔による体温の低下度は，加齢に従って大きくなる。
（Frank SM, Beattie C, Christopherson R, et al. Epidural versus general anesthesia, ambient operating room temperature, and patient age as predictors of inadvertent hypothermia. Anesthesiology 1992；77：252-7 より改変引用）

の低下に比例して，術後の復温にかかる時間も延長する。シバリングを引き起こさない場合，復温にかかる時間はさらに延長する。

　高齢者が全身麻酔中に低体温に陥りやすい原因として，温度調節性の血管収縮作用が減弱していることが考えられる。セボフルラン・亜酸化窒素の吸入麻酔下で麻酔濃度を一定にしたときに，低体温性の血管収縮（hypothermic vasoconstriction）が起きる中枢

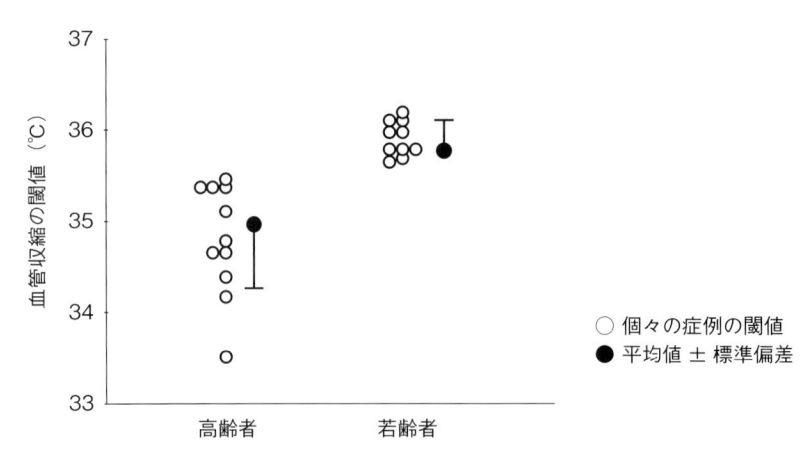

**図12 全身麻酔下での血管収縮の閾値温度と年齢との関係**

同程度の吸入麻酔薬濃度では,高齢者の血管収縮の閾値温度は若年者のそれよりも有意に低い。

(Ozaki M, Sessler DI, Matsukawa T, et al. The threshold for thermoregulatory vasoconstriction during nitrous oxide/sevoflurane anesthesia is reduced in the elderly. Anesth Analg 1997;84:1029-33 より改変引用)

温に差があることが証明されている(図12)[11]。ただし,セボフルランは,年齢依存性に麻酔力価が大きく変化することが知られており,本研究では高齢者群で麻酔深度が深かった可能性がある。

全身麻酔下腹臥位の検討[12]で,四肢末梢の温度が低いほど,また皮下脂肪が少ないほど体温の低下が著しいことが報告されている。これは,全身麻酔導入による末梢血管拡張によって再分布性低体温(distribution hypothermia)が起こることと,熱伝導率の悪い,逆をいえば保温性の高い皮下脂肪が少ないために熱放散が増加するためと考えられる。高齢者・若齢者の比較検討はされていない。

### c. 硬膜外麻酔

硬膜外麻酔はブロック領域の交感神経をブロックし,末梢血管を拡張させるため,中枢温が低下する可能性がある(図13)[10]。高齢者では,ブロック領域が同程度であっても体温低下の程度が若齢者よりも大きいことが指摘されており,注意が必要である。

### d. 脊髄くも膜下麻酔

硬膜外麻酔と同様の機序で,脊髄くも膜下麻酔においても体温が低下することが知られている(表1)[13]。その低下の程度は,年齢とブロック域に関係するが,手術室温,手術時間,肥満度などに依存しない。

脊髄くも膜下麻酔では,シバリング閾値に関する検討も行われている[14]。本研究によれば,高齢者,特に80歳以上の高齢者ではシバリング閾値が低く,したがって,かなり中枢温が低下しないとふるえ性熱産生が起きない(図14)。

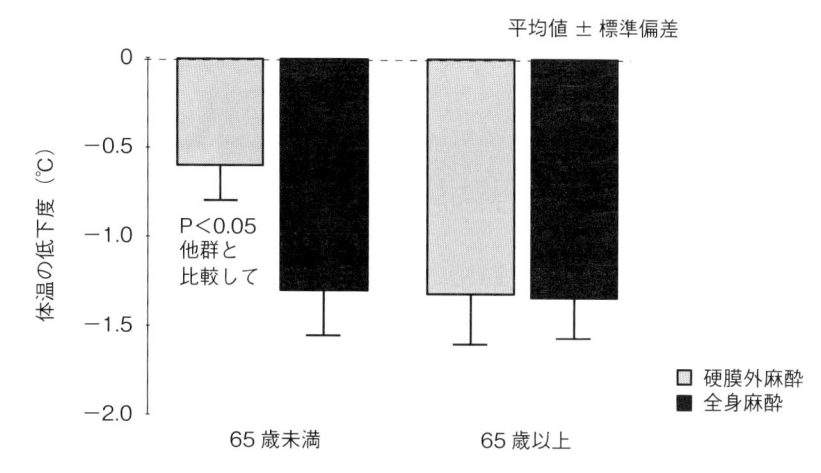

**図13 全身麻酔ならびに硬膜外麻酔時の中枢温の低下度と年齢との関係**
硬膜外麻酔下では,体温の低下の割合が年齢によって影響を受ける。
(Frank SM, Beattie C, Christopherson R, et al. Epidural versus general anesthesia, ambient operating room temperature, and patient age as predictors of inadvertent hypothermia. Anesthesiology 1992;77:252-7 より改変引用)

**表1 脊髄くも膜下麻酔時の体温に及ぼす各パラメータの影響**

| パラメータ | P値 単変量解析 | P値 多変量解析 |
| --- | --- | --- |
| 手術室温(℃) | 0.69 | 0.70 |
| 手術時間(分) | 0.62 | 0.22 |
| BMI (kg/m$^2$) | 0.22 | — |
| 体重(kg) | 0.42 | 0.14 |
| 体脂肪(%) | 0.19 | 0.14 |
| 年齢(歳) | 0.04 | 0.01 |
| 神経ブロックレベル | 0.004 | 0.002 |

BMI:body mass index(肥満度の指標)。体温の低下に影響を与える独立した因子として,"年齢"と"神経ブロックレベル"が挙げられる。
(Frank SM, El-Rahmany HK, Cattaneo CG, et al. Predictors of hypothermia during spinal anesthesia. Anesthesiology 2000;92:1230-4 より改変引用)

以上のように,高齢者では,生理的体温調節能の低下が,全身麻酔のみならず硬膜外麻酔や脊髄くも膜下麻酔時にも認められ,より注意深い観察と早急な対応が望まれる。

## 低体温による悪影響

周術期における軽度低体温の影響に関しては,総説[15]という形ですでに報告されている。これらのoutcome(予後)に関する報告は,最近の研究で明らかになったものが多く,

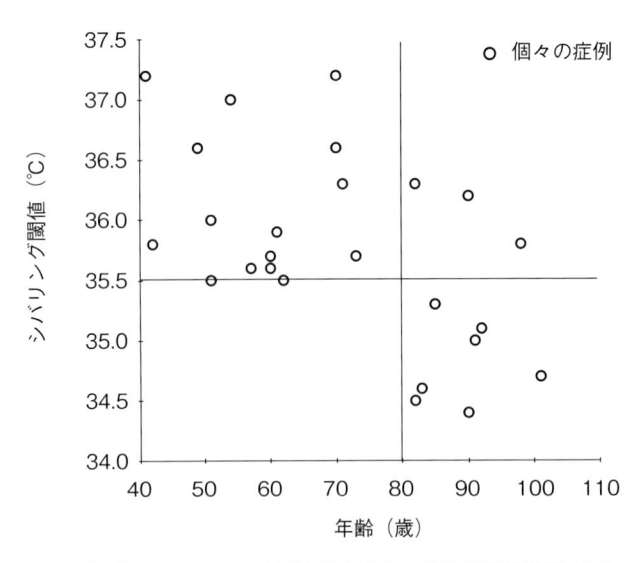

**図14 脊髄くも膜下麻酔時のシバリング閾値温度と年齢との関係**

シバリング閾値温度は高齢者ほど低く，特に80歳以上では35.5℃を下回る症例が70%も存在する。

(Vassilieff N, Rosencher N, Sessler DI, et al. Shivering threshold during spinal anesthesia is reduced in elderly patients. Anesthesiology 1995 ; 83 : 1162-6 より改変引用)

したがって，残念ながら高齢者と若年者を比較検討した研究報告は少ない。しかし，後述するように周術期における軽度低体温の影響は高齢者での報告が多いことに気づく。

### a. シバリングと覚醒不良

手術終了時に不本意にも患者が軽度低体温となった場合，麻酔覚醒時にもっともよく経験するのがシバリングと寒さの訴えである[16]。シバリングによる酸素消費量の増加は，若年成人では安静時の300～400%にもなることが報告されており[17]，心筋虚血の発生が懸念される。高齢者ではさほどでもない（38%の増加）とする報告[18]もあるが（図15），これは高齢者でシバリング閾値が低下している報告[14]と一致する。さらに，後でも述べるように，高齢者では低体温による周術期合併症が多く発生しているため，シバリングによる酸素消費量の増加よりも，遷延する低体温がより合併症の増悪に関与している可能性がある。

このほか，低体温によって筋弛緩薬の作用が延長したり[19,20]，覚醒が不良となる[21]ことも明らかにされている。

### b. 出血・感染

低体温がシバリングや覚醒不良のみならず，患者の予後にも影響を来す研究は1990年代に多く行われた。Schmiedら[22]は，股関節全置換術で正常体温群〔36.6℃（平均）〕と低体温群（35.0℃）で出血量を検討し，低体温群でより出血量が多く〔1,970 mlと

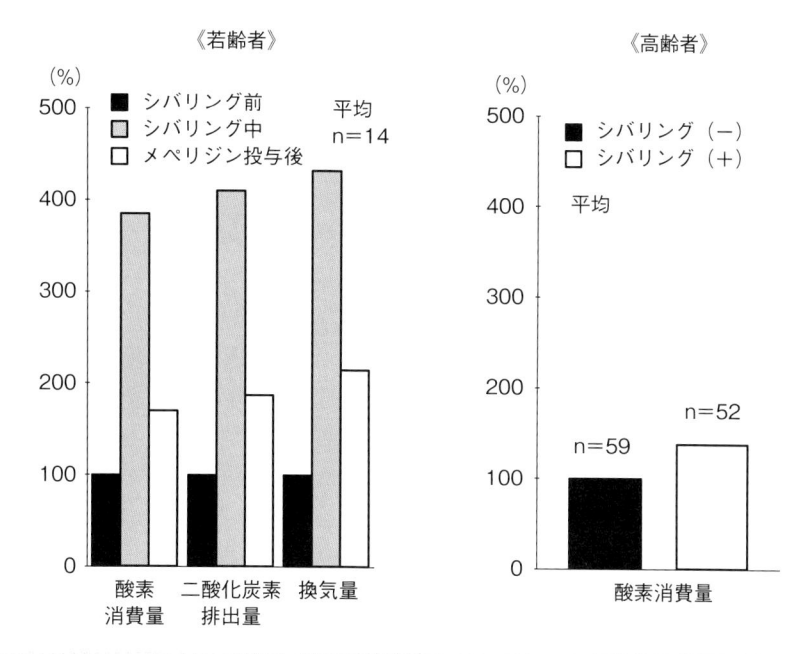

**図15 術後シバリングがもたらす酸素消費量の増加**

若齢者ではシバリングによる酸素消費量の増加が大きいが，高齢者（70歳程度）ではその程度が小さい。若齢者では，酸素消費量増加による心筋虚血が懸念される一方，高齢者では（シバリングが弱いために）遷延する低体温による合併症が懸念される。

(Sessler DI, Israel D, Pozos RS, et al. Spontaneous post-anesthetic tremor does not resemble thermoregulatory shivering. Anesthesiology 1988；68：843-50 および Frank SM, Fleisher LA, Olson KF, et al. Multivariate determinants of early postoperative oxygen consumption in elderly patients：Effects of shivering, body temperature, and gender. Anesthesiology 1995；83：241-9 より改変引用)

1,500 ml（術後24時間），P＜0.001〕，そのために輸血量が多くなったことを報告した〔80 ml と 10 ml（1患者あたり），P＝0.02〕。対象患者の平均年齢は63歳であり，両群間に年齢差はなかった。低温にすると血小板機能や凝固系のカスケードが抑制されること[23)24)]，さらに体外循環を用いた開心術手術で皮膚温の低下と比例して血小板機能が悪化することが明らかとなっており[25)]，出血量が増す臨床結果を支持するものである。

Kurzら[26)]は，大腸切除術を行った200症例を対象に術後低体温が創部感染などに及ぼす影響について検討している。低体温群（34.7℃）では正常体温群（36.6℃）と比較して有意に創部感染が多かった。また，感染の有無にかかわらず，低体温群で経口摂取，抜糸，ならびに退院までの期間が有意に延長した。対象患者の平均年齢は60歳で，両群間に年齢差はなかった。モルモットの研究においても，低体温（36℃，正常体温は39℃）によって感染に対する抵抗力が減少することが明らかになっている[27)]。

### c．予後

Frankら[28)]は狭心症を合併し，腹部，胸部あるいは血管外科手術を行った300症例を対象に低体温が術後心イベントに及ぼす影響について検討している。術中に関しては正常体温群（36.6℃）と低体温群（34.7℃）間に有意差はなかったものの，術後の心電図上虚血変化や心室性頻脈，さらに不安定狭心症発作は低体温群で有意に多く発生した。

## 5. 手術中の体温変化

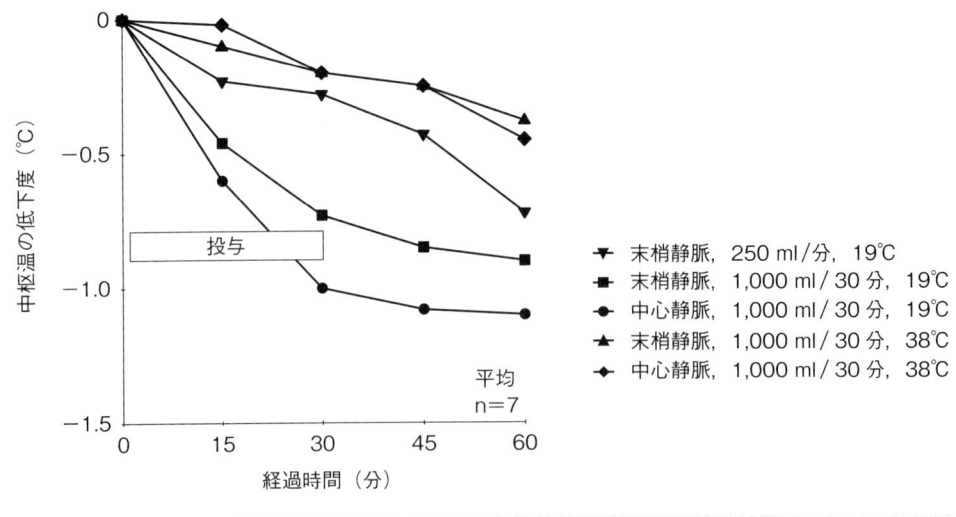

**図16 輸液剤の温度ならびに投与経路が中枢温に与える影響**

中心静脈よりも末梢静脈からのほうが，室温の輸液剤よりも加温した輸液剤のほうが，さらに投与速度が速いよりも遅いほうが，中枢温の低下を防ぐことができる。
（山内正憲，中山禎人，山蔭道明ほか．急速輸液の中枢温に及ぼす影響と輸液加温装置の有用性．麻酔 1998；47：606-10より改変引用）

　低体温群では心停止症例が2症例，心筋梗塞が1症例発生した。多変量解析により，低体温は術後の心イベントの独立した予測因子（相対危険率：2.2）であった。つまり，低体温を予防すれば，術後の心イベントの発生を55％抑制できることになる。対象患者の平均年齢は71歳と高齢であるが，両群間に年齢差はなく，かつ年齢は心イベントの予測因子とはなりえない。

　以上，麻酔中の体温は，積極的な保温・加温を行わないと低下しやすく，周術期の低体温は患者の予後を左右しかねない。高齢者では低体温になりやすいが，年齢（加齢）がその予後を左右する単独の因子となるかどうかは現時点で不明である。

## 高齢者の体温管理

　高齢者は，体温調節能が減弱しており，かつ麻酔中では低体温に陥りやすい。周術期合併症は低体温に依存して，発生しやすく，かつ重篤になりやすい。その一方，それら合併症が年齢に依存するかどうかは検証されていない。しかし，高齢者は，術前から併発する合併症そのものが多くかつ重篤であることを考えると，若齢者以上に体温管理を厳密に行う必要がある。かといって，高齢者に有効なあるいは特別な加温・保温法があるわけではなく，今までの有効性が証明されている加温・保温法をより厳密に行うのが現状である。

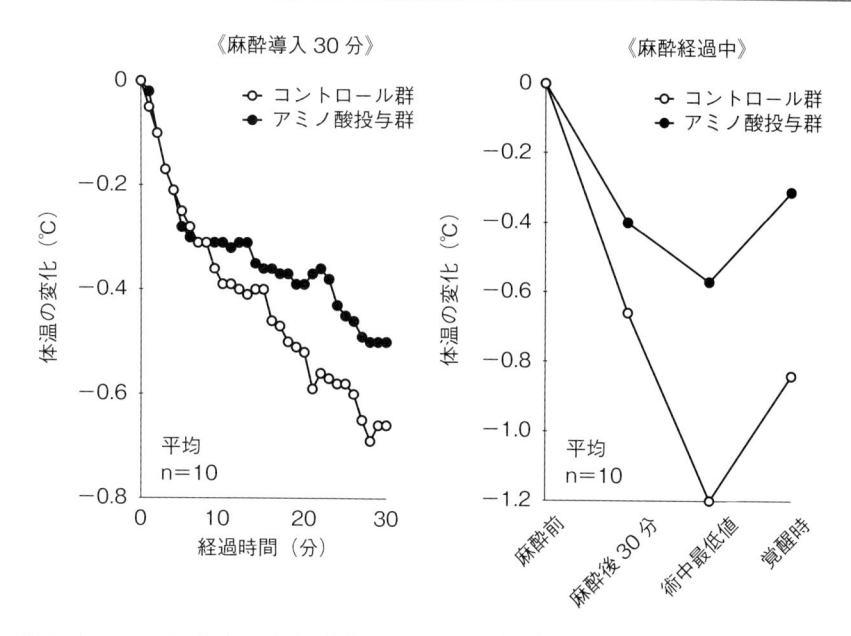

**図17 アミノ酸輸液剤の中枢温変化に及ぼす影響**

アミノ酸の投与は，麻酔導入時の再分布性低体温を予防することはできないが，その後の熱の産生・放散のアンバランスによる低体温を予防することができる。

(Sellden E, Brundin T, Wahren J. Augmented thermic effect of amino acids under general anaesthesia : A mechanism useful for prevention of anaesthesia-induced hypothermia. Clin Sci 1994 ; 86 : 611-8 より改変引用)

### a. 輸液剤の加温[15]

輸液剤を積極的に加温するのは，麻酔中の体温の低下を予防するのに有用である（図16）[29)30)]。保温庫に保存しておく方法は簡便であるが，小児やゆっくり投与する場合はほとんど意味がない。でんぷん製剤は急速出血時の第一選択として利用されるが，この製剤は保温庫の長期保存の安全性ならびに投与時の保温効果が証明されている[31]。

### b. 加温装置

温風式加温装置[32)33)]やカーボンファイバー式加温装置[34]の有用性が証明されており，体温が低下し始める前からそれらを使用して積極的に加温に努めるべきである。

### c. アミノ酸製剤

術直前のアミノ酸投与が，体温の低下を防ぎ（図17）[35]，かつ患者の予後を改善する報告がある[36)37)]。高齢者でも検討がなされ，若年成人では有効性が証明されなかったが，高齢者では麻酔導入後の低体温をある程度防止できるようである（図18）[38]。

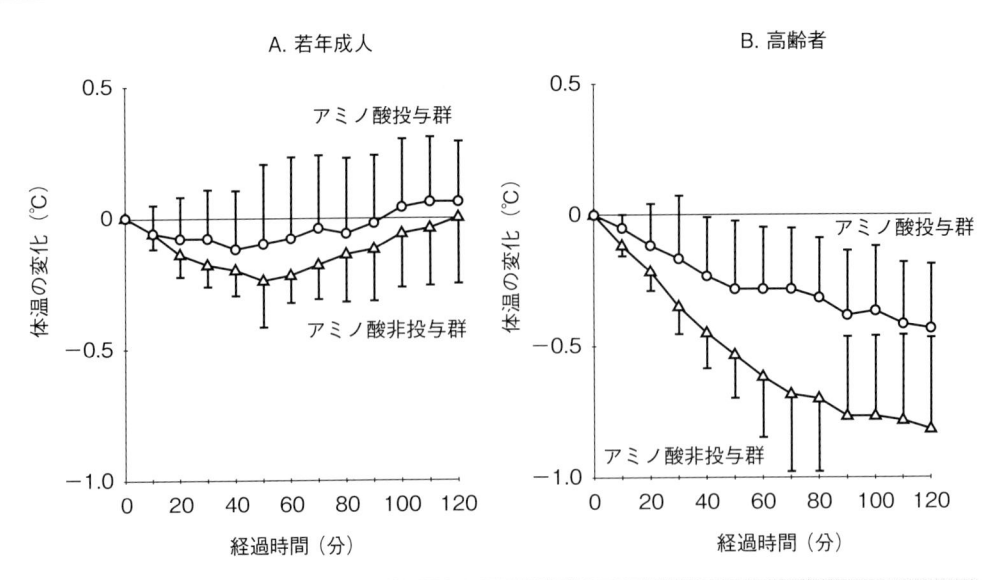

**図18 アミノ酸輸液剤の中枢温変化に及ぼす影響—高齢者と若年成人との比較—**

高齢者は若年成人と比較して体温が低下しやすく，その低下はアミノ酸製剤の投与によってある程度防ぐことができる。

（佐藤順一，山蔭道明，西條裕正ほか．アミノ酸製剤投与による術中体温低下の抑制効果—高齢者における有用性—．臨床体温 2008；26：15-20 より改変引用）

## まとめ

周術期低体温が患者のシバリングや不快感のみならず，予後や手術成績にも影響しかねないことはもはや明白である。高齢者では体温調節能が低下しており，麻酔中は体温が低下しやすい。現時点では，高齢者にとって特に有効とされる加温・保温法は検討されていないが，一般的に有用性が証明されている加温・保温法を駆使して，積極的に低体温を予防すべきである[39]。

### ■参考文献

1) 太田邦夫監．老化指標データブック．東京：朝倉書店；1988．p.14-5．
2) Inoue Y, Nakao M, Araki T, et al. Regional differences in the sweating responses of older and younger men. J Appl Physiol 1991；71：2453-9.
3) Rooke GA, Savage MV, Brengelmann GL. Maximal skin blood flow is decreased in elderly men. J Appl Physiol 1994；77：11-4.
4) Khan F, Spence VA, Belch JJF. Cutaneous vascular responses and thermoregulation in relation to age. Clin Sci 1992；82：521-8.
5) 淺木 恭．ラットにおける体温恒常性の加齢変化．日生気誌 1989；26：97-103．
6) Natsume K, Ogawa T, Ohnishi N, et al. Preferred ambient temperature for old and young men in summer and winter. Int J Biometeorol 1992；36：1-4.
7) Ferguson AV, Bauce L, Veale WL, et al. An investigation of the age-related deficits in the febrile response of the rabbit. Am J Physiol 1983；245：R379-85.
8) Keating HJ, Klimek JJ, Levine DS, et al. Effect of aging on the clinical significance of fe-

ver in ambulatory adult patients. J Am Geriatr Soc 1984 ; 32 : 282-7.
9) Matsukawa T, Ozaki M, Nishiyama T, et al. Atropine prevents midazolam-induced core hypothermia in elderly patients. J Clin Anesth 2001 ; 13 : 504-8.
10) Frank SM, Beattie C, Christopherson R, et al. Epidural versus general anesthesia, ambient operating room temperature, and patient age as predictors of inadvertent hypothermia. Anesthesiology 1992 ; 77 : 252-7.
11) Ozaki M, Sessler DI, Matsukawa T, et al. The threshold for thermoregulatory vasoconstriction during nitrous oxide/sevoflurane anesthesia is reduced in the elderly. Anesth Analg 1997 ; 84 : 1029-33.
12) Yamakage M, Kamada Y, Honma Y, et al. Predictive variables of hypothermia in the early phase of general anesthesia. Anesth Analg 2000 ; 90 : 456-9.
13) Frank SM, El-Rahmany HK, Cattaneo CG, et al. Predictors of hypothermia during spinal anesthesia. Anesthesiology 2000 ; 92 : 1230-4.
14) Vassilieff N, Rosencher N, Sessler DI, et al. Shivering threshold during spinal anesthesia is reduced in elderly patients. Anesthesiology 1995 ; 83 : 1162-6.
15) 山蔭道明, 並木昭義. 輸液と体温管理. 麻酔 2004 ; 53 : 10-22.
16) Prys-Roberts C. Postanesthetic shivering. Clin Anesth 1968 ; 3 : 358-69.
17) Sessler DI, Israel D, Pozos RS, et al. Spontaneous post-anesthetic tremor does not resemble thermoregulatory shivering. Anesthesiology 1988 ; 68 : 843-50.
18) Frank SM, Fleisher LA, Olson KF, et al. Multivariate determinants of early postoperative oxygen consumption in elderly patients : Effects of shivering, body temperature, and gender. Anesthesiology 1995 ; 83 : 241-9.
19) Heier T, Caldwell JE, Sessler DI, et al. Mild intraoperative hypothermia increases duration of action and spontaneous recovery of vecuronium blockade during nitrous oxide-isoflurane anesthesia in humans. Anesthesiology 1991 ; 74 : 815-9.
20) Heier T, Caldwell JE, Eriksson LI, et al. The effect of hypothermia on adductor pollicis twitch tension during continuous infusion of vecuronium in isoflurane-anesthetized humans. Anesth Analg 1994 ; 78 : 312-7.
21) Lenhardt R, Marker E, Goll V, et al. Mild intraoperative hypothermia prolongs postanesthetic recovery. Anesthesiology 1997 ; 87 : 1318-23.
22) Schmied H, Kurz A, Sessler DI, et al. Mild hypothermia increases blood loss and transfusion requirements during total hip arthroplasty. Lancet 1996 ; 347 : 289-92.
23) Michelson AD, MacGregor H, Barnard MR, et al. Reversible inhibition of human platelet activation by hypothermia in vivo and in vitro. Thromb Haemostasis 1994 ; 71 : 633-40.
24) Rohrer MJ, Natale AM. Effect of hypothermia on the coagulation cascade. Crit Care Med 1992 ; 20 : 1402-5.
25) Valeri CR, Khabbaz K, Khuri SF, et al. Effect of skin temperature on platelet function in patients undergoing extracorporeal bypass. J Thorac Cardiovasc Surg 1992 ; 104 : 108-16.
26) Kurz A, Sessler DI, Lenhardt R. Perioperative normothermia to reduce the incidence of surgical wound infection and shorten hospitalization. N Engl J Med 1996 ; 334 : 1209-15.
27) Sheffield CW, Sessler DI, Hunt TK. Mild hypothermia during isoflurane anesthesia decreases resistance to E. coli dermal infection in guinea pig. Acta Anaesthesiol Scand 1994 ; 38 : 201-5.
28) Frank SM, Fleisher LA, Breslow MJ, et al. Perioperative maintenance of normothermia reduces the incidence of morbid cardiac events. A randomized clinical trial. JAMA 1997 ; 277(14) : 1127-34.
29) 山内正憲, 中山禎人, 山蔭道明ほか. 急速輸液の中枢温に及ぼす影響と輸液加温装置の有

用性. 麻酔 1998；47：606-10.
30) 山内正憲, 中山禎人, 山蔭道明ほか. 二重チューブ式血液・輸液加温装置（HOT LINE™）の使用経験. 臨床体温 1997；15：18-22.
31) Yamakage M, Sasaki H, Mizuuchi M, et al. Safety and beneficial effect on body core temperature of a prewarmed plasma substitute—hydroxyethyl starch—during anesthesia. J Anesth 2004；18：185-9.
32) 堀内寿恵, 児玉美樹, 佐藤麻紀ほか. 側臥位手術における敷電気毛布と温風式加温装置の保温効果の比較検討. 臨床体温 1999；17：59-62.
33) 岡崎加代子, 山内正憲, 山蔭道明ほか. 脊髄くも膜下麻酔下での経尿道的手術におけるWarm Touch™の加温効果. 臨床体温 1997；15：39-43.
34) 及川慶浩, 山蔭道明, 鳥谷部政樹ほか. 硬膜外麻酔併用全身麻酔が中枢温・末梢温較差に及ぼす影響と下肢加温装置の効果. 臨床体温 2002；20：37-42.
35) Sellden E, Brundin T, Wahren J. Augmented thermic effect of amino acids under general anaesthesia：A mechanism useful for prevention of anaesthesia-induced hypothermia. Clin Sci 1994；86：611-8.
36) Sellden E, Lindahl SGE. Amino acid-induced thermogenesis reduces hypothermia during anesthesia and shortens hospital stay. Anesth Analg 1999；89：1551-6.
37) Widman J, Hammarqvist F, Sellden E. Amino acid infusion induces thermogenesis and reduces blood loss during hip arthroplasty under spinal anesthesia. Anesth Analg 2002；95：1757-62.
38) 佐藤順一, 山蔭道明, 西條裕正ほか. アミノ酸製剤投与による術中体温低下の抑制効果—高齢者における有用性—. 臨床体温 2008；26：15-20.
39) 並木昭義, 山蔭道明編. 図解—体温管理入門. 東京：真興交易(株)医書出版部；1998.

（山蔭　道明）

## II. 周術期の体温管理

# 6 加温・保温装置

はじめに

　周術期の患者体温管理において，患者加温・保温装置の役割は重要である。術後合併症の発生を低減させるためにも患者体温管理の重要性は，麻酔導入の前から考慮されるべきである。麻酔導入とともに患者体温は速やかに低下するが，実際にモニタリングを行っている部位での体温低下が現れたときには，中枢温はさらに低下していると考えれば麻酔導入と同時に，もしくは麻酔導入前から患者体温管理を行うことが望ましい。

　本項においては，患者体温管理を円滑に行うための各種患者加温法について詳述するとともに，術式に応じた適切な患者加温法の選択について解説する。

## 周術期患者加温の方法

### 1 輸液加温法

　輸液そのものを加温する方法および輸液回路を加温する方法である。輸液速度が遅い場合には，輸液自体を加温しても輸液回路内で冷却されてしまうため，輸液回路自体を加温することでさらに患者加温効果が期待できる。輸液回路の加温に関しては，専用の輸液回路加温装置が発売されている。術中輸液加温により術中患者平均体温が上昇する報告が認められる[1,2]。輸液加温法は，術式によらず患者加温が可能であるので，積極的に利用することが望ましい。

### 2 温風加温法

　日本でも米国でももっとも使用されている患者加温方法である。患者体表面にブランケットを設置し，ブランケット内に温風を循環させることで患者を加温する。加温方法が簡便であり標準的な加温方法であるため，有効性を示すエビデンスは多数報告されている。主にエビデンスが集積し，推奨される患者加温方法は輸液加温と，温風式加温で

ある[3]。

　温風加温法と輸液加温法を組み合わせることで，患者体温低下をさらに予防することができ[4]，長時間手術ではその影響がより顕著になる。温風式加温法はブランケットと患者の体表面の接触面積によって加温効率が決定されるので，砕石位などの手術体位によって温風加温法の効果が薄れる状況もありうる。その際にはさらに患者下側にアンダーブランケットタイプのブランケットを敷く，または後に述べる温水循環式加温法を併用することでさらに患者体温の低下を予防することができる[5]。

### a. 利点

①持続的な温風による加温により，中枢温の上昇が可能である。
②安全性が高い。
③初期導入コストが安価である。
④ブランケットの形状を選択することで，温風を吹き付ける場所を選択できるため，術野以外のほとんどの部分の加温を効率的に行うことができる。
⑤ほとんどすべての術式において使用可能である。

### b. 欠点

①温風によって手術室内にダストが舞う可能性がある。
②温風による騒音の問題。
③加温器のホース部が患者に接触した際に熱傷を起こすことがある。
④ブランケットの位置によって周囲の温度が上昇し，術者または直接介助者の術中の快適性が損なわれることがある。
⑤洗浄不能であるため，複数患者間に使用した際に感染の問題が生じる。

### c. 具体的な製品とその特徴

1) サーマケアTC3001®（アイ・エム・アイ株式会社）（図1）

　加温モードは室温・32℃・38℃・43℃・46℃の5段階。自動加温停止温度は57℃。本体重量は6.8 kgであり，ベッドへ取り付けることが可能である。他の機種と比較した特徴としては，電源が14 Aと高電流である。

2) ウォームタッチモデル5300A®（COVIDIEN）（図2）

　加温モードは32℃・38℃・43℃・45℃の4段階。自動加温停止温度は47〜50℃。本体重量は6.8 kg。ベッドへの取り付けは可能である。他の機種と比較した特長としては，ブーストモードがあり，急速・短時間加温が可能である。若干重量が重いが，電源が10 Aと低電流である。

3) ベアーハガーペーシェントウォーミングシステムPWU-5050®（日本光電株式会社）（図3，図4）

　1991年に世界で初めて発売されて以降，モデルチェンジを繰り返しており，米国で

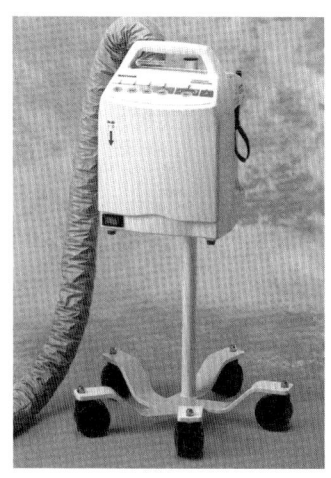

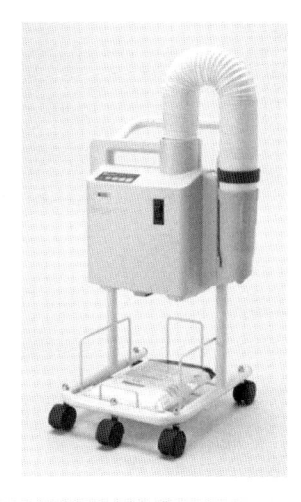

図1　サーマケア TC3001 温風加温システム　　図2　ウォームタッチ ブロワーモデル 5300A

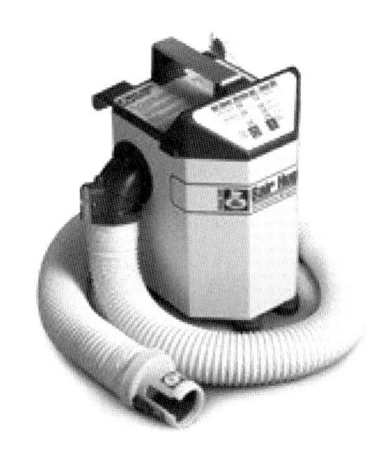

図3　ベアーハガー (PWU-5050)

| Upper Body<br>Model 522 | Upper Body<br>Model 523 XL | Lower Body<br>Model 525 | Torso<br>Model 540 | Dual Port Torso<br>Model 542 |

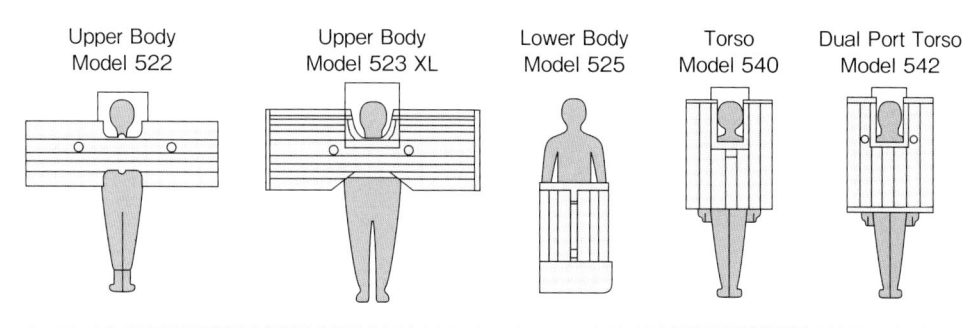

図4　ベアーハガーブランケット一覧

のシェアは90％を超える。加温モードは室温・32℃・38℃・43℃の4段階。自動加温停止温度は53℃。本体重量は5.2 kg。ベッドへの取り付けは可能である。他の機種と比較した特長は軽量で取り回しがよいことが挙げられる。

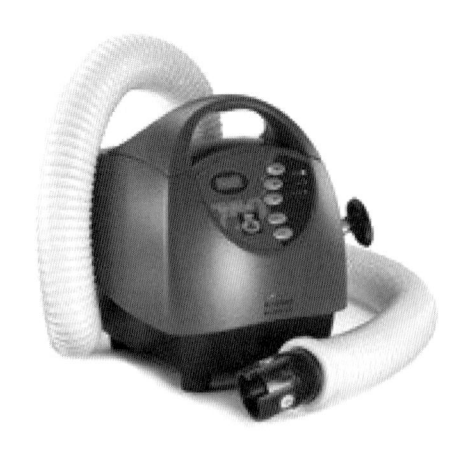

図5 ベアーハガー（PWU-0750）

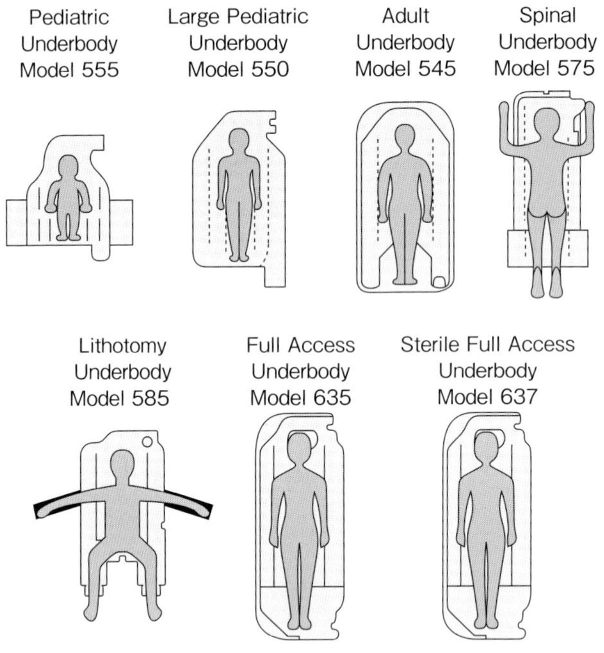

図6 ベアーハガー（PWU-0750）アンダーブランケット

4) ベアーハガーペーシェントウォーミングシステム PWU-0750®（日本光電株式会社）（図5）

　加温モードは室温・32℃・38℃・43℃の4段階。自動加温停止温度は53℃。本体重量は約7kg。ベッドへの取り付けは可能である。他の機種と比較した特徴は電源が14.5Aと高電流なことが挙げられる。ベアーハガーシステムは計21種類と豊富なブランケットがあり、特にアンダーカバーブランケットタイプ（図6）が特徴的である。体の下敷きになった部分も効率的に熱が伝播する形状をとっており、患者加温が効率的に行えるブランケット形状である。

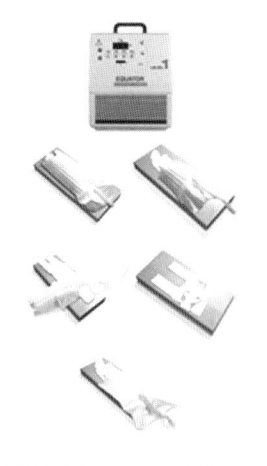

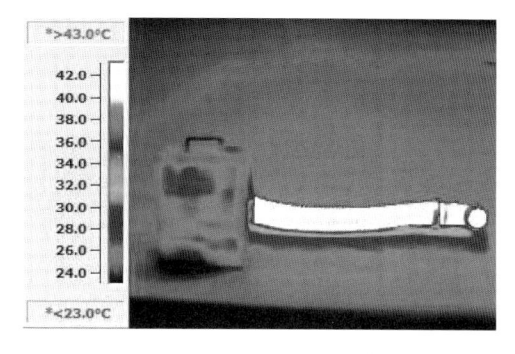

図7 レベル1イクエーター　　図8 レベル1イクエーターホース先端の温度センサー

5) レベル1イクエーター EQ-5000®（スミスメディカル・ジャパン株式会社）（図7）

加温モードは室温・36℃・40℃・44℃の4段階。本体重量は約6.8 kgであるが，幅24 cm，高さ30 cm，奥行き19 cmの本体は2010年3月時点で日本最小である。また設定温度より温度が上昇した際にはアラームが鳴るほか，ブランケットとホース外れもアラームが鳴る構造になっている。さらに，温度を検知するサーミスタがホース先端についており（図8），他社と比較すると患者の体表面の一部分に対する過剰加熱を予防できる。

## 3 温水循環式加温法

温水循環式加温装置は，温風式加温装置と同様，頻用される加温装置であり，温風式加温装置と並び推奨される患者加温装置の一つである。ただし単独で用いると温風式加温装置と比較した際に患者加温効率が落ちるという報告もある[6]。また保温マットと患者の間に厚いシートを敷いてしまうと加温効率がさらに落ちるため，薄いシートを敷くなどの注意点がある[7]。

### a. 利点

①安全性が高い。
②初期導入コストが比較的安価である。
③洗浄・再利用できる製品も多いため，温風式加温装置を装着しにくい患者下側にも使用しやすい。
④冷水を循環させることにより患者冷却も可能である。

### b. 欠点

①患者に接している面積は温風式加温装置のほうが効率がよく，加温効率はやや劣る。
②保温マットと患者の間にベッドパッドなど厚みのある保護材を敷くと，加温効率が

激減する。

③保温マットが破損した際に術野の汚染が生じる危険がある。

④温風式加温装置と比較すると、保温マットの形状の種類が少ないため、使用できる術式に限界がある。

⑤温風式加温装置と比較して装置自体が大型であり、設置場所の確保が必要である。

### c. 具体的な製品とその特徴

1) メディサームⅢ®（アイ・エム・アイ株式会社）（図9）

循環する水温を4～41℃で設定でき、±0.8℃の精度で調節できる。患者体温に温度プローブを装着することで、患者体温が設定値以上もしくは以下に変動した際にアラームが設定されている。近年巻きつけ型の保温マット（図10）が発売され、患者との接触面積向上の効果により温風式加温装置と遜色ない加温効率が得られるとしている。しかし同マットは不織布であり、リユースできない。また巻きつけ型マットも従来製品と同様、保温マットと患者の間にシーツなどを挟むと逆に加温効率が落ちる。

2) ノーモ・テンプ®（MDM）（図11）

20～42℃の間で±0.6℃の精度で水温を調節できる。水温は18～50℃まで表示できるが、42℃に達したときヒーターを停止させ、46℃に達するとヒーターとポンプが停止する安全機構がある（46℃に達したときにはヒーターとポンプの電源が停止することにより強制的に停止するので、ディスプレイ表示はされない）。メディサームは同じく、マットと患者の間に厚いマットを敷くと加温・冷却効率が減少する。

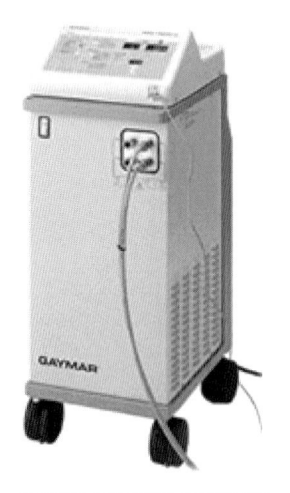

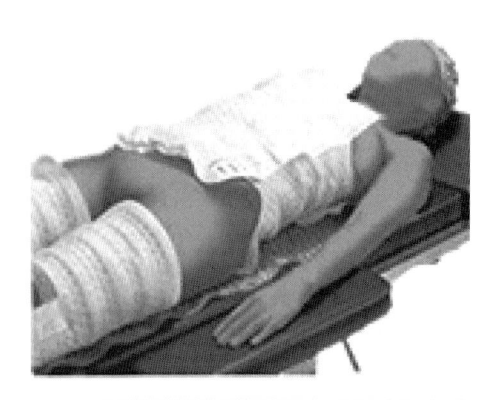

図9 メディサームⅢ　　図10 メディサームⅢ巻きつけ型マット

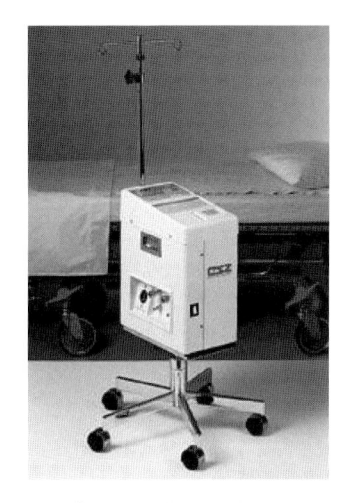

図11 ノーモ・テンプ

## 4 カーボンファイバー式保温装置

　カーボンファイバー式保温装置は近年新しく開発された技術で，患者体表面をカーボンファイバーで包み込むことによって患者を保温する。密着させて患者を加温するので，加温することのできる接触面積が温風式加温装置よりも優れているため，温風式加温装置よりも加温効率が期待される。ブランケットが比較的高価なため，初期導入コストは他の方法と比較すると高くなるが，温風式加温装置にある騒音の問題，術者・直接介助者の快適性の問題はない。

### a. 利点

①温風式加温装置と加温効率において同等であるといわれている[11]。
②温風によらない加温方法であるため，手術室内のダストの問題がない。
③術者・直接介助者の周囲温度が上昇しない。
④洗浄可能であり，感染のリスクが小さい。
⑤四肢に巻きつけるように装着するため，四肢のみの保温も可能である。

### b. 具体的な製品とその特徴

1) スマートケア®（アイ・エム・アイ株式会社）（図12）
　2010年3月現在，日本では唯一のカーボンファイバー式患者加温装置である。患者加温効率に関して，もっともエビデンスの蓄積されている温風式加温装置と比較しても遜色ない加温効率を示すエビデンスが集積されてきている。温風式加温装置にあったダストの問題，騒音の問題，感染の問題，接触部位における熱傷の問題などをクリアしており，安全性や長期的なコスト面においてより有利であると考えられる（図13）。
　しかしブランケットがある程度大きめな設定になっているため，温風式加温装置と比

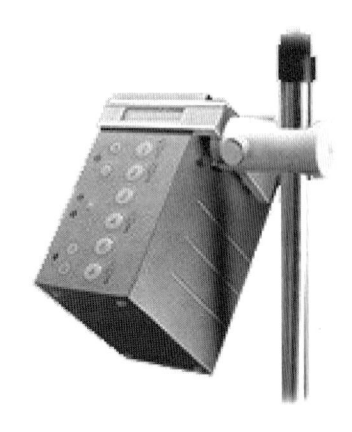

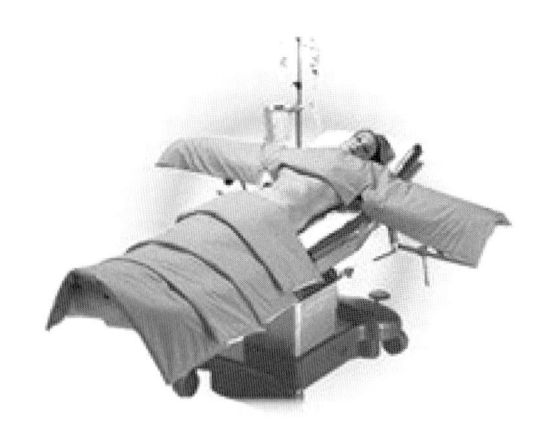

図12 スマートケア（本体）　　　図13 スマートケア（ブランケット）

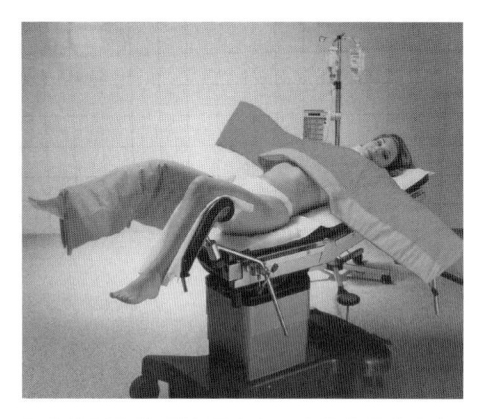

図14 スマートケア（砕石位）

較してすべての術式に簡便に使用できるとはいい難い。ただし，砕石位の両脚に巻きつける（図14）などの効率のよい加温方法が可能な場面もある。

## 5 術前患者加温

　麻酔導入直後に患者中枢温が低下するのは，主に再分布性低体温のためであるとされる。そのため，手術前30分間，温風式加温装置によって患者を30分温めておくだけで術中体温に差があるとされる[8)9)]。術前の患者加温はどのような方法でも実現可能であるが，エビデンスが集積されているのは温風式加温装置である。また快適性の面からも術前加温は有用である。

## 実際の術式ごとの加温装置・方法の選択

### 1 術前加温

　術中の低体温を予防するために，手術室入室後に患者をすぐに加温することは有用であり，これには温風式加温装置が適している。全身タイプのブランケットにより簡便に患者を加温できるほか，手術台自体を患者入室前から温風式加温装置で温めることにより，手術台への患者体温の移動を抑制できる。

### 2 一般下腹部外科手術

　もっとも患者体温が下がりやすく，また手術件数も多いため，患者体温に関しては最善の方法を採用したい。仰臥位手術が多いため，もっとも多い種類の患者加温装置が使用できる。
　一般的には患者の背側にアンダーブランケットタイプの温風式加温装置または温水式加温装置と，患者の腹側に上肢と下肢の温風式加温装置を組み合わせることが多い。上肢・下肢にはカーボンファイバー式の加温装置を使用すれば術者・直接介助者の快適性が増し，よりよい。

### 3 上腹部〜胸部外科手術

　側臥位をとることも多いため，体位による体温低下も問題となりやすい。
　具体的には，アンダーブランケットタイプの温風式加温装置または温水循環式加温装置と，下肢の温風式加温装置を組み合わせることが多い。上肢・下肢にはカーボンファイバー式の加温装置を使用すれば術者・直接介助者の快適性が増す。特に上肢側が術者の立ち位置が近くなりやすいため，カーボンファイバー式加温装置の優位性が増す可能性がある。

### 4 心臓血管外科手術

　人工心肺を使用する際においても，人工心肺装着前，人工心肺離脱後の体温管理は重要である。また仰臥位手術が多く，多種類の製品が使用できる。
　具体的には，下肢に温風式加温装置を使用する。患者冷却としての側面もあるため，背側には温水循環式加温装置を用いることも一般的である。術野が広範囲な場合は，術野に確実にアクセスするためのブランケットも存在する（図15）。

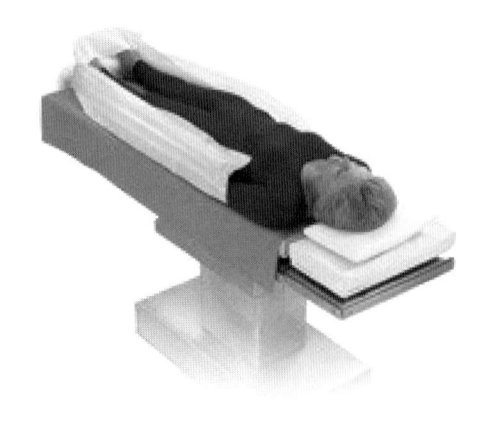

**図15 アクセス性を高めたブランケット**
保温性を最大限維持しながら術野が広範囲な場合にも対応可能にしている。

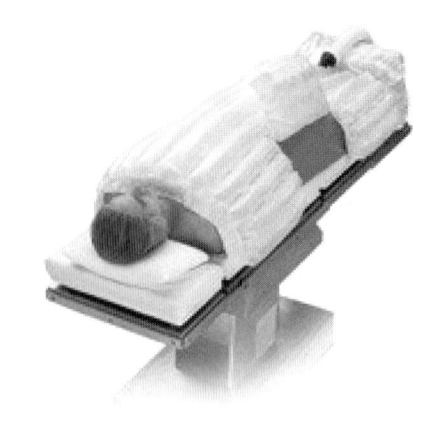

**図16 フルボディタイプのブランケット**
一部分を切り取って使用できる。

## 5 四肢手術

　患者体位や手術部位が多岐にわたるため，画一的な患者加温方法を決定することが難しく，かつ長時間手術・高齢者手術であることも多いため，体温管理は重要である。
　具体的には，患者下側に温水式加温装置または温風式加温装置を敷き，患者上側には温風式加温装置もしくはカーボンファイバー式加温装置を使用するとよい。人工物挿入を要する術式では，温風式加温装置による手術室内ダストの巻きあがりが問題視されるが，温風式加温装置を用いても手術室内ダスト量は増えないという報告がある[10]。現時点で整形外科手術において温風式加温装置を明確に避けるべきであるというエビデンスはなく，また使用できる術式の範囲が広いことを考慮すると低体温による創感染の問題をより重要視するほうが現実的であろう。特にブランケット一部をカットすることで最適なブランケットを作ることができるようにしている温風式加温装置も発売されている（図16）。

## 6 頭頸部手術

　患者の体表面の大部分が覆布で覆われてしまうため，高体温が問題となることがある。患者体温の保温だけでなく，適切な冷却も必要であると考えられる。
　具体的には，患者背側に温水循環式加温装置を敷き，冷却もできるように対応し，また一方で低体温に備え，患者腹側には温風式加温装置のブランケットを配置しておくとよりよい。

## 7 砕石位手術

　砕石位では両足の部分の台が外されてしまうことが多く，温水循環式加温器を患者背側に設置することが難しい．加温法としては患者腹側に温風式加温装置またはカーボンファイバー式加温装置，両足にカーボンファイバー式加温装置を設置すると効率よく加温することができる．

まとめ

　1．各種加温法を組み合わせることによって患者体温の効率的な管理が可能である．単独の加温法としてもっとも推奨される方法は温風式加温装置である．
　2．患者を術前に 30 分以上加温しておくことで，再分布性低体温を予防することができる．
　3．温風式加温装置は，術野以外の患者体表面露出部のほとんどをカバーすることができるため，術式を選ばず使用可能である．
　4．温水循環式加温装置はアンダーブランケットタイプの製品を使用しやすい．
　5．温風式加温装置においても近年はアンダーブランケットタイプの製品が開発されている．
　6．砕石位などで突出する四肢にはカーボンファイバー式保温装置でピンポイントに加温することが可能である．

■参考文献

1) Camus Y, Delva E, Cohen S, et al. The effects of warming intravenous fluids on intraoperative hypothermia and postoperative shivering during prolonged abdominal surgery. Acta Anaesthesiol Scand 1996；40：779-82.
2) Smith CE, Gerdes E, Sweda S, et al. Warming intravenous fluids reduces perioperative hypothermia in women undergoing ambulatory gynecological surgery. Anesth Analg 1998；87：37-41.
3) Shawn SF, Cagla E, Avery BN, et al. Evidence-based guidelines for prevention of perioperative hypothermia. J Am Coll Surg 2009；7：492-503.
4) Lindwall R, Svensson H, Soderstrom S, et al. Forced air warming and intraoperative hypothermia. Eur J Surg 1998；164：13-6.
5) Butwick AJ, Lipman SS, Carvalho B. Intraoperative forced air warming during caesarean delivery under spinal anesthesia does not prevent maternal hypothermia. Anesth Analg 2007；105：413-9.
6) Tominaga A, Koitabashi T, Ouchi T, et al. Efficacy of an "Underbody" type forced-air warming blanket for the prevention of intraoperative hypothermia during open abdominal surgery. J Clin Anesth 2007；31：1455-9.
7) Taguchi A, Ratnaraj J, Kabon B, et al. Effects of a circulating-water garment and forced-air warming on body heat content and core temperature. Anesthesiology 2005；102：479-80.

8) Horn EP, Schroeder F, Gottschalk A, et al. Active warming during cesarean delivery. Anesth Analg 2002 ; 94 : 409-14.
9) Bock M, Muller J, Bach A, et al. Effects of preinduction and intraoperative warming during major laparotomy. Br J Anaesth 1998 ; 80 : 159-63.
10) Huang JK, Shah EF, Vinodkumar N, et al. The Bair Hugger patient warming system in prolonged vascular surgery : An infection risk? Crit Care 2003 ; 7(3) : R13-6.
11) Perl T, Flöther L, Weyland W, et al. Comparison of forced-air warming and resistive heating. Minerva Anestesiol 2008 ; 74 : 687-90.

〔早瀬　知〕

## II. 周術期の体温管理

# 7 輸液加温装置

## はじめに

　周術期の低体温は重篤な合併症を惹起する可能性があるため，適切に体温を管理することは非常に重要である．血液・輸液を加温することは周術期の体温管理において効果的な方法であり，そのための機器についてその特徴・使用法を十分に理解しておく必要がある．本項では血液・輸液を加温する意義，加温装置の特徴とその使用法，および体温維持に有用とされているアミノ酸輸液について述べる．

## 術中低体温に輸血・輸液が及ぼす影響

　手術中はさまざまな原因で熱が失われ，体温が下がりやすくなる（表1）．術中の低体温が術後のシバリング，覚醒遅延，創部感染，凝固能の低下による出血傾向の増悪などの合併症を来すことは別項で述べられているとおりであり，麻酔科医は呼吸，循環と同様に周術期の患者の体温も管理しなければならない．加温されていない輸血・輸液を投与することも術中低体温の要因となり，大量輸血・輸液が必要とされる症例ほど体温の低下を来しやすい[1]．低温の輸血および輸液を大量に投与することはクエン酸塩および乳酸塩の代償機能の低下や電解質の変動に対する適応能力の変化をもたらし，血管収

表1　術中低体温の原因

①体表の露出（蒸発）
②手術室の空調（対流）
③術野（特に開腹術，開胸術）からの不感蒸泄（放射）
④直接接触する物体（手術台など）への接触（伝導）
⑤麻酔薬による血管拡張による熱の再分布
⑥出血
⑦室温輸血・輸液
⑧術野での洗浄

縮や疼痛，心室細動ときには心停止を来すとする報告もある[2]。術中に患者の体温を維持する方法としては被覆して放射熱を抑えること，温水マットや温風ブランケットを使用して患者自体を加温することなどがあるが，術中に投与される輸血および輸液を加温することも効果的な体温管理法である。本項では輸血および輸液を加温する際の加温装置の特徴について説明し，それぞれの装置の利点，欠点，使用法およびピットフォールについて述べる。

## 1 輸血・輸液による熱損失

実際に加温されていない輸血・輸液が投与された際，体温はどの程度変化するものであろうか？ 熱量の変動は以下の計算式で表わされる。

熱量（kcal）＝輸血・輸液量（$l$）×比熱（kcal/kg・℃）×〔患者中枢温（℃）－輸血・輸液温度（℃）〕

比熱とは，1gあたりの物質の温度を1℃上げるのに必要な熱量，つまり物質1gあたりの熱容量ということである。比熱は大きくなるほど温まりにくく，さめにくい性質を持っている。血液の比熱は0.87 kcal/kg・℃[3]，輸液の比熱は1 kcal/kg・℃である。

患者中枢温とは，厳密な意味では体温調節中枢である視床下部を流れる血液の温度であるが，通常の手術において測定することは不可能であるため鼓膜温などで代用される。

例えば37℃の中枢温の患者に4℃で保存された血液6単位（840 ml）が投与されると0.84×0.87×（37－4）＝24 kcalが失われることになる。また，同様に22℃の室温で保存された輸液1,000 mlが投与されたとすると1×1×（37－22）＝15 kcalが失われることになる。

ヒトの身体の比熱は0.83 kcal/kg・℃である[4]ので，60 kgの患者の体温を1℃変化させようとした場合に必要な熱量は約50 kcalである。したがって計算上は例えば22℃の室温で，2,000 mlの輸液と4℃で保存された6単位の輸血が加温されることなく急速に投与されると，体温が1℃低下することになる。そして先にも述べたように，周術期には輸血・輸液以外にも体温を低下させる要因が加わることになるので，体温はさらに低下しやすい環境にある。

## 2 輸血の加温について

全血製剤・赤血球製剤（赤血球濃厚液など）は通常2～6℃で保存されている。前述した熱損失のことを考慮すると，加温せずに大量・急速投与すると，体温が低下する可能性がある。米国血液銀行協会（American Association of Blood Banks：AABB）が提唱するガイドライン[4]によると，加温の適応となるのは表2に示したとおりで，通常の輸血における加温は義務付けられていない。しかしながら輸血以外にもさまざまな原因で低体温を来す可能性があることを考慮すると，術中輸血の際には加温は積極的に行うべきである。実際，スミスメディカル社が麻酔科医90名に対して行った"どのような場合に血液を加温するか？"というアンケート結果（複数回答可）では，80％が輸血

表2 全血製剤・全赤血球製剤を加温する適応

① 100 ml/min を超える急速輸血
② 30 分以上にわたる 50 ml/min を超える成人の急速輸血
③ 心肺バイパス術の復温期における輸血
④ 新生児の交換輸血
⑤ 15 ml/kg/hr を超える小児の輸血
⑥ 重症寒冷自己免疫性溶血性貧血患者への輸血

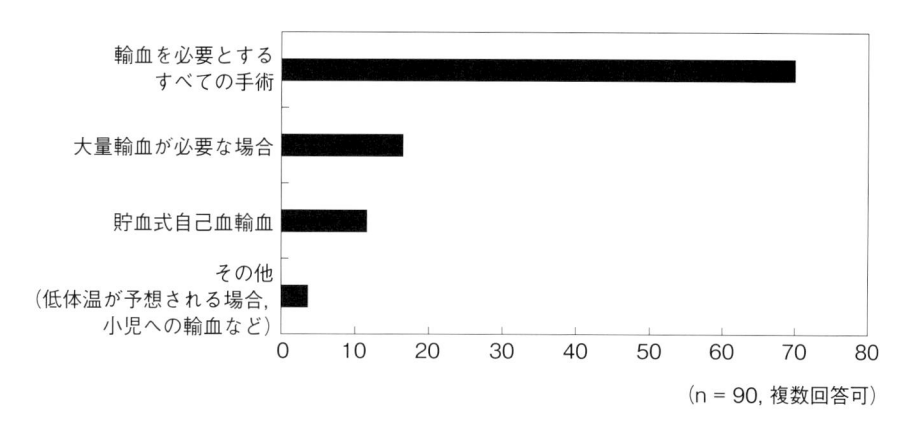

図1 どのような場合に血液を加温するか？
(スミスメディカル・ジャパン株式会社内部資料；日本麻酔科学会第51回学術集会ランチョンセミナーアンケートより改変引用)

を必要とするすべての手術で血液を加温しているとの回答が得られている (図1)。ちなみに輸液の加温についての麻酔科医の見解は分かれており, すべて加温すると回答したのは10％程度で, しかもそれらはほとんどが保温庫に保管されたものを用いるものであり, 積極的に加温装置を用いていないという結果が得られた (図2)。

それでは血液は何℃まで加温すべきであろうか？ 赤血球は過剰に加温されると破壊され, 溶血およびタンパクの変性を来して, 血圧低下, ヘモグロビン尿, 腎機能障害などさまざまな問題が生じることがある。1976～85年には3件の死亡事故が米国食品医薬局 (Food and Drug Administration : FDA) に報告されており, このほかにも数例の重篤な合併症の報告がある。わが国でも加温器の故障による過剰な加温が原因と思われる, 溶血による事故報告がある。

以前, AABBは全血製剤・赤血球製剤を42℃以上に加温することを禁じていたが, 46℃までであれば赤血球に変化は生じず, また, 48℃以上まで加温しなければ破壊されないとする報告[5]もあったため, 現在では"溶血が起こらないように加温する"という表現に置き換えられている。また加温する時間については, 血液は4時間以上加温されると赤血球に変化が生じる可能性があるため, これを禁止している。

AABBは血液の加温の方法としてFDAの認可を受けた血液専用加温器を使用することを義務付けている。しかしながら血液専用加温器を用いても溶血などの報告があった

7. 輸液加温装置

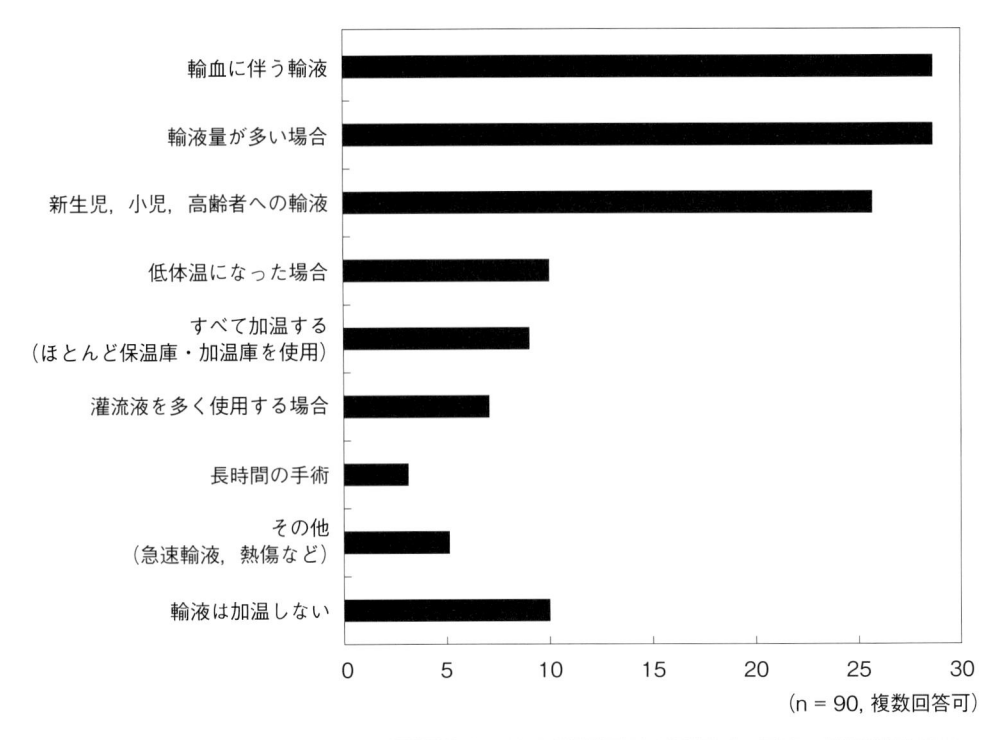

**図2 どのような場合に輸液を加温するか？**
(スミスメディカル・ジャパン株式会社内部資料；日本麻酔科学会第51回学術集会ランチョンセミナーアンケートより改変引用)

**表3 全血製剤・赤血球製剤の加温について**

①血液は溶血が起こらないようにする
②FDAの認可を受けた加温装置を使用すべきである
③血液は，4時間以上加温装置に取り付けておくべきではない
④加温装置は異常を検知するための可視温度計ならびに可聴警報システムが備わっていなければならない

(AABB Standards 18th ed より引用)

ため，その取り扱い，保守点検には十分に配慮することが喚起されており，血液が輸血セットを通過し終えるまでに加温すること，加温システムは外部から確認できる温度計が装備されていること，アラーム機構を備えていることを義務付けている（表3）。

## 3 理想的な加温装置

術中の輸血・輸液を行ううえで理想的な加温装置とは以下の6つの条件を満たしているものである（表4）。

### 表4 理想的な術中の輸液・輸血における加温装置の条件

① 操作が簡便であること
② 輸血，輸液の投与速度にかかわらず，体温を維持できる十分な温度に加温されること
③ 加温装置以降から患者までの回路の距離が短いこと
④ 気泡除去機能を有していること
⑤ 回路のプライミングボリュームが少ないこと
⑥ 安全機構を有していること

### a. 操作が簡便であること

急な危機的大量出血に誰でも対応することができ，しかも，最短の時間で準備することができるよう操作が簡便であることが必要である。

### b. 輸血，輸液の投与速度にかかわらず，体温を維持できる十分な温度に加温されること

危機的大量出血に対しては大量輸血・輸液が必要となる。大量輸血・輸液は低体温を来しやすいが，その場合でも体温を低下させることのない加温性能を有していることが必要である。

### c. 加温装置以降から患者までの回路の距離が短いこと

加温装置以降の回路の長さが長いほど，また，流速が遅いほど輸液は放熱を受け，冷却されやすくなる[5]。室温 20℃の環境で約 38℃に加温された晶質液をさまざまな輸液速度（50 ml/hr から 1,000 ml/hr まで）で投与したところ，すべての投与速度で加温装置から患者までの回路が 20 cm を越えると外気の影響を受けて体温レベルを下回ると報告されている[6]（図3）。

### d. 気泡除去機能を有していること

4℃の血液 200 ml を 37℃まで加温すると 2 ml の気泡が生じるとされている[6]。体内に空気が投与されると空気塞栓などの合併症を来す可能性がある。

### e. 回路のプライミングボリュームが少ないこと

急な危機的大量出血に対応するために，準備にかかる時間を最短にするために必要である。

### f. 安全機構を有していること

高温，低温などのアラーム機能や自動停止機能は患者の安全を守るうえで必須である。

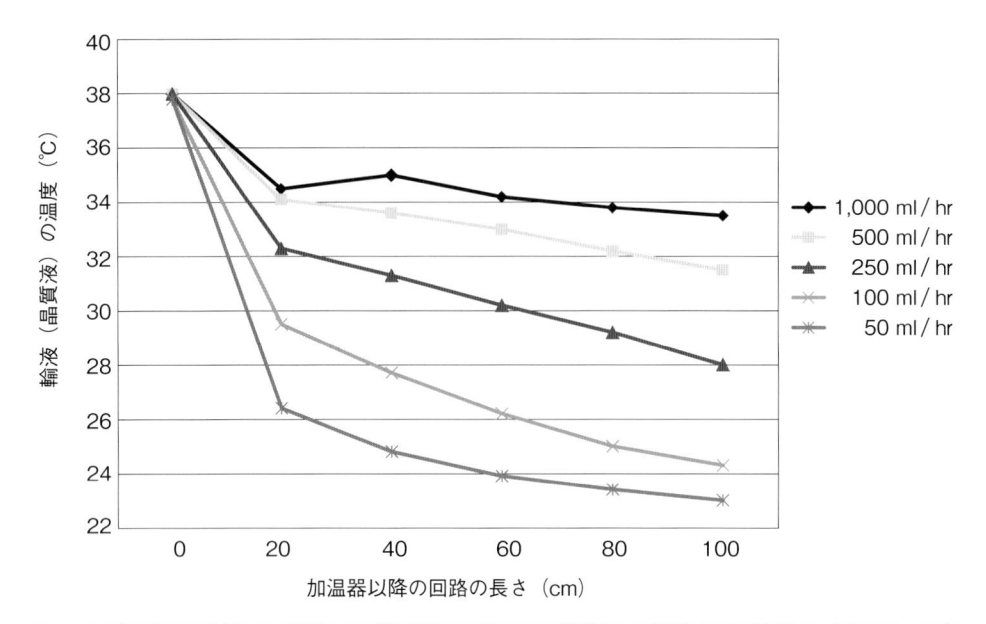

図3 回路の長さにおける外気の影響による温度の変化

(Faries G, Johnston C, Pruitt KM, et al. Temperature relationship to distance and flow rate of warmed IV fluids. Ann Emerg Med 1991；20：48-50 より改変引用)

## 4 加温方式

輸血および輸液を加温する方法はその機序によって以下の4つの方式に分類される。

### a. ドライヒート方式

回路をアルミニウムや鉛などの発熱体で挟む方法。取り扱いが簡便で安価のため汎用されている。しかしながら加温効率は他の方法に比較して低く、低流量でなければ適切な温度まで加温することができない。したがって急速大量輸血や輸液などでは十分な効果が得られないことがある。また、溶血の報告もあるため、使用に際しては注意が必要である。

### b. ウォーマーコイル方式

交流電流をヒーターに通し、生じた熱が水槽内に設置されたアルミニウムなどの合金ブロックを介して水槽内の水を加温する。加温された水にコイル状の回路を浸漬して輸血や輸液を加温する方式。

### c. 温風方式

患者体温維持に使用される温風ブランケットを輸血・輸液にも利用した方法。温風が吹き出すダクトの内腔にコイル状の輸血・輸液回路を留置して加温する。

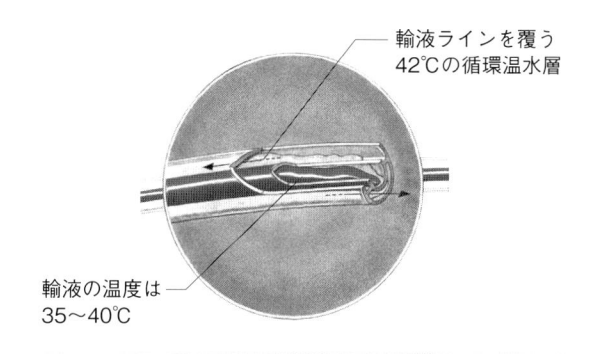

図4 二重構造の加温回路
（スミスメディカル・ジャパン株式会社内部資料より引用）

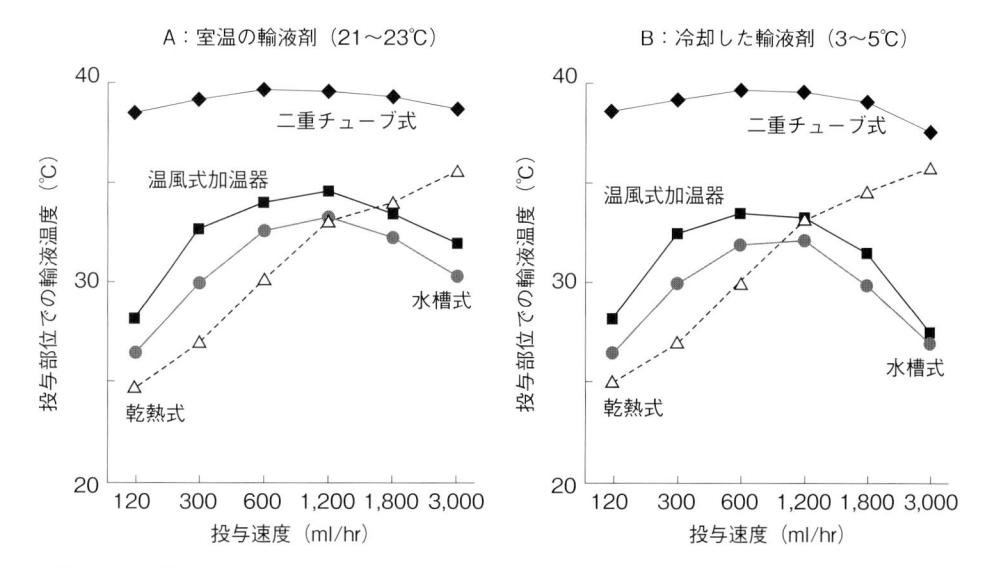

図5 各種加温装置による加温効率ならびに加温後の温度低下の検討
（山蔭道明，並木昭義．輸液と体温管理．麻酔 2004；53：10-22 より引用）

### d. 二重チューブ方式

回路が二重構造となっており，輸血，輸液が流れる内腔の外側を42℃の温水が循環することで加温する方式（図4）。患者に投与される直前まで加温することができる。内腔を外気と遮断することで放熱の影響を受けにくいうえに，回路全体が温められた循環水で覆われているために低流量から3,000 ml/hrの流速でも体温レベルまで加温できる特徴を持つ。

## 5 加温方式による加温効率（図5）

室温の輸液（21〜23℃）および冷却した輸液（3〜5℃）を用いて上記の4種の加温方式による加温効率を比較した報告によると，もっとも加温効率が優れているのは二重チューブ方式であった[7]。

## 6 加温装置

### a. ドライヒート方式

● アニメック SA-1™（図6）

　輸液用の AM-24，輸血用の AM-25 が製造・販売されていたが，血液加温に際して溶血の可能性があることが指摘されたこと，および加温効率の面から現在では製造が中止されている。

製造販売：村中医療機器株式会社

〈使用法〉

①ラバーヒータープレートに S 字型に切り込んである溝に輸液回路を密着させる。

②メインスイッチを入れる。

〈特徴〉

①操作はスイッチ 1 つだけで専用回路も不要なため簡便である。

②加温範囲は 27 ～ 37℃でスイッチを入れてから 2 ～ 3 分で加温されるが，加温可能な流量は 1 ～ 12 ml/min で緊急輸血・輸液には適さない。

③装着部位しだいで加温装置以降から患者までの回路の距離は短くできる。

④気泡除去機能を有していない。

⑤センサーとヒューズで加熱を防止するがアラーム機構はない。

● アニメック AM-5™（図7）

　別売りの専用ディスポーザブル血液・輸液回路（LF-D）を 2 枚のアルミニウム製のヒータープレートで挟み込む形で加温する。ただし，前機種と同様に血液加温に際して溶血の可能性があることが指摘されたこと，および加温効率の面から現在では製造が中止されている。

製造販売：村中医療機器株式会社

〈使用法〉

①別売りの専用ディスポーザブル血液・輸液回路をセットする。

②メインスイッチを入れる。

〈特徴〉

①操作はスイッチ 1 つだけで簡便である。

②加温範囲は 30 ～ 37℃（変更不可）でスイッチを入れてから 2 ～ 3 分で加温されるが，加温可能な流量は自然滴下時には 1 ～ 60 ml/min，ポンプ使用時には 60 ～ 160 ml/min であり，大量輸血・輸液時の加温には適さない。

③気泡除去機能を有していない。

④高温アラーム，ランプを有している（液温センサー：39.0 ± 0.5℃）。

図6　アニメック SA-1™　　　　図7　アニメック AM-5™

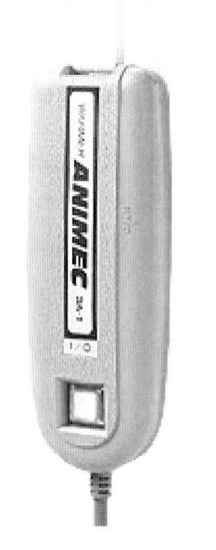

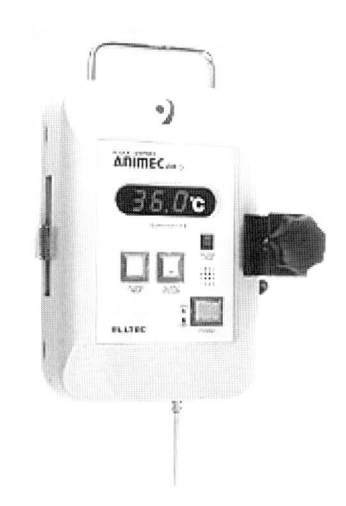

● レンジャー血液・輸液ウォーミング装置™（図8）
外国製造業者：Arizant Healthcare Inc.
製造販売：日本光電工業株式会社
　回路を挟み込む形でカセット用スロットの上下に設置されているヒータープレートにより加温する。
〈使用法〉
①別売りの袋状のディスポーザブル血液・輸液回路ウォーミングカセットを本器前面のスロットに差し込む（図9-a）。
②プライミング中は気泡除去用のドリップチャンバーを逆さにして回路全体に輸血・輸液を満たす（図9-b）。
③ドリップチャンバーを元に戻してホルダーにセットし（図9-c），残りの部分をプライミングする。
④メインスイッチを入れる。
〈特徴〉
①操作はスイッチ1つだけで簡便である。
②加温範囲は41℃（変更不可）でスイッチを入れてから2分以内に目標設定温度まで加温されるため，緊急使用にも対応できる。標準用150 ml/min，小児用100 ml/min，ハイフロー用で500 ml/minまでならば有効な加温が得られるが，それ以上の大量輸血・輸液時の加温には適さない。
③プライミング時に専用ディスポーザブルセットのドリップチャンバーを輸血または輸液で満たしておくことで，加温の際に発生する微小気泡を除去し，血管内への気泡混入を防止する。
④回路のプライミングボリュームは39 mlと少ない。

7. 輸液加温装置

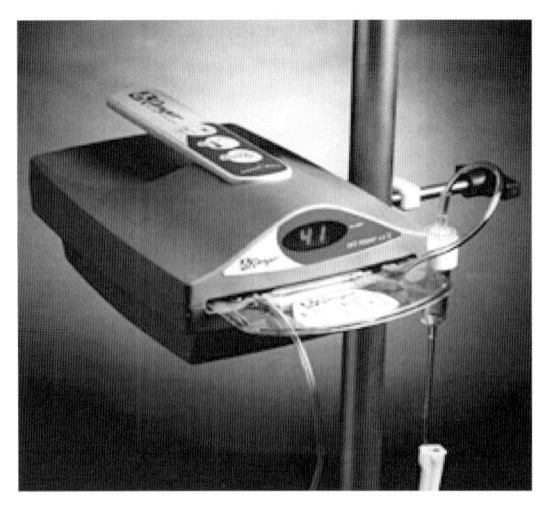

**図8 レンジャー血液・輸液ウォーミング装置™**

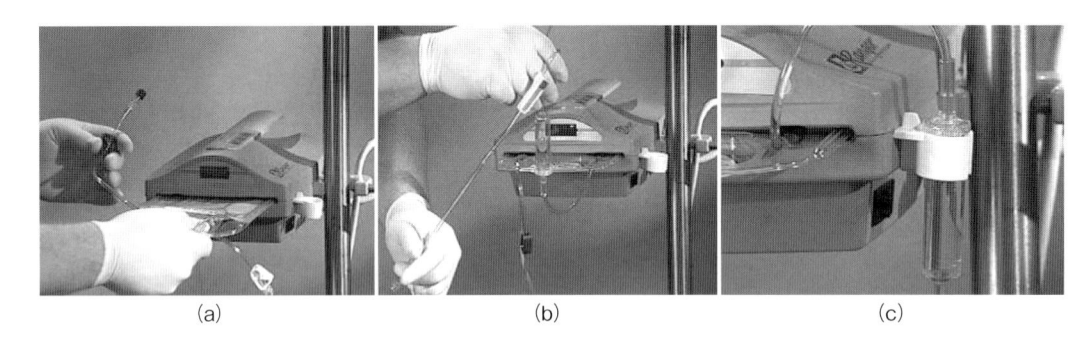

(a) (b) (c)

**図9 レンジャーの使用法**

⑤安全機構を有している。高温アラーム（43℃），低温アラーム（33℃），過熱時（46℃）には自動的に電源が切れる。

● メディテンプⅢ 血液/輸液加温装置™（図10）

外国製造業者：Gaymar Industries, Inc.
製造販売：アイ・エム・アイ株式会社

　回路を挟み込む形でカセット用スロットの上下に設置されているヒータープレートにより加温する。

〈使用法〉
①別売りのメディテンプⅡ血液・輸液回路セットを組み込む。
②プライミング中は気泡除去用の気泡トラップを逆さにして輸血・輸液を満たす。
③気泡トラップが2/3程度満たされた時点でもとに戻してホルダーにセットして，残りの部分をプライミングする。
④メインスイッチを入れる。

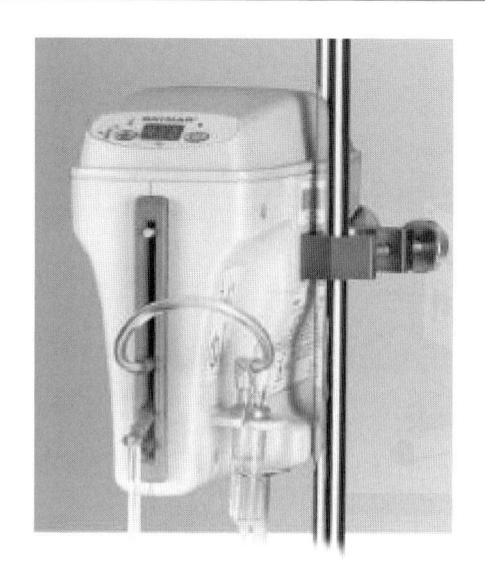

図10 メディテンプⅢ™          図11 TM-90™

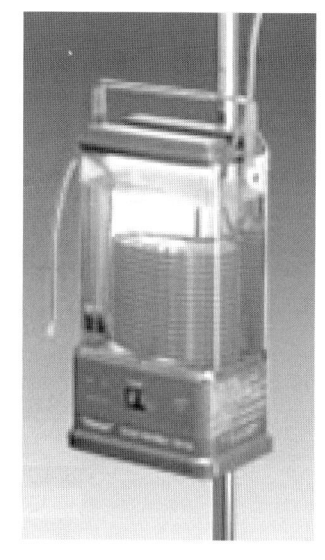

〈特徴〉
①操作はスイッチ1つだけで簡便である。
②加温範囲は 38.0〜41.0℃（変更不可）である。10℃以下の血液は 300 ml/min まで，室温（20℃）の輸液は 500 ml/min までは 38〜41℃に加温可能である。
③気泡トラップを有している。
④低温アラームおよび加熱防止機能を有している。

## b. ウォーマーコイル方式

● TM-90™（図11）
製造販売元および製造元：株式会社メテク
　交流電流をヒーターに通し，生じた熱がアルミニウム合金ブロックを介して水槽内の水を加温し，水槽内に留置された輸血・輸液回路を加温する。
〈使用法〉
①水槽に水を入れ，電源スイッチを入れ，設定温度切り替えスイッチ（高温：41℃，低温：37℃）を設定する。
②専用のディスポーザブル輸液回路コイル（東レ加温コイル：BLT-500）を留置する。
〈特徴〉
①操作はスイッチ1つだけで簡便である。
②加温範囲は高温（41℃），低温（37℃）と選択が可能である。
③高温設定でも投与速度が 50 ml/min で 30℃程度のため，大量輸血などでは効果を発揮できない。
④気泡除去機能を有していない。
⑤安全機構（高温アラーム）を有している。

7. 輸液加温装置

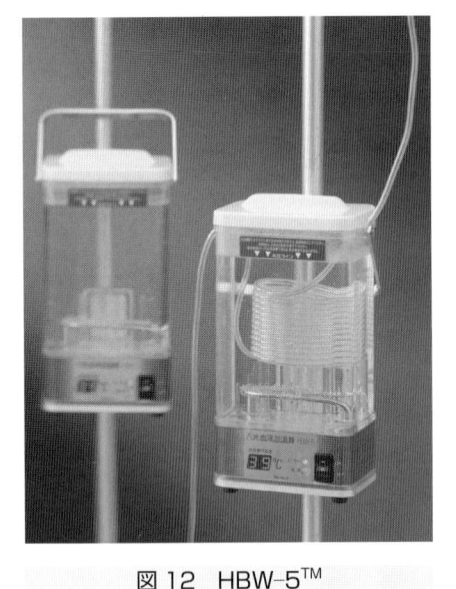

図12 HBW-5™

**表5 HBW-5の加温効率**

| 流入温度 | 流入速度 | 流出温度 |
| --- | --- | --- |
| 4〜5℃ | 15 ml/min | 36〜37℃ |
|  | 40 ml/min | 31〜32℃ |
|  | 110 ml/min | 21〜22℃ |

流量15 ml/min 未満,120 ml/min 以上の輸血に使用しないことという警告が出されている。
(株式会社八光電機製作所 HBW-5 取り扱い説明書より引用)

● HBW-5™(図12)

製造販売元:株式会社八光電機製作所

〈使用法〉

①加温槽の水位マークまで水を満たし,電源スイッチを入れる。電源ランプ(緑色)とヒーターランプ(赤色)が点灯する。

②使用可能温度(38℃)になった時点で別売りの密着したコイル状のディスポーザブル血液・輸液回路(八光ウォーマーコイル)を加温槽内のコイルホルダーに装着して使用する。

③ドリップチャンバーをもとに戻してホルダーにセットする。

④メインスイッチを入れる。

〈特徴〉

①操作はスイッチ1つだけで簡便である。

②加温範囲は38℃(変更不可)である。使用可能温度に達するまでの時間は最初に満たされる水の温度によって異なるが,約10分とされている。15 ml/min までならば有効な加温が得られるが,それ以上では流出温度は36℃より低下するため大量輸血などでは効果を発揮できない(表5)。

③気泡除去機能を有していない。

④回路のプライミングボリュームは38 ml と少ない。

⑤安全機構を有している〔高温アラーム(45℃)〕。

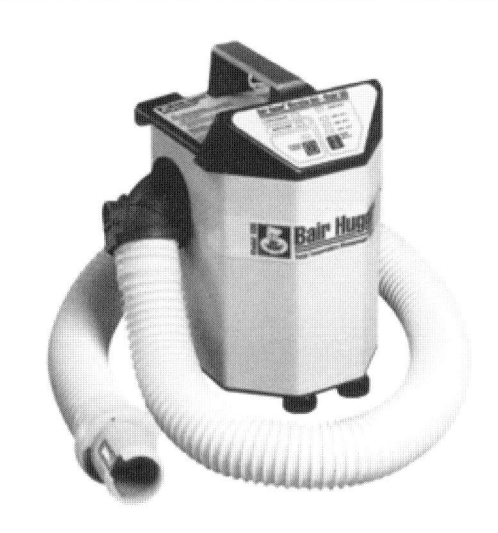

図13 ペーシェントウォーミングシステム PWU-5050 ベアーハガー™

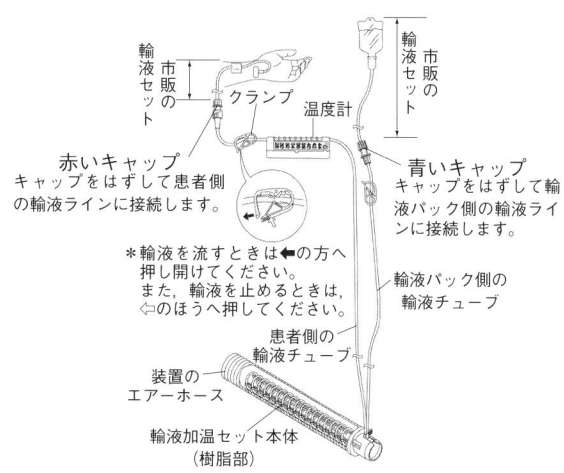

図14 輸液加温セット FWS-2410™ の装着法
(輸液加温セット FWS-2410™ 添付文書より)

### c. 温風方式

● ベアーハガー　ペーシェントウォーミングシステム　モデル750™，モデルPWU-5050™（図13）

製造販売元：日本光電工業株式会社

〈使用法〉（図14）

①使用前に専用の輸液加温セット（FWS-2410™）のプライミングを行い，輸液ライン内の空気を完全に除去する。
②回路をベアーハガーのエアーホース内に留置，固定する。
③ウォーミングカバーのホース挿入口にエアーホースを接続する。
④装置の電源をONにし，適切な温度に設定する。

〈特徴〉

①操作はスイッチ1つだけで簡便である。
②加温範囲はベアーハガーの設定による。設定温度がHIGH（43℃±3℃）で20℃の輸血・輸液を加温した場合，点滴速度500〜3,000 ml/hr，流出温度は約33〜36℃である。
③気泡除去機能を有していない。
④安全機構を有している（高温アラーム）。

### d. 二重構造加温チューブ方式

● ホットライン（HL-90)™（図15-a）

製造販売元：スミスメディカル・ジャパン株式会社

専用の二重構造のチューブ外腔を対向流で42℃に加温された温水が循環することで内腔の輸血・輸液を加温する。内側の回路を外気と遮断するので放熱を防ぐことができる。

7. 輸液加温装置

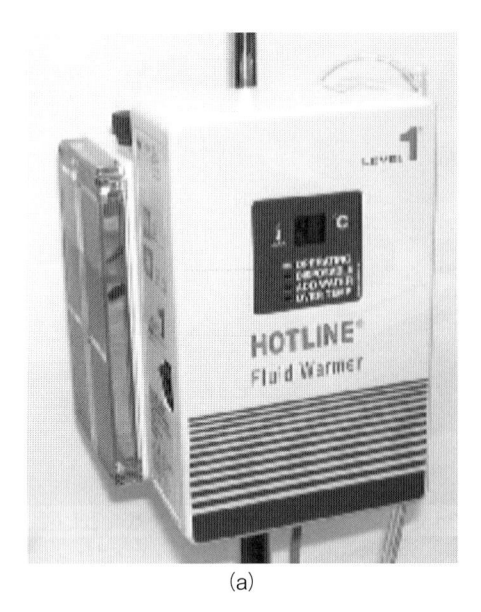

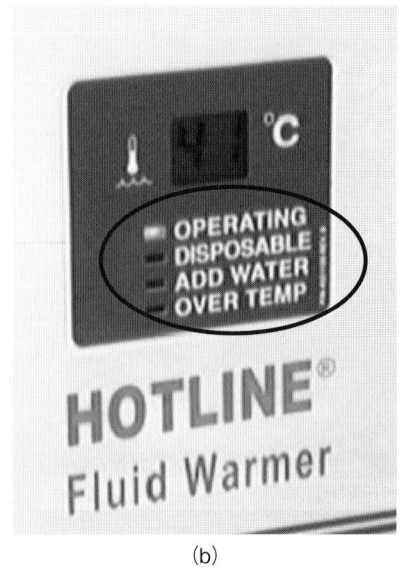

         (a)                    (b)
図15 ホットライン (HL-90)™

〈使用法〉
①循環水タンクに 1.4 $l$ の精製水，蒸留水，0.3％過酸化水素水のいずれかを入れる。
②専用回路（L-70）のツインチューブコネクタを本体右側のソケットに差し込む。
③メインスイッチを入れる。
④回路内にリークがないことを確認した後，輸血セットあるいは輸液セットと加温チューブを接続する。
⑤患者につながる回路を十分にプライミングした後，患者に接続する。

〈特徴〉
①あらかじめ循環水が満たされていれば操作はスイッチ1つだけで簡便である。
②目標設定温度は 41.5 ± 0.5℃（変更不可），使用可能温度に達するまでの時間は約5～15分と他機種に比べてやや長めであるが，低流量から最大 500 ml/分（3 $l$/時）でも有効な加温効果が得られる。
③ガスベントフィルタによる気泡除去機能を有している。
　本機構は回路のもっとも低い位置に取り付けられており，患者よりも低い位置にすることでフィルタに背圧をかけて気泡の排出を促すシステムである。170 $\mu$m のスクリーンフィルタであり，気泡だけを通す疎水性フィルタと一方向弁で構成されている。
④回路のプライミングボリュームは 20 ml と少ない。
⑤安全機構を有している。（図15-b）
　　i）ディスポーザブルアラーム（DISPOSABLE）
　　　加温回路を挿入する部位にインターロックスイッチがあり，正しく挿入されない場合に作動する。
　　ii）給水アラーム（ADD WATER）
　　　循環水タンクの水が下限レベルを下回ると作動する。

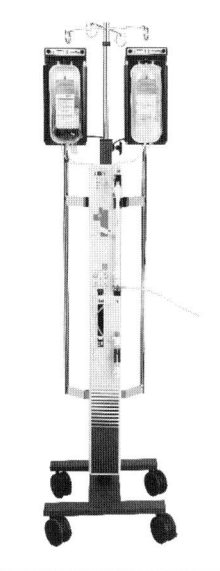

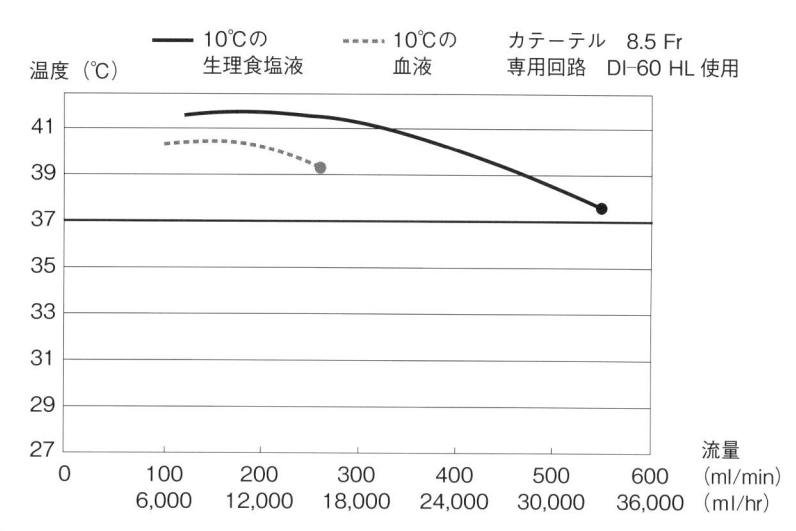

図16 レベル1 システム1000™

図17 レベル1 システム1000™における流量と加温効率
（スミスメディカル・ジャパン株式会社内部資料より改変引用）

iii）高温アラーム（OVER TEMP）
循環水温度が43℃を超えると作動する。

◉ レベル1 システム1000™（図16）
製造販売元：スミスメディカル・ジャパン株式会社
　ホットライン™と同様の二重構造の回路を使用するため有効な加温を得られる。
　プラスチックの約1,000倍速い熱伝導率を有するアルミニウム製の対交流式の熱変換器を有する（図16）。300 mmHgの加圧インフューザーが2組標準装備されており，最大500 ml/min（30 l/hr）の急速大量輸血・輸液が可能である。そして，その条件下でも体温を維持できるだけの十分な加温能力を発揮する。8.5Frのカテーテルおよび専用回路DI-60HLを使用して，10℃の血液および生理食塩液を投与した際の最大投与量およびその際の温度は，それぞれ260 ml/min（39.3℃），550 ml/min（37.6℃）である（図17）。

〈使用法〉
①循環水タンクに1.4 lの精製水，蒸留水，0.3％過酸化水素水のいずれかを入れる（図18-a）。
②専用回路（DI-60HL）のスパイクのついた部分を上にする。回路を外側に向け，熱交換器下端を"1"のソケットに差し込む（図18-b）。
③熱交換器の上部をガイドにはめ込み，"2"の黒いレバーを押し下げる（図18-c）。
④ガスベントフィルタを"3"のガイドに装着する（図18-d）。
⑤スイッチを入れると本体が作動し，約5～15分で42℃を超えない範囲に加温される（図18-e）。
⑥クランプA，B，Cを閉じてスパイクボードを保持してスパイクを挿入する。

7. 輸液加温装置

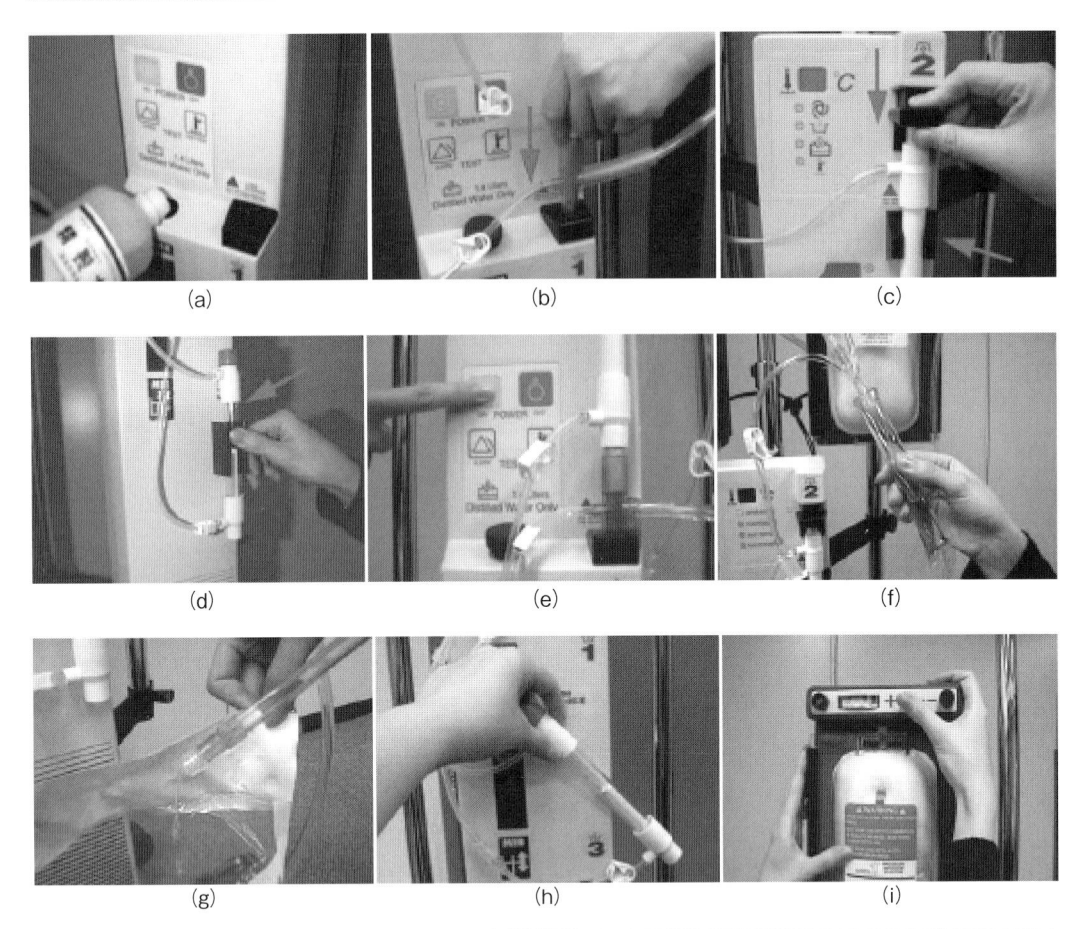

|(a)|(b)|(c)|
|(d)|(e)|(f)|
|(g)|(h)|(i)|

図18 レベル1 システム1000™の使用法

⑦ドリップチャンバー下流のクランプCを閉じたまま上流を開けてドリップチャンバーを絞って半分を満たす（図18-f）。
⑧クランプCを開放して患者回路へのプライミングを行う（図18-g）。
⑨クランプDを閉じて，ガスベントフィルタを本体に軽くタップしてマイクロバブルを除去する（図18-h）。
⑩加圧チャンバーにバッグをセットする。
⑪トグルスイッチのレバーを"＋"のほうに動かすと加圧を始める。"－"にすると加圧を停止する。流量はローラークランプで調整する（図18-i）。

〈特徴〉
①操作は他の機種に比べるとやや煩雑である。
②目標設定温度は41.5±0.5℃（変更不可）で，使用可能温度に達するまでの時間は約5〜15分で42℃を超えない範囲に加温される。低流量から最大500 ml/min（3 l/hr）でも有効な加温効果が得られる。他の機種が持たない300 mmHgの加圧装置が2組標準装備されており，急速輸血装置の機能も併せ持っている。交互に使用可能のため，急速投与を行いながら予備の血液・輸液を準備することが可能となる。ただし，流量

の設定はできない。
③ガスベントフィルタによる気泡除去機能を有している。
④回路のプライミングボリュームは79 ml とやや多めである。
⑤安全機構を有している。
  i) ディスポーザブルアラーム（DISPOSABLE）
     加温回路を挿入する部位にインターロックスイッチがあり、正しく挿入されない場合に作動する。
  ii) 給水アラーム（ADD WATER）
     循環水タンクの水が下限レベルを下回ると作動する。
  iii) 高温アラーム（OVER TEMP）
     循環水温度が44℃を超えると作動する。

## 7 急速輸血装置

社団法人日本麻酔科学会が行っている麻酔関連偶発症例調査によると、大量出血は手術室における心停止の原因の1/3を占めている。重症腹部外傷や大動脈破裂による術前からの出血性ショックや手術操作による大血管損傷などによる大量出血、低体温を契機に臓器は代謝不全を来し、ある一定の蘇生限界点（point of no return）を超えると患者は死亡する。① 34℃の低体温、② pH7.2のアシドーシス、③凝固障害（術野での出血傾向）の3つは deadly triad と呼ばれ、この蘇生限界点に近づいた予兆としている[8]。

社団法人日本麻酔科学会および有限責任中間法人日本輸血・細胞治療学会により策定された"危機的出血の対応ガイドライン"によると、生命を脅かすような危機的大量出血に対応するために急速輸液・輸血を行い、循環動態の安定を図る目的で急速輸血装置を使用することが推奨されている。

急速輸血装置には以下の2つの方式があるが、2005年の薬事法改定後、許可されているのは加圧式のみである。

### a. 加圧式

現在、急速輸血装置として薬事法で許可されている唯一の方式である。パックそのものを300 mmHg程度で加圧して投与する。回路内が陰圧となることがないため、もし誤って回路が大気に開放されていたとしても大気が混入する可能性が少ない。

加圧することで赤血球が障害を受ける可能性はありうるが、ローラーポンプ方式に比べて、その頻度は少ないとされている。レベル1システム1000™は2010年現在、薬事法で唯一許可されている急速輸血装置である。急速輸血装置として米国では94％のシェアを有している。専用回路を用いた際の投与量は留置針の太さによっても異なるが、重力滴下よりも約2.5～3.5倍の大量投与を可能とする（図19）。また、前述したように大量輸血・輸液でも体温を低下させることがないので、現時点では危機的出血に対する急速輸血回路として唯一の最適な装置と考えられる。

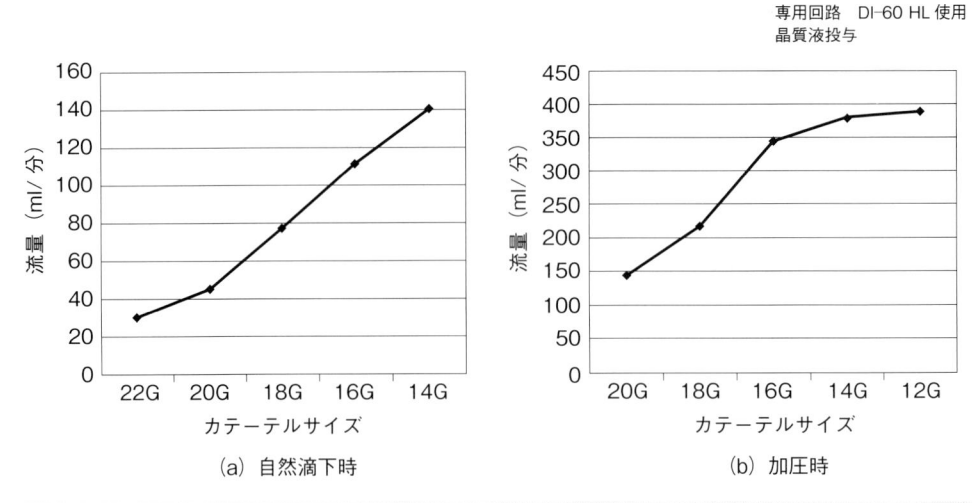

**図19 レベル1 システム1000™におけるカテーテルサイズと流量**
(a) 自然滴下時　　(b) 加圧時
(スミスメディカル・ジャパン株式会社内部資料より改変引用)

#### b. ローラーポンプ方式

現在，急速輸血装置としては販売されていない。回転するポンプの圧を，ホルダーに留置された専用の輸血・輸液回路に伝えることによって急速に投与する方式である。ポンプの上流が陰圧となってしまうため，回路中のコネクタの緩みや三方活栓などが誤った方向に固定されていて大気に開放されると大気が吸引されてしまい，患者にエアが投与されて生命を脅かす状態に至ってしまう可能性がある。実際にそういった医療事故は報告されており，その原因としては操作に熟知していない者が利用した，気泡探知機を適正な場所に使用していなかった，アラームをオンにしていなかったなどが挙げられている。製品には"本方式の製品をもしも急速輸血に用いる場合には使用者の責任のもとに使用すること"という注意が喚起されている。

### 8 アミノ酸輸液

周術期の体温を維持するためのひとつの方法としてアミノ酸輸液を投与することが有効であることが報告されている[9]。

術中は出血やダメージを受けた組織への修復に対して消費されるためタンパク質が低下することが知られている。バリン，ロイシン，イソロイシンといった分岐鎖アミノ酸（branched chain amino acids：BCAA）は生体に対して必須でありながら体内では合成できないアミノ酸であり，主に筋肉に対して作用があるが，これらを含有するアミノ酸輸液が全身麻酔下での周術期における体温維持に有効であるとされている。Selldénら[10]は術前から術中においてアミノ酸輸液で管理した群（n＝45）がリンゲル液で管理した群（n＝30）と比較して有意に術中の体温を維持し，また術後のシバリングの発生も抑え，入院期間も短縮したと報告している。

## おわりに

　周術期の体温を維持することは患者の術後の合併症を減らし，全身状態を維持するために必要な管理である．そのために輸血・輸液の加温法およびアミノ酸輸液投与法について正しい知識を持ってそれを実践することは，きわめて重要なポイントである．

■参考文献

1) Kristensen G, Guldager H, Gravesen H. Prevention of perioperative hypothermia in abdominal surgery. Acta Anaesthesiol Scand 1986；30：314-6.
2) Boyan CP, Howland WS. Blood temperature：A critical factor in massive transfusion. Anesthesiology 1961；22：59-63.
3) Gentilello L. Advances in the management of hypothermia. Surg Clin North Am 1995；75：243-56.
4) Gentilello L. Temperature-associated injuries. TRAUMA 1999；4：1153-61.
5) Patel N, Smith CE, Pinchak AC, et al. Prospective, randomized comparison of the Flotem Iie and Hotline fluid warmers in anesthetized adults. J Clin Anesth 1996；8：307-16.
6) Mashimo T. Rapid warming of stored blood cause formation of bubbles in the intravenous tubing. Anesth Analg 1980；59：512-3.
7) 山蔭道明，並木昭義．輸液と体温管理．麻酔 2004；53：10-22.
8) 石原　晋，金子高太郎．出血性ショック：止血と輸血だけではコントロールできない！ LiSA 1998；1248-53.
9) Selldén E, Bränström R, Brundin T. Preoperative infusion of amino acids prevents postoperative hypothermia. Br J Anaesth 1996；76：227-34.
10) Selldén E, Lindahl SG. Amino acid-induced thermogenesis reduces hypothermia during anesthesia and shortens hospital stay. Anesth Analg 1999；89：1551-6.

（新山　幸俊）

II. 周術期の体温管理

# 8 冷却法，冷却装置

はじめに

　手術中には手術室の室温は低く設定されることが多く，麻酔薬により体温調節機能が抑制されることに加えて，末梢血管の拡張が起こることや術野から熱が放散することにより体温は低下することが多い。周術期の低体温は心筋虚血や感染のリスクを上昇させることが知られている[1)~3)]。また筋弛緩薬をはじめ薬物の作用が遷延することや覚醒時のシバリング（shivering）を誘発し酸素消費量を増加させることから，特殊な手術で体温を下げることが求められる症例を除いては，通常術中は低体温を避けなければならない。すなわち周術期管理においては低体温を防いで体温を維持するために積極的に加温に努めていることのほうが多いのではないだろうか。しかしながら，時には上昇し続ける体温を見ながら，いつ，どのように体温を下げたらいいのか悩むこともある。体温を下げたい状況として，上昇している体温を下げたいときと積極的に平熱よりも体温を下げたいときが考えられる（表1）。周術期に急激に体温が上昇し，緊急処置が必要となる悪性高熱症は別項（9．悪性高熱症）で設けられており，積極的に体温を下げて管理をすることも別項（10．低体温麻酔法）に詳しいため参照いただきたい。ここでは体温を下げるために用いられる冷却装置および冷却法について述べる。

表1　周術期に冷却を考えるとき

| | 原因・病態 | 目的 | 目標体温 |
|---|---|---|---|
| 高体温を下げたいとき | うつ熱<br>悪性高熱症 | 恒常性維持<br>悪性高熱症治療 | 36.5～37.0℃ |
| 意図的に体温を下げたいとき | 体外循環中<br>低体温麻酔<br>蘇生後 | 臓器保護 | 20以下～34.0℃ |

周術期に冷却を考慮する場合の原因と冷却の目的および目標体温を示す。

# いつから体温を下げるか？

体温の上昇には発熱と高体温があり，その原因疾患と機序には違いがあるが，ここでは体温が上昇している状態において，いつから体温を下げるかを考える。体温は体表ではなく，中枢温をモニタリングする。

## 1 術前からの高体温

体温が術前から高いことの原因は，感染症に関連した体温のセットポイントの上昇による発熱，悪性腫瘍や膠原病に伴う発熱，術前からのうつ熱や脱水，熱中症，内分泌疾患，自律神経失調，薬物に起因するものなどさまざまである。悪寒を伴っている場合はさらなる発熱が予測される。高体温を呈する原因となっている要因を見極め，できればその原因を除去もしくはコントロールすることも考えながら体温を管理していく。生体は必要に応じて体温を上げて侵襲に対応していることが考えられ，高体温そのものが生体にとって有害となっているかを判断し，安易な冷却が予後を悪化させる可能性も考慮する。ただし，すでに中枢温が40℃を超え，生命を脅かすような状況では積極的に調節を開始する。

## 2 術中の体温上昇

まず悪性高熱症を除外しなければならないが，術中の体温上昇のなかでも小児のうつ熱はしばしば経験することである。成人でも術野が小さく，覆布がかかる面積が大きい場合はうつ熱に注意が必要である。顕微鏡下での開頭術では時間の経過とともに徐々に体温が上昇する症例もある。明確な定義はないが，悪性高熱症の指標となる15分間に0.5℃の体温上昇を目安にその速度を見ながら調節を開始する。特に小児は体表面積が相対的に小さく，時には急激に体温が上昇することがあるため早めに対応することが求められる。

## 3 術後の高体温

術後もさまざまな要因で体温の上昇を認めることがある。術前・術中と同様に体温をモニタリングしながら必要に応じて体温調節をしていく。覚醒しているのであれば体表の冷却は患者自身と相談しながら行う。術中に低体温を呈していた場合，シバリングを起こす可能性がある。シバリングを認めた場合は積極的に保温し，必要であれば酸素を投与する。近年では麻酔中のレミフェンタニルによる術後のシバリングが報告されている。発熱に際して感染を疑う場合にはむやみに体温を下げず，的確な診断を行うことが望ましい。

## どのように体温を下げるか？

### 1 冷却法

冷却法は主に体表からの冷却と体内からの冷却に分類される[4]。基本的には体表の冷却から始めることを基本とし，その症例に合わせた効果的な冷却法を選択していく（図1）。それぞれの利点および欠点を表2に示す。

#### a. 体表からの冷却

1）加温の中止

周術期では多くの場合，患者は温水マットや送風装置などを用いた加温が行われているため，体温が上昇傾向であればこれら加温装置による加温を中止する。ただし，体温計が加温装置の近くにあったり接触していないことを確認し，体温が正確に測定できているかを評価することは必要である。また，体温計の測定値は上昇していても，四肢など末梢の血流低下を呈している場合も考えられるため，可能であれば直接体表に触れてみるなどして全身状態としての体温を評価する必要がある。

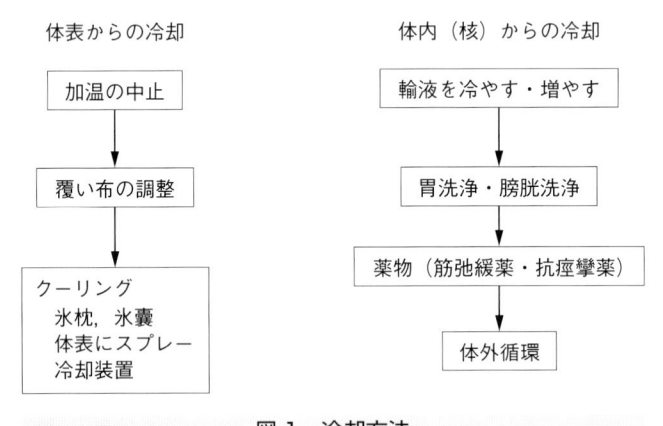

**図1 冷却方法**
上記方法を適宜組み合わせて体温を調節する。

**表2 冷却方法の比較**

| 冷却法 | 体表からの冷却 | 体内からの冷却 |
|---|---|---|
| 欠点 | 温度調節が難しい | マンパワーが必要 コストがかかる |
| 利点 | 体外循環に伴う合併症がない コストがかからない | 温度調節が容易 |

### 2）覆い布を調整する

体温の上昇は覆い布によるうつ熱で起こることも多く，体温を下げたい場合には放射による熱放散を促すために体表と覆い布の間に隙間を作る．頭皮は血流が多く，熱放散も多いため，体温維持のために頭部を保温することは体温維持に重要である．逆に体温を低下させたい場合は，可能であれば頭部にかぶせているものを除去することにより熱放散を期待できる．

### 3）クーリングする

腋窩や鼠径，頸部など大きな動脈が体表近くを走行している部位を氷枕，氷囊などでクーリングする．その際，氷囊が直接肌に当たらないようにガーゼやタオルで包んで使用する．しかしながら急激に局所を冷却することで血管が収縮し，血流が低下することにより冷却効果が減弱したり，末梢循環不全を呈する可能性も考えられる．また意識のある場合はシバリングを起こしたりするので注意が必要である．体表面に水やアルコールをスプレーし，送風することで気化熱により体温を下げる方法が用いられることもある．

局所の冷却以外のクーリングの方法として後述するように，ウォーターブランケット式，温風式加温装置，カーボンファイバー式などの装置を用いて積極的に冷却していく方法もある．

## b．体内（核）からの冷却

### 1）輸液を冷やす・増やす

輸液を多めに負荷することにより発汗および排尿による熱の放散を増やす．緊急で下げたい場合は冷却した輸液剤を 2 l 急速輸液することで，約 30 分のうちに最大で 1.4 〜 1.8℃の中枢温が低下するという報告もある[5]．ただし心機能低下を認める症例では過度の輸液負荷に注意が必要である．

### 2）胃洗浄，膀胱洗浄

悪性高熱症や熱中症など危機的な高体温時や脳低温療法導入時には冷水による胃洗浄や膀胱洗浄により体温を下げることもある．全身麻酔中であったり，意識障害を認める場合，胃洗浄を行う際には誤嚥を防ぐために気管挿管を行うなど気道の確保が必要である．胃管または膀胱カテーテルを介して 100 〜 150 ml の生理食塩液の注入・吸引を繰り返す．

### 3）解熱薬の投与

術中の体温上昇時の解熱薬の使用に関してはその効果が明確ではなく，術後鎮痛のために非ステロイド性抗炎症薬（nonsteroidal anti-inflammatory drugs：NSAIDs）が使用されることもあるが，解熱目的では血圧低下や腎機能障害，消化器症状などの合併症を考慮して積極的には使用しない傾向にある．

### 4) その他の薬物の投与

術中であれば適切な麻酔深度を保ち、寒冷反応でシバリングを呈さないよう筋弛緩薬の投与を考慮する。また、昇圧薬などを併用することで末梢循環不全を防ぐことも体温調節には重要である。痙攣を伴っている場合は抗痙攣薬、筋硬直を伴い悪性症候群・悪性高熱症を考慮する場合にはダントロレン 1 mg/kg を静注する。

### 5) 体外循環

血液の循環を一部体外に出すことにより体温を下げることができる。循環が安定していたり、腎機能障害を伴っている状況では血液浄化装置を考慮し、生命の危機的状況であれば体外循環を考慮する。経皮的心肺補助（percutaneous cardiopulmonary support：PCPS）装置により速やかに低体温を導入することができ、緊急時にはその導入を迷うものではないが、合併症としては出血や感染、大動脈の損傷、血栓塞栓症、下肢の虚血などがある。

### 6) 新たな冷却法

近年、体温調節の方法として特に脳低温療法時の低体温導入のための新しい手技が開発され、その有用性が報告されている[6]。

《central venous line cooling 法》

中心静脈内に留置したカテーテルのバルーンに冷却した生理食塩液を還流することで体温を調節する。比較的急速に冷却でき、体温のコントロールもよく、体表面の冷却よりも有用とする報告もある[7]。しかしながら現時点では専用のカテーテルが日本では未承認である。そのほかにも選択的脳冷却法として pharyngeal selective cooling 法が岡山大学を中心に、intranasal selective brain cooling 法が米国と欧州で開発中である。

## 2 冷却装置

体温調節のための装置は表3に示すようにいくつかの種類があり、基本的には加温・冷却のどちらも可能である。温水マットに冷却機能がついている場合、設定温度を30℃くらいにして体温をモニタリングしながら調節する。最初に設定温度を下げすぎると末梢血管の収縮により末梢循環不全が起きることで冷却効果が下がることや、アシドーシスが進行する可能性があるので注意を要する。送風装置は温度を上げずに送風のみにすると、室温が低い場合は効果を期待できる。いずれも体表に接するブランケットやマットにはさまざまな形があるが、接触面積の違いにより冷却効率が変わることが考えられ、術式や体位によりその効果が制限されることもある。

### a. ウォーターブランケット式

水流式ブランケットを用いて、体温を調節することができる。水温を調節（4℃から42℃）することにより、加温も冷却もできる。目標体温を設定すると体温をモニタリングしながら自動的に水温を調整できる機種もある。現在手術室で使用されている

表3 冷却装置

* ウォーターブランケット式
    メディサーム：Gaymar 社
    T ポンプ：Gaymar 社
    ArcticSun 2000：Medivance 社

* 温風式加温装置
    サーマケア：Gaymar 社
    ベアーハガー：Arizant 社
    ウォームタッチ：Nellcor 社

* カーボンファイバー式
    スマートケア：Geratherm 社

* 血液・輸液加温装置
    メディテンプ：Gaymar 社

* 中心静脈冷却法
    Coolgard 3000：Zoll 社
    Thermogard XP：Zoll 社

各種冷却方法による冷却装置の一覧を示す。

ウォーターブランケット式の冷却装置にはメディサーム（図2），T ポンプ（いずれも Gaymar 社製）などがある。また，脳低温療法に特化した体温管理システムとして冷却・維持・復温を自動で設定できる ArcticSun 2000（Medivance 社製）がある。また 頭頸部冷却装置としてメディクール（マックエイト株式会社）があったが，現在では新規の販売を終了（2007年7月31日）している。

### b. 温風式加温装置

数段階の温度設定（32, 38, 43, 46℃）で送風することができる機器で，サーマケア（Gaymar 社製），ベアーハガー（図3, Arizant 社製），ウォームタッチ（図4, Nellcor 社製）などがある。設定温度を変更することで加温もできる。術中はウォーターブランケットは主に背部に敷いて使われるのに対し，送風装置は肩から腕にかけられる形のものがあり，覆い布がかかった状況でも使いやすい。加温時の熱傷の報告もあり，適正な使用が求められる。

### c. カーボンファイバー式

特殊な発熱するカーボンを内装したブランケットを用いて体温を調節するスマートケア（図5, Geratherm 社製）がある。

### d. その他

血液・輸液加温装置を用いて体温を調節する。通常は加温器として用いられることが多いが，設定温度を変更することができるものとして，メディテンプ（Gaymar 社製）がある。また海外では先述した中心静脈冷却法として Zoll 社の Intravascular Tempera-

8. 冷却法，冷却装置

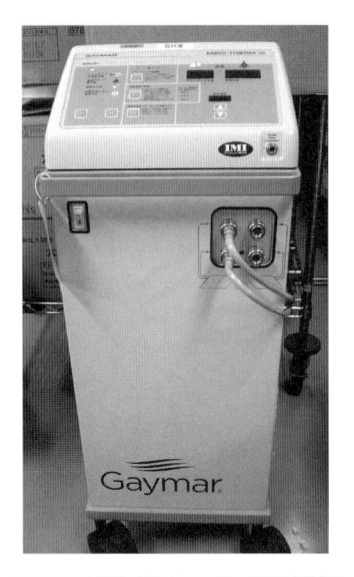

図2 ウォーターブランケット式冷却装置（メディサーム，Gaymar社）

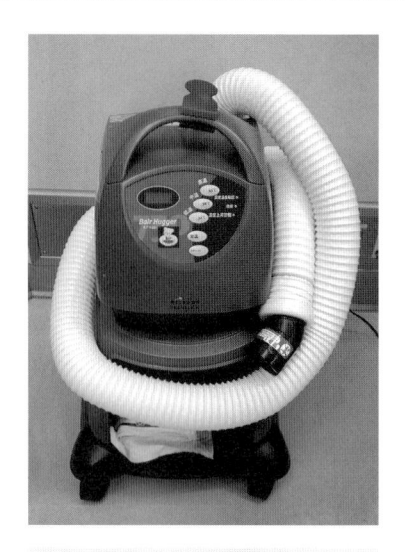

図3 温風式加温装置（ベアーハガー，Arizant社）

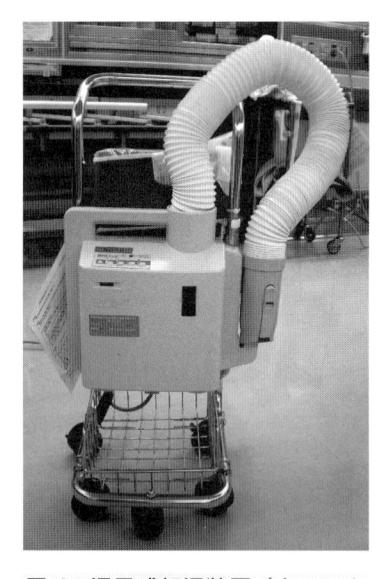

図4 温風式加温装置（ウォームタッチ，Nellcor社）

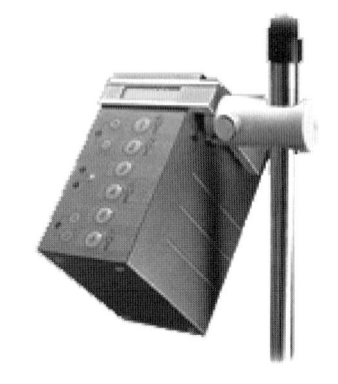

図5 カーボンファイバー式加温装置（スマートケア，Geratherm社）

ture Management（IVTM™）があり，専用のカテーテルとセットでCoolgard 3000®やThermogard XP（Zoll社製）などの冷却装置がある．

まとめ

冷却法および体温を下げるために用いられる冷却装置について述べた．周術期の体温

管理は患者予後にも影響するため，全身状態を把握し，体温変動の原因を検索しながら適切な体温を維持することが重要である．冷却に際しては正確な体温の測定とともに循環動態を把握しながら慎重に行う必要がある．

■参考文献

1) Frank SM, Higgins MS, Breslow MJ, et al. The catecholamine, cortisol, and hemodynamic responses to mild perioperative hypothermia：A randomized clinical trial. Anesthesiology 1995；82：83-93.
2) Kurz A, Sessler D, Lenhardt R. Perioperative normothermia to reduce the incidence of surgical-wound infection and shorten hospitalization. N Engl J Med 1996；334：1209-15.
3) Frank SM, Fleisher LA, Breslow MJ, et al. Perioperative maintenance of normothermia reduces the incidence of morbid cardiac events：A randomized clinical trial. JAMA 1997；277：1127-34.
4) Polderman KH, Herold I. Therapeutic hypothermia and controlled normothermia in the intensive care unit：Practical considerations, side effects, and cooling methods. Crit Care Med 2009；37：1101-20.
5) Kim F, Olsufka M, Longstreth WT, et al. Pilot randomized clinical trail of prehospital induction of mild hypothermia in out-of-hospital cardiac arrest patients with a rapid infusion of 4℃ normal saline. Circulation 2007；115：3064-70.
6) 武田吉正．新しい手技による脳低温療法．救急・集中治療 2009；21：1452-6.
7) Gillies MA, Pratt R, Whiteley C, et al. Therapeutic hypothermia after cardiac arrest：A retrospective comparison of surface and endovascular cooling techniques. Resuscitation 2010；81：1117-22.

（名和　由布子）

## II. 周術期の体温管理

# 9 悪性高熱症：病態，症状，対応法

## はじめに

悪性高熱症（malignant hyperthermia：MH）は，周術期，特に麻酔管理中に急激な体温上昇，混合性アシドーシス，循環変動，筋強直（異常かつ強固な骨格筋持続収縮）などが突然発症し，短時間のうちに全身状態悪化を来し致死的になりうる主に薬物誘発性の麻酔合併症である。発症後早期，短時間内での診断・治療開始および適切な治療法選択が求められ，これらの成否が患者予後を大きく左右する。

## 病　態

### 1 病態生理

悪性高熱症は骨格筋線維の生理機能失調に起因する発熱症候群である。骨格筋線維の細胞内カルシウム濃度調節異常を先天的・潜在的病態として保有する患者に，薬物やストレスなどの要因が加わって細胞内カルシウム濃度が異常上昇し，それに起因する細胞内カルシウム依存性酵素の異常な活性化から細胞内代謝が異常亢進することが原因となる[1]～[3]。骨格筋組織のエネルギー代謝が過剰となり，過大となった熱産生が熱放散を上回る結果，体温上昇が生じる。

悪性高熱症の主要病態は骨格筋の興奮収縮連関に存在する。興奮収縮連関とは筋線維のT管系および筋小胞体膜を介した，細胞膜興奮を筋線維収縮に変換する生理機構である。T管膜は，筋細胞膜と連続し筋細胞内方向に垂直様に陥入して筋線維内で筋小胞体膜と隣接する興奮性膜である。T管系に隣接する筋小胞体末端膨大部にはリアノジン受容体が分布し，T管膜上のジヒドロピリジン受容体（L型電位依存性カルシウムチャネル）と対面状に配置，結合している。骨格筋のリアノジン受容体は主に1型である。筋小胞体膜の生理的カルシウム放出機構（physiological calcium release：PCR）[4]においては，筋細胞膜からT管膜に伝搬してきた活動電位をジヒドロピリジン受容体が感知しリアノジン受容体にそのシグナルが伝達され，筋小胞体からリアノジン受容体のカ

ルシウムチャネルを通って細胞質内にカルシウムが放出される[5]。この細胞内カルシウム濃度上昇がアクトミオシン系を活性化させることで生理的筋線維収縮が発生する。しかし悪性高熱症発症に関係しているのは，このPCR以外のもう一方のカルシウム放出機序であるカルシウム誘導性カルシウム放出機構（calcium-induced calcium release：CICR）である。CICRは細胞内カルシウム濃度がある限界を超えて上昇すると，筋小胞体からのカルシウム放出にpositive feedbackがかかり，さらにカルシウム放出が増強される機構である。骨格筋線維の生理的収縮にCICRは関与していない。

　悪性高熱症病態の基本は，CICRによる筋細胞内カルシウム濃度の異常上昇である。細胞内のカルシウム濃度は筋小胞体からの放出と筋小胞体への再取り込みのバランスで規定され，非病態下のPCRでは再取り込み機構が放出されたカルシウムを十分に再回収し，細胞内カルシウム濃度はnMオーダーで正常に保たれている。細胞内カルシウム濃度の異常上昇は，この放出と取り込みのバランスの崩れにより発生する。悪性高熱症における細胞内カルシウム濃度異常上昇の主要な原因は，リアノジン1型受容体のカルシウムチャネル機能異常に起因するCICRの発生である。リアノジン1型受容体に関連するアミノ酸配列の異常の多くは，第19染色体上のリアノジン1型受容体関連遺伝子に50か所以上の点変異として同定されている[6]。リアノジン1型受容体におけるCICRのカルシウム感受性亢進や最大カルシウム放出速度の増大は，これらの変異により引き起こされると考えられている[7,8]。これらの変異が筋線維内でCICRが発生しやすい環境（つまり発症素因）を形成し，さらにそれに薬物，運動負荷，ストレスなどの二次的要因が加わってCICRが発生する。発生したCICRによりカルシウム放出が大量となって再取り込みの限界を上回り，細胞内カルシウム濃度が生理的限界を超えて$\mu$Mオーダーまで上昇すると，それがpositive feedback的にCICR自体を増強してさらに細胞内カルシウム濃度が上昇するという機序を繰り返す。病態関連遺伝子の変異点が単一でないことが，悪性高熱症発症時の病状や重症度の多様性の原因となっている可能性がある。また一部にはCICR亢進を認めない悪性高熱症例もあることから，CICR亢進以外の機序，すなわちカルシウム再取り込み機能低下による細胞内カルシウム濃度上昇，筋原線維（収縮蛋白）のカルシウム感受性亢進，そのほか興奮収縮連関に関連した蛋白の機能異常なども発症素因として考えられうる。

　悪性高熱症病態では細胞内カルシウム濃度の異常上昇によるカルシウム依存性酵素の異常な活性化の結果，アデノシン三リン酸（ATP），酸素，グリコーゲンの大量消費，それに伴うアデノシン二リン酸（ADP）と二酸化炭素の大量産生，解糖系による嫌気性代謝亢進などが起こり（低酸素血症，高二酸化炭素症，混合性アシドーシス），また筋の収縮亢進（強縮）と収縮に転換されなかった消費エネルギーによる熱産生（体温上昇）が発生する。これらにより筋線維内・外の恒常性は悪化して細胞膜の破綻が起きる（横紋筋融解）。骨格筋以外にCICRが一部生理機能を担っている心筋でも機能異常が発生している可能性がある（循環変動，循環不全，不整脈）[9]。またこれらの病態に対する補償的な各種身体反応，多臓器不全，全身状態悪化などが続発する。

表1 悪性高熱症の発症を誘発する薬物

A. 絶対的禁忌薬物
   揮発性吸入麻酔薬（ハロタン，エンフルラン，イソフルラン，セボフルラン）
   脱分極性筋弛緩薬（スキサメトニウム）
B. 有用性が有害性を上回ると判断されるときに慎重投与すべき薬物
   アミノフィリン，テオフィリン
C. 臨床使用可能であるが，望ましくない薬理学的性質を持つ，あるいは発症関連の報告がある薬物
   アミド型局所麻酔薬（リドカイン，メピバカイン，ブピバカイン，レボブピバカイン，ロピバカイン）
   その他の麻酔・全身管理関連薬物（ケタミン，ペチジン，アトロピン）

## 2 疫 学

発症頻度は，研究者ごとの悪性高熱症診断基準の相違や，咬筋硬直のみなどの亜型発症まで統計に含めるかの判断基準が，報告により異なるためばらつきがあるが，おおよそ1/数万〜25万との報告であり，咬筋硬直にかぎれば吸入麻酔薬とスキサメトニウムの組み合わせで1/4,200とする報告もある[10]。本邦の診断基準（後述）に基づく報告では，劇症型悪性高熱症の発症頻度は全身麻酔症例のおよそ1/6万症例とされる[11]。発症素因が常染色体優性遺伝するにもかかわらず，実際の発症は30歳以下（特に小児）の男性（女性の2〜4倍）に偏って多い。

## 3 誘因薬物

発症を誘発する薬物を表1に示す。これらの中でも特に揮発性吸入麻酔薬のハロタンおよび脱分極性筋弛緩薬のスキサメトニウムは明確な禁忌薬品であり，これらの単独使用あるいは併用が発症契機となったと考えられた事例は多い。他の揮発性吸入麻酔薬もハロタンよりも弱いながら発症誘因薬物である。アミノフィリンやテオフィリンは筋小胞体からのカルシウム放出を促進するカフェイン類似の薬理作用を持つため，気管支喘息などの病態を合併している場合でも，有益性と危険性のバランスを考えながら慎重に使用されるべきである。実験的には発症促進的な作用機序を持つ薬物でも，実際の臨床使用濃度では問題とはならず，逆に治療上の有用性が上回るため使用可能とされている薬物もある。アミド型局所麻酔薬は誘因薬物に分類されるが，通常の臨床使用量なら使用に問題なしとされている。ケタミン，ペチジン，アトロピンによると考えられた発症報告もあるが，これらの臨床使用も問題ないと考えられる。

## 4 発症素因

発症素因が常染色体優性遺伝するため，本人および血縁者の麻酔歴や悪性高熱症既往

**表2 悪性高熱症の発症素因が疑われる既往歴・家族歴**

- 悪性高熱症発症の既往
- 筋疾患（筋ジストロフィ，先天性筋緊張症，先天性関節強直症，セントラルコア病，など）
- 骨格筋関連病態（斜視，眼瞼下垂，側彎症，熱中症，運動誘発性高クレアチンキナーゼ血症，運動誘発性ミオグロビン尿症，特発性高クレアチンキナーゼ血症，こむら返り，運動後発熱など）
- その他（肺嚢胞，自然気胸，反復性不明熱など）

歴は素因の有無を推認するための有用な術前情報である。悪性高熱症は発症素因を持つ患者に誘因薬物や各種ストレスなどの二次的要因が加わった条件下でその一部のみが発症する。2回目以降の全身麻酔でも悪性高熱症の初回発症が見られることから，麻酔歴で発症既往がないことを根拠に素因がないとは断定できない。逆に悪性高熱症既往患者に対して，誘因薬物を用いて2回目以降の麻酔を行っても発症しないこともある。このように素因を認めても発症しないことや，逆に素因を確認できなくても発症したりすることは珍しくないが，素因を認めた（あるいは疑った）場合に発症に備えた事前準備を行えるという意味では発症素因の検証は有意義である。

多様な筋疾患（筋ジストロフィ，先天性筋緊張症，先天性関節強直症，セントラルコア病など），骨格筋関連病態〔斜視，眼瞼下垂，側彎症，熱中症，運動誘発性高クレアチンキナーゼ（CK）血症，運動誘発性ミオグロビン尿症，特発性高 CK 血症，こむら返り，運動後発熱など〕，反復性不明熱，肺嚢胞，自然気胸などの既往症例では悪性高熱症素因を疑う（表2）。

## 症　状

以下の多様な症状が発生し急激に進行する（表3）。症状の組み合わせと病態の進行速度は症例により多様である。重症である劇症型では分単位の非常に短時間のうちに全身状態が悪化する（図1）。

### 1 初期症状

悪性高熱症が発症した場合，一般的な麻酔モニター装着下で最初に気づかれる先行症状は $Et_{CO_2}$ 上昇，頻脈，頻呼吸，$Sp_{O_2}$ 低下などの非特異的症状であり，これに急激な体温上昇が続く。これらの非特異的な先行症状から換気不全を疑いその確認や対処をしているうちに発熱に気づくのが遅れ，本症発症を覚知するまで時間を要した事例もある。身体症状ではないが，短時間内の $CO_2$ 大量発生から，麻酔器カニスタ内ソーダライムの青変色が短時間のうちに進行するのも所見の一つである。筋強直（後述）の初期所見としては，咬筋強直の場合は開口困難が，また全身筋強直の場合には術野所見として非脱分極性筋弛緩薬でも解除されない四肢関節受動運動困難や腹筋緊張が挙げられる。

表3　悪性高熱症の症状・所見

症状
　体温：急激かつ不自然な体温上昇，高体温
　骨格筋：筋強直（全身あるいは局所）
　代謝：混合性（呼吸性および代謝性）アシドーシス，高乳酸血症
　呼吸：頻呼吸，高二酸化炭素症（$Pa_{CO_2}$・$Et_{CO_2}$上昇），低酸素血症（$Pa_{O_2}$・$Sp_{O_2}$低下），
　循環：頻脈，高血圧・血圧上下動などの血圧変動，致死性不整脈，末梢循環不全，凝固
　　　　線溶系破綻（DIC）
　皮膚：チアノーゼ，大理石様紋様，異常発汗，異常熱感
　その他：全身状態悪化，ミオグロビン尿，麻酔器カニスタの変色・発熱

検査データ
　血清検査：カリウム，血糖値，CK，ミオグロビン，クレアチニン，乳酸値，AST，
　　　　　　ALT，LDHの上昇，DIC所見
　血液ガス：$Pa_{O_2}$低下，$Pa_{CO_2}$上昇，$Sa_{O_2}$低下，pH低下，$Sv_{O_2}$低下，BE低下
　尿検査：ミオグロビン値上昇

## 2 高体温，発熱

　悪性高熱症の主症状は急激かつ不自然な発熱とそれによる高体温であるが，発熱は初発症状から多少遅れて発生することのほうが多い。本邦の診断基準（後述）では，麻酔中に発生した40℃以上の発熱あるいは38℃以上の発熱で15分間あたり0.5℃以上の体温上昇が診断基準となる。劇症例では10～15分以内に40℃を超え，非可逆性の中枢神経系機能障害や全身状態悪化を短時間のうちに来すこともある。悪性高熱症の死亡率は最高体温と相関する[12]。

## 3 筋強直

　本症に特徴的な症状で劇症型に多く発生する。筋強直は代表的症状ではあるが必発症状ではなく，その発症率は50％前後である。筋強直以外の悪性高熱症症状には特徴的なものが少ないため，筋強直が発現しない症例では他の発熱病態との鑑別診断が複雑化・困難化することがある。スキサメトニウムあるいは揮発性吸入麻酔薬投与時などに全身あるいは咬筋などの局所の骨格筋が持続収縮・硬直し，さらにそれにシバリング様のふるえが加わることもある。スキサメトニウム投与時に発生する咬筋強直は悪性高熱症発症の前駆症状である場合もあるため要注意の所見であるが，悪性高熱症を発症することなく数分で消失することのほうが多い。しかし揮発性吸入麻酔薬投与時に筋強直が発生した場合，全身筋強直が発生した場合，咬筋強直でも数分で筋強直が解除されない場合には，積極的に悪性高熱症発症を疑う。筋強直は発症直後から発現することもあるが，上記初期症状より遅れて時間経過とともに顕性化することも多々ある。四肢では屈筋群と伸筋群の両者の筋緊張が同時に増大するため，関節受動運動が困難となる。咬筋強直では受動的顎関節運動が困難となり，気管挿管時に開口困難として認知されること

## 図　悪性高熱症発症時の症状，診断，治療の関連

### 症状

**初期症状**
- 頻脈・頻呼吸（・咬筋強直）
- $EtCO_2$ ($PaCO_2$) 上昇・ソーダライム変色
- $SpO_2$ ($PaO_2$) 低下

- 体温上昇・筋強直
- チアノーゼ・代謝亢進症状
- ミオグロビン尿・高血圧

**進行症状**
- 高体温・低血圧・低酸素血症
- 高二酸化炭素症・混合性アシドーシス
- 高カリウム血症・脱水・出血傾向
- 中枢神経障害（低酸素性脳障害，脳浮腫）
- 多臓器不全（肝不全，腎不全，肺水腫）

**末期症状**
- ショック状態
- 致死性不整脈
- 持続低血圧

→ 心停止

### 診断

- 悪性高熱症を疑う
- 換気トラブルとの鑑別診断

- 悪性高熱症診断基準（盛生ら[14)15)]）を適用
- 他の発熱症候群との鑑別診断

各種検体検査の結果

- 悪性高熱症診断基準（Larach ら[16)]）を適用
- 類似疾患との鑑別診断

ダントロレンの効果

- ショックの病態診断

### 治療

- 換気状態確認
- 純酸素過換気

- マンパワーを招集
- 麻酔法によるNLAへ変更
- 手術中止
- 純酸素過換気を継続
- ダントロレン投与
- 麻酔回路交換
- 全身（体内・体表）冷却
- 全身管理による恒常性維持
- 高カリウム血症補正
- 代謝性アシドーシス補正
- 循環維持と不整脈管理
- 強制利尿
- その他，対症療法

- ショック治療
- 蘇生療法

悪性高熱症では，病態の進行に伴う症状の変化に遅れないように診断および治療を進める必要がある．
（盛生倫夫，菊地博達．弓削孟文ほか．悪性高熱症診断基準．麻酔と蘇生 1988；80：771-9／向田圭子，弓削孟文．IV 臨床症状．菊地博達編．悪性高熱症．東京：克誠堂出版；2006. p.61-92／Larach MG, Localio AR, Allen GC, et al. A clinical grading scale to predict malignant hyperthermia susceptibility. Anesthesiology 1994；80：771-9 より引用）

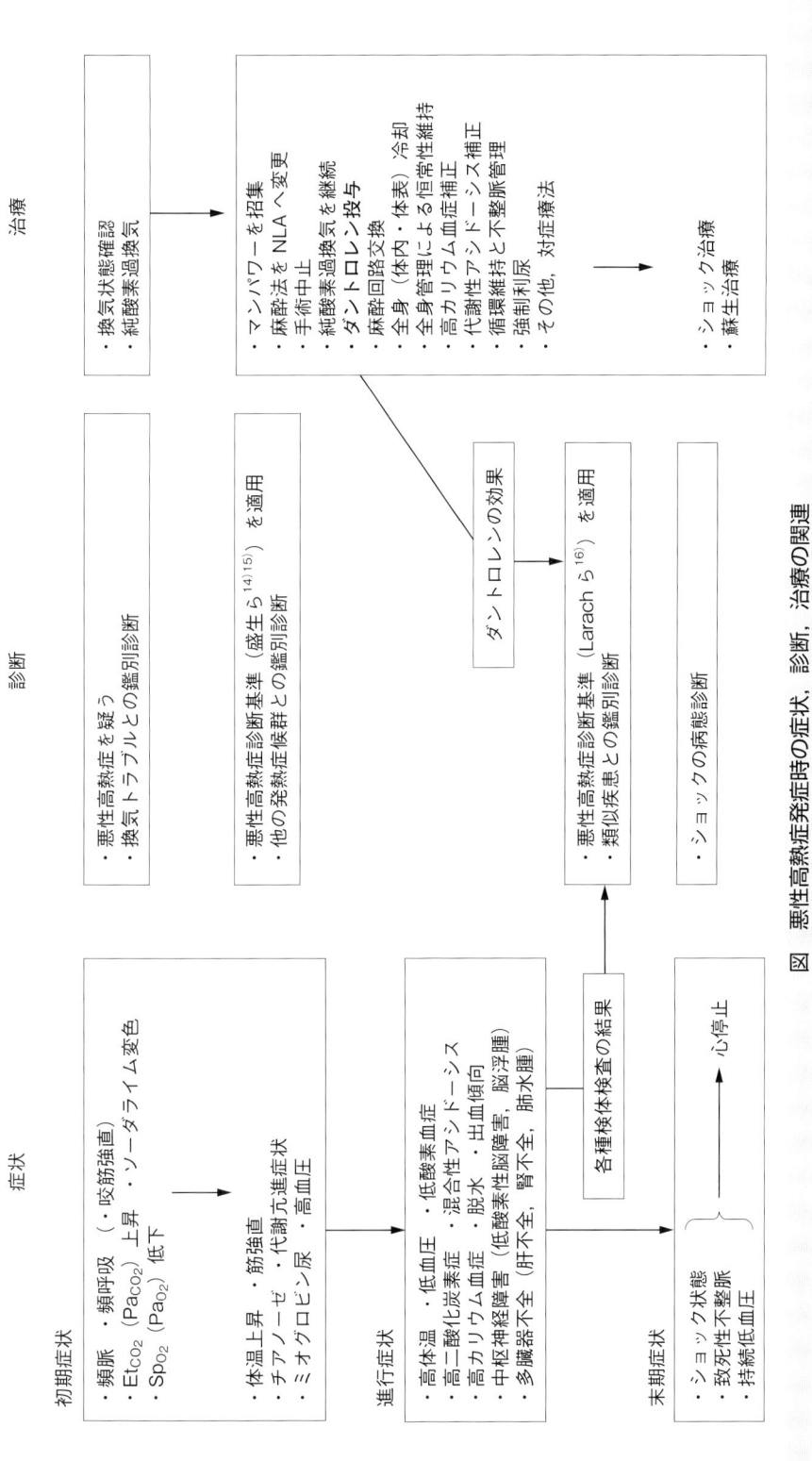

もある。筋強直は骨格筋組織崩壊（横紋筋融解）を伴うため，血清カリウム値，ミオグロビン値，筋逸脱酵素値（CK，ALT，AST，LDHなど）が上昇する。

### 4 代謝異常亢進

骨格筋細胞内カルシウム濃度異常上昇による組織酸素消費量の異常増加から，高度な消費過剰型低酸素血症，産生過剰型高二酸化炭素症，混合性アシドーシスが急激に進行し，チアノーゼや頻呼吸を発生させる。原因不明の頻呼吸や動脈血採血で静脈血様色の血液が得られたことから発症が覚知された事例もある。乳酸値や血糖値は上昇し，塩基過剰（base excess）は低下する。実際の麻酔管理中では産生過剰型高二酸化炭素症が$Et_{CO_2}$の異常上昇として知覚されることが多いが，その際には換気に問題がないかの確認が必要である。

### 5 ミオグロビン尿

ミオグロビン尿は横紋筋融解症全般の特徴的所見であり，崩壊した骨格筋線維内から血清に漏出したミオグロビンが腎で尿中に排泄され，尿が赤褐色化する現象である。悪性高熱症発症後早期から見られることも，発症から遅れて発現することもある。また一過性の咬筋硬直のみのときでも見られることがある。色調は尿中ミオグロビン濃度が低いときにはポートワイン尿，高くなるとコーラ様尿と表現される。腎糸球体で血清から濾出され原尿に移行したミオグロビンは尿細管内で析出し，それを閉塞させて急性尿細管壊死を引き起こし，同じく崩壊骨格筋組織起源の血清カリウムの排泄を悪化させて高カリウム血症を助長することがある。

### 6 循環変動

悪性高熱症では交感神経系緊張状態，高カリウム血症，アシドーシス，心筋カルシウム代謝異常，高熱による脱水などの複合的影響により，頻脈や致死性不整脈（心室頻拍，心室細動など）を含む各種不整脈が多発する。血圧は持続高血圧あるいは不安定な上下動を示すが，病状が進行すると持続低血圧状態や末梢循環不全となる。

### 7 皮膚症状

低酸素血症の進行に伴ってチアノーゼ所見が見られる。皮膚は皮膚血管収縮により大理石紋様的な網状チアノーゼとなることが多いが，中枢性高体温時に見られるような単なる皮膚血管収縮性のそれとは異なり，熱感が強く発汗も多いことが特徴的である。

## 8 進行症状

治療が奏効せず悪性高熱症の病態が進行した場合，高熱，嫌気性代謝異常亢進，低血圧，低酸素血症，アシドーシス，高カリウム血症，脱水などの複合的影響から中枢神経系障害（低酸素性脳障害，脳浮腫）や多臓器不全（肝不全，腎不全，肺水腫など）が発生する。ブタ悪性高熱症モデルでは発症中でも中枢神経系の酸素消費量と乳酸産生量が増加しないことから[13]，中枢神経系障害はこれらの全身病態による二次的なものと推認される。循環動態はショック状態に移行し，致死性不整脈や持続低血圧から心停止に至ることもある。凝固線溶系が破綻して播種性血管内凝固（DIC）となり，それまでなかった新たな出血傾向が出現する。生存例ではこれらの多臓器不全や筋疼痛，関節拘縮が後遺症化する場合がある。心室細動，肺水腫性低酸素血症，脳浮腫などが急性期死亡原因となることが多い。死亡率は診断基準や死亡までの時間の違いにより幅があるが少なくとも30％以上であり，発症24時間後までの死亡率が70％ほどもあったとする本邦の報告もある[12]。

## 診 断

### 1 臨床診断

周術期，特に麻酔管理中に短時間での不自然な異常高体温および急激な組織代謝異常亢進症状，筋強直，循環変動などを認めたら悪性高熱症を疑う。悪性高熱症は生理機能失調を病態とする症候群としてまず診断基準を用いた臨床診断が行われ，次に緊急治療が行われ，病態解明による確定診断は主に事後となる（図1）。悪性高熱症の臨床診断基準は研究者ごとに多くの種類がある。本邦では体温上昇（40℃以上あるいは38℃以上で15分間に0.5℃以上の体温上昇）を必須項目としたうえで，その他の諸症状を認める劇症型と，体温基準は満たさないが，その他の諸症状を認める亜型に分類する盛生らによる臨床診断基準（表4）が主に用いられている[14)15]。この診断基準は予後にもっとも相関する体温上昇[3)12]に重点を置いた簡便かつ明解な基準であり，短時間のうちに治療開始の決断や治療法選択を迫られる悪性高熱症発症時に適用しやすい。しかし，除外診断基準を含まないため，最終診断時には他の発熱症候群との鑑別が必要となる。海外で多用されているLarachによる悪性高熱症診断基準（clinical grading scale：CGS）[16]は，発現した症状をプロセスごとにスコア化し，それらの総スコアで悪性高熱症である確からしさを6段階で評価する分析性の高い診断基準である（表5）。本邦の盛生らによる臨床診断基準とは，体温上昇が必須項目とはなっておらず代謝亢進症状や筋症状と同格の項目として扱われている点が基本的に異なっている。血清検査値，ガス分析の結果，さらにはダントロレンの治療効果がスコアリングに求められること，また

## 表4　悪性高熱症の臨床診断基準

体温基準
　A．麻酔中，体温が40℃以上
　B．麻酔中15分間に0.5℃以上の体温上昇で最高体温が38℃以上

その他の症状
　1）原因不明の頻脈，不整脈，血圧変動
　2）呼吸性および代謝性アシドーシス（過呼吸）
　3）筋強直（咬筋強直）
　4）ポートワイン尿（ミオグロビン尿）
　5）血液の暗赤色化，$Pa_{O_2}$の低下
　6）血清$K^+$，CK，ALT，AST，LDHの上昇
　7）異常な発汗
　8）異常な出血傾向

劇症型（f-MH）：AかBを満たし，その他の症状を認める

亜型（a-MH）：体温基準を満たさないが，その他の症状がある

（向田圭子，弓削孟文．IV 臨床症状．菊地博達編．悪性高熱症．東京：克誠堂出版；2006．p.67 より一部改変引用）

各項目のスコア配分が症状により異なることから，発症直後の治療方針を決めるための緊急診断用というよりは，事後の確定診断の指標として有用であろう。また激しいシバリング，痙攣重積，甲状腺クリーゼなどの類似の代謝・筋症状を示す別病態でも高スコアとなる可能性があり，鑑別診断が必要である。

## 2 検査診断

悪性高熱症の検査診断としては，摘出骨格筋標本の生理機能や薬物反応性を評価するものが現在の主流である。この骨格筋検査としては，本邦で行われているCICR検査と，北米やヨーロッパで施行されている筋拘縮テストがある。CICR検査は骨格筋の筋線維を界面活性剤（サポニン）でスキンドファイバー化して細胞内液環境を細胞外液交換により調節できるようにし，実体顕微鏡下で単一筋線維化して，筋小胞体のCICRによるカルシウム代謝を発生張力から間接的に定量する方法である[7)8)]。悪性高熱症の主要病態であるCICR速度を定量することで悪性高熱症素因を評価する。この方法を用いるとCICRの先天的異常を高精度で検出できる。しかしCICR以外の筋線維カルシウム代謝の異常（細胞内カルシウム再取り込み遅延や筋原線維のカルシウム感受性異常など）で悪性高熱症症状が出ている場合には陽性判定とはならない。このため悪性高熱症臨床診断との相関については，後述の筋拘縮テストよりも感受性が低くなるが特異性は高くなる。CICR検査は，現在国内では広島大学大学院麻酔蘇生学教室で施行されている。採取，保存，搬送時の条件を守れば検体採取からCICR測定までの時間制限が48時間と長く，採取組織量も少量でよいのがメリットだが，CICR測定には専門的かつ高度な実験技術が要求される。

主に欧米で行われている筋拘縮テストは，摘出された筋束（直径：2〜5 mm）をマ

表5 悪性高熱症診断のための臨床指標のスコア化と clinical grading scale（CGS）

| | 悪性高熱症状のスコア | |
|---|---|---|
| プロセスⅠ：<br>筋強直 | 全身性筋強直（低体温性シバリングは除外。吸入麻酔薬による全身麻酔中か直後に発生） | 15 |
| | スキサメトニウム投与後に生じた短時間の咬筋硬直 | 15 |
| プロセスⅡ：<br>筋崩壊（横紋筋融解） | スキサメトニウムおよび麻酔薬投与後に生じた CK 上昇＞20,000 IU | 15 |
| | スキサメトニウム非投与時の麻酔薬投与後に生じた CK 上昇＞10,000 IU | 15 |
| | 周術期のコーラ様に着色された尿 | 10 |
| | 尿中ミオグロビン＞60 μg/l | 5 |
| | 血清ミオグロビン＞170 μg/l | 5 |
| | 全血/血漿/血清 K$^+$＞6 mEq/l（腎不全時は除外） | 3 |
| プロセスⅢ：<br>呼吸性アシドーシス | 適正な人口呼吸下で P$_{ETCO_2}$＞55 mmHg | 15 |
| | 適正な人口呼吸下で動脈血 Pa$_{O_2}$＞60 mmHg | 15 |
| | 自発呼吸下で P$_{ETCO_2}$＞60 mmHg | 15 |
| | 自発呼吸下で動脈血 Pa$_{O_2}$＞65 mmHg | 15 |
| | （麻酔科医の判断として）不自然な高二酸化炭素症 | 15 |
| | 不自然な頻呼吸 | 10 |
| プロセスⅣ：<br>体温上昇 | （麻酔科医の判断として）不自然な急速体温上昇 | 15 |
| | （麻酔科医の判断として）不自然な周術期の 38.8℃以上の体温上昇 | 10 |
| プロセスⅤ：<br>心臓所見 | 不自然な洞性頻脈 | 3 |
| | 心室頻拍あるいは心室細動 | 3 |
| 上記プロセス以外の指標 | 動脈血 base excess＜－8 mEq/l | 10 |
| | 動脈血 pH＜7.25 | 10 |
| | ダントロレン静注による代謝性/呼吸性アシドーシスの迅速な改善 | 5 |

　各プロセス内で複数の所見を認めた場合，それらの中の最高スコア 1 つをそのプロセスのスコアとする（加算を行わない）。
　「上記プロセス以外の指標」で複数の所見を認めた場合，それらの加算スコアをそのプロセスのスコアとする（加算を行う）。
　総スコアを下表（clinical grading scale：CGS）で換算し，悪性高熱症のランクを決定する。

| clinical grading scale（CGS） | | |
|---|---|---|
| 総スコア | 悪性高熱症ランク | 悪性高熱症である可能性 |
| 0 | 1 | ほぼない |
| 3～9 | 2 | 低い |
| 10～19 | 3 | やや低い |
| 20～34 | 4 | やや高い |
| 35～49 | 5 | 非常に高い |
| 50 | 6 | ほぼ確実 |

（Larach MG, Localio AR, Allen GC, et al. A clinical grading scale to predict malignant hyperthermia susceptibility. Anesthesiology 1994；80：771-9 より改変引用）

グヌス管内のクレブス液内で筋（直接）電気刺激により収縮させ，発生した等張性収縮力を指標として，カフェインあるいはハロタンによる筋の収縮性の変化を評価する方法である[17]。収縮性増強が見られれば陽性とするが，その診断基準は北米[18]と欧州[19]で統一されていない。上述のCICR法とは異なり，筋拘縮テストはCICRに加えてそれ以外の筋収縮関連機序に対する薬物反応性をも包括的に評価しているので，仮に反応性亢進の結果が得られて陽性と診断できても詳細なメカニズムを同定できない。筋拘縮テストはスキンドファイバーを用いるCICR検査と比較して測定技術的には容易である。しかし摘出筋組織の収縮性を評価する生理学的検査のため時間的条件が厳しく，摘出から5時間以内に検査を施行・終了させる必要がある。悪性高熱症臨床診断との相関については，筋拘縮テストはCICR検査と比較して感受性が高いが，特異性は低い。

病理組織診断だけでは悪性高熱症の検査診断は困難であるが，各種筋疾患の病理所見，特に悪性高熱症と同じくリアノジン1型受容体異常が基本病態であるセントラルコア病の所見[20]が筋線維に認められた場合には，素因を積極的に疑うべきである。またリアノジン1型受容体の遺伝子異常を遺伝子診断で確認できれば，悪性高熱症の発症素因が筋生検を行わずに判明するようになる可能性があろう[6,21]。そのほか現在は研究段階だが，培養筋細胞やリンパ球を用いた将来的には臨床診断に用いられる可能性のある検査法もある[22,23]。

## 治　療

悪性高熱症の症状進行は一般に急激なため，治療は迅速に開始される必要がある。悪性高熱症が発症した現場では短時間のうちに診断基準を用いて臨床診断を行うことになるため，発熱原因病態の確定による確定診断はその場では通常できない。一方，特に劇症型では一刻を争う治療開始が必要である。このため悪性高熱症発症を臨床的に疑うに足る状況に遭遇したら，確定診断や除外診断を完了する前に後述の一連の治療を開始することが必要になる。麻酔科医として手術を中止あるいは中断させたり，多くの麻酔科医にとって臨床使用経験が多くない，あるいは（ほとんど）ないようなダントロレンを経静脈投与したりする決断は，特に診断が確定まで至らない段階ではストレスフルであろうし，とりあえず一般的な体温低下法を選択したくなる心理も働くかもしれない。しかし数分決断を遅らせているうちに事態が取り返しのつかない状況まで進行する危険性も考慮して，早期決断に努めるべきである。また可及的迅速な治療遂行のため，以下の多くの治療を短時間，同時並行で確実に遂行するための現場マネージメントが必要である。

治療のポイントとなるのは，原因除去，ダントロレン投与，体温上昇抑制と復温，全身管理による生体恒常性維持の4点である（表6，図）。一般的な緊急事象発生の場合と同じく，最初に可能なかぎりのマンパワーを集める。多種の治療法を併行して統一指揮下で効率よく行う必要がある。劇症型では心肺蘇生時や大量出血時に必要なマンパワーに匹敵するそれが必要である。

**表6 悪性高熱症の治療**

1) 麻酔中止あるいはニューロレプト麻酔（neuroleptanesthesia：NLA）への変更，手術中止
2) 高流量純酸素過換気，麻酔回路の非再呼吸回路への交換
3) ダントロレン（初回2 mg/kg，以後症状改善まで2 mg/kgずつ追加投与）
4) 全身冷却
   体表冷却：冷却ブランケット，氷嚢，水およびアルコールでの蒸散放熱
   体内冷却：冷却補液，冷却水での胃・膀胱・結腸洗浄，胸腔・腹腔への冷却生理食塩液灌流（術中），熱交換器付き体外循環
5) 全身管理
   低酸素・高二酸化炭素対策：純酸素過換気
   循環管理：循環変動抑制，致死性不整脈治療
   脳保護：低酸素回避，最高体温抑制，循環維持
   恒常性維持：混合性アシドーシス是正，高カリウム血症是正，高血糖是正
   腎不全予防：大量補液，強制利尿（2～3 ml/kg/hr以上）
6) 禁忌薬物使用忌避

# 1 発症時

### a. 麻酔法変更，手術中止

　揮発性吸入麻酔薬使用中であれば投与を即時中止し，高流量純酸素で過換気を行う。その時点で気管挿管がなされていなければ気管挿管を行う。開口不能で短時間内の経鼻気管挿管も不可能であれば，気管切開を行う。特に胸郭系筋群の筋強直により換気コンプライアンスが上昇している場合，フェイスマスク換気のままでは低酸素血症や高二酸化炭素症を是正するために必要なだけの高い陽圧換気が施行できないため，必要とされる酸素供給と二酸化炭素排出は困難になる。開口させようとしてスキサメトニウムを使用すると，開口困難のみならず病態そのものも逆に増悪させるので投与してはならない。非脱分極性筋弛緩薬を使用して神経筋遮断を行っても筋原性筋収縮である筋強直は解除されないが，筋収縮の神経原性成分だけは消失するためか，やや筋強縮が緩和し経口気管挿管に最低必要な開口を得ることも（ようやくだが）できることがある。作用発現時間が短いロクロニウム大量投与を行えば，スキサメトニウムと同等の1分超程度の時間で上記効果が得られる可能性がある。

　麻酔は麻薬，プロポフォール，非脱分極性筋弛緩薬などの非禁忌薬物のみを用いた方法に切り替え，手術を可及的速やかに終了してもらう。麻酔回路内に残留，吸着している揮発性吸入麻酔薬をそれ以上吸入させない目的で，呼吸回路を新品の非再呼吸回路に交換する。麻酔器の半閉鎖回路をそれ以降も使用する場合は，最低でもソーダライムと麻酔回路を交換し，可能であれば麻酔器ごと交換する。しかし重量のある麻酔器を交換するためには手術室内の余剰空間とマンパワーが必要であるので，交換は他の治療法が十分施行できている状況で，かつ人員が確保できるときに行えばよく，発症時に行うべきこととしての優先順位は低い。

### b. ダントロレン投与

　ダントロレン（ダントリウム®）は本邦で唯一認可され使用可能な悪性高熱症の特効薬である。その投与は後述の冷却よりも優先されなければならない。投与時期を遅らせないことと必要量を投与することが肝要であり，ダントロレン抜きでは悪性高熱症の症状コントロールは実質的に望めない。ダントロレンは筋弛緩薬に分類されるが，麻酔管理や全身管理目的の筋弛緩ではなく，一般に悪性高熱症，悪性症候群，痙性麻痺などを適応として使用される。

　ダントロレンは骨格筋線維小胞体上のリアノジン 1 型受容体を阻害することにより，PCR あるいは CICR による筋小胞体から筋細胞質内へのカルシウム遊離を抑制し，興奮収縮連関を抑制する結果筋収縮を抑制する。しかしダントロレンは筋線維内収縮蛋白系に対するカルシウムの作用には影響しない。ダントロレンの悪性高熱症に対する治療的薬理作用は，CICR を抑制して細胞内カルシウム濃度異常上昇を食い止め，骨格筋のカルシウム依存性エネルギー代謝を正常化させることである。CICR 抑制による代謝異常亢進状態の正常化によって，筋強直，異常熱産生，低酸素血症，高二酸化炭素症，混合性アシドーシス，横紋筋融解症，高カリウム血症などの進行と，それらに伴う他の二次的全身症状を収束させる。ダントロレンは肝で代謝された後，腎排泄される。

　ダントロレン原末は黄色粉末（分子量 314.3）であり，臨床製剤であるダントリウム® にはマンニトールが添加されている。ダントリウム® 1 バイアル 20 mg を使用時に 60 ml の蒸留水で溶解するが，難水溶性である。このため，短時間で溶解させるためには（多くの場合ダントロレンは緊急使用される）蒸留水注入後しばらくバイアルを振るか，溶解用蒸留水を準備段階で 30 〜 40℃程度に温めておく必要がある[24]。生理食塩液など蒸留水以外の注射用製剤ではさらに溶解しにくいので注意が必要である。また難溶性ゆえに投与中に析出しやすいため，理想的には専用ルートを確保する。初回投与時には 2 mg/kg を 10 〜 15 分かけて点滴静注する。緊急使用のため急速投与になりがちとなるが，この場合，時に血圧低下を来すことがあるので要注意である。その後は症状改善が得られるまで 2 ml/kg ずつ追加投与を反復する。このため体重 50 〜 60 kg ほどの成人の場合だと，投与ごとに 5 〜 6 バイアルの溶解が必要となる。総投与量は 7 mg/kg までとされているが，7 mg/kg 投与された段階でも症状改善が得られていなければ，得られるまで追加投与を繰り返す。静注の場合，作用は速効性であるので，作用評価は静注投与終了直後に行ってよい。

　ダントロレンは CICR のみならず PCR も抑制するので，骨格筋の生理的筋収縮力も低下させる。このため非病態下での投与時や悪性高熱症の筋強直症状改善後には，筋力および筋緊張の低下がみられる。ダントロレンによる筋収縮力抑制作用は，投与量を増やしても 60 〜 70 ％程度で頭打ちになる。このため通常ダントロレン単独では完全筋弛緩状態に至ることはなく自発呼吸や横隔膜運動などは維持されるが，脱力，咳嗽困難感，呼吸困難感などの訴えが出ることがある。また筋疾患などで筋収縮力発生機構に異常がある症例では，ダントロレンによる筋力低下が臨床上問題となるレベルに至ることもある。ダントロレンは神経筋接合部運動神経末端内のカルシウム濃度上昇をも抑制し，神

経筋伝達に抑制的に影響する[25]。ダントロレン単独の影響は神経筋伝達の margin of safety で補償される範囲内であるため，それが筋弛緩作用として現れることは通常ない。しかしこの作用は非脱分極性筋弛緩薬の作用を増強し，臨床的にはその作用時間を延長させる。ダントロレンは骨格筋や末梢運動神経以外の組織の CICR や PCR も抑制するので，中枢神経系抑制作用（鎮静作用，中枢性振戦抑制作用）や循環器系作用（心筋収縮力抑制作用，血管拡張作用）が現れることがある。またダントロレンはカルシウムチャネル拮抗薬であるため，高血圧や頻脈のコントロールのためにニカルジピンやベラパミルなどの他のカルシウム拮抗薬を併用するとそれらの作用を増強し，過剰な血圧低下や心拍数減少を起こすことがあるので注意が必要である[26]。ダントロレンの血中濃度半減期は 10～15 時間と長めなので，悪性高熱症症状改善後も十分な時間の筋力低下作用などの推移の観察が必要である。

### c. 冷却

悪性高熱症にかぎらず周術期に急激な体温上昇に遭遇した場合には，仮にその時点で原因病態が不明確であっても冷却による体温上昇抑制を早急に図る必要がある。ただし悪性高熱症（特に劇症型）の発熱は熱中症病態やうつ熱時のそれらと比べて強力であるため，ダントロレンを使用せず冷却だけで体温管理できる可能性は低い。このため冷却に固執してはいけないが，短時間のうちに進行する中枢神経系障害や全身状態悪化を少しでも食い止めるため，ダントロレン投与を前提に，施行優先順位を考慮のうえあらゆる冷却法を（リスクの少ない方法であれば）試みる価値はある。治療奏効時の過剰な体温低下を回避するため，冷却は目標体温より 1～2℃程度高い時点（38℃前後）で一度中断して体温変動を観察し，必要に応じて再開する。

#### 1）体表冷却法

基本的に熱中症やうつ熱時の治療法に準ずる。水およびアルコールの皮膚からの蒸散気化熱による冷却，頭頸部，腋下，鼠径部などの動脈が表在化している部位への氷囊や保冷剤の使用，冷却モードのブランケット，状況的に可能であれば冷水への浸漬などで全身の体表冷却を行う。これらの冷却法はただちに開始できる利点があるが，悪性高熱症の激しい発熱に対しては有効性が乏しいことが多い。

#### 2）体内冷却法

体内冷却法は体表冷却法よりも有効である。冷却した生理食塩液かリンゲル液を強制利尿と脱水対策も兼ねて大量に急速静脈内投与する。術中で開胸・開腹中であれば，胸腔や腹腔に冷却生理食塩液を注入し灌流してもらう。胃管，膀胱バルーンチューブ，直腸に挿入した導便チューブなどを用いて冷却した水あるいは生理食塩液で胃，膀胱，結腸などを灌流することも有効である。熱交換器と持続的血液透析濾過（continuous hemodiafiltration：CHDF）回路あるいは（心停止時や重篤なショック時における）経皮的心肺補助（percutaneous cardiopulmonary support：PCPS）回路の併用は，侵襲的ではあるが血液温調節を効率よく行えるため，有効性が高い。

#### d. 全身管理

上記治療に加え，悪性高熱症病態が収束するまでの間，生体の恒常性を維持し全身状態を可及的良好に保つことが全身管理上重要である．

1）代謝

高カリウム血症，低酸素血症，高二酸化炭素症，アシドーシスの補正を早急に行い，可能なかぎり是正する．

低酸素血症および高二酸化炭素症の是正には純酸素過換気を行うが，積極的な人工呼吸を行っても亢進した酸素消費および二酸化炭素産生にはなかなか追いつけず，これらを簡単には正常化できないことが多い．

アシドーシスは混合性であるので，過換気で高二酸化炭素症を可能なかぎり軽減させると同時に重炭酸ナトリウムの投与（初回：3〜5 mEq/kg，以降適宜追加）を行う．ダントロレン投与により異常な代謝亢進状態の進行が抑制されて，アシドーシスの進行抑制や改善が得られることもある．

高カリウム血症の是正には過換気および重炭酸ナトリウム投与による呼吸性および代謝性アシドーシスの是正，ループ利尿薬投与，グルコース-インスリン療法（高血糖の場合にはインスリンのみ），イオン交換樹脂の注腸などを試みる．高カリウム血症からの致死性不整脈発生防止には，塩化カルシウムやグルコン酸カルシウムを用いる．脳保護を目的として低酸素回避，最高体温抑制，循環維持に努める．

2）循環

不整脈を誘発する高カリウム血症，低酸素血症，高二酸化炭素症，アシドーシスの補正を早急に行い（上述），可能なかぎり是正する．

致死性不整脈（多発性心室性期外収縮，心室頻拍など）に対して塩酸プロカインやプロカインアミドは安全に使用可能であるが，実際にこれらのみで致死性不整脈を十分に制御することは難しい．そのため発症促進機序が認められる[27]が，臨床使用量ならば使用可能とされるリドカインなどの抗不整脈薬を使用する．

高カリウム血症の経過観察には，血清カリウム値の頻回測定に加え，心電図連続観察によるT波の波形変化のチェックが有用である．ショックに対しては通常のカテコラミン治療を行う．カテコラミンによる交感神経系緊張的な状態が悪性高熱症の増悪要因となるため使用時点での有益性と危険性のバランス判断が必要であるが，ショック状態を容認してまでカテコラミン使用を控える必要はない．

3）血清カリウム値・血糖管理

高カリウム血症に対しては通常のグルコース-インスリン療法（成人の場合グルコース5 gあたり速効型インスリン1単位が初回投与の標準）を施行するが，ストレス性の耐糖能低下による高血糖を伴っていることが多いため，グルコースとインスリンのバランスは2回目投与以降，適宜調整する．高血糖を伴っている場合にはグルコースを投与

する必要はなく，速効型インスリン単独投与（成人の場合，速効型インスリン 1 単位静注あたり血糖値 20 mg/dl 降下を初回のめどとし，以後血清カリウム値と血糖値の変動にあわせて適宜投与量調整）を行う。また高血糖には上述の速効型インスリン単独投与を行うが，それに伴う血清カリウム値低下は高カリウム血症の治療を兼ねる。

### 4）腎臓

高カリウム血症への対処およびミオグロビン性急性尿細管壊死による腎不全を回避するため強制利尿を行い，2～3 ml/kg/hr 以上の尿量を確保する。フロセミドなどのループ利尿薬を単独使用すると尿が酸性化しミオグロビンが尿細管内に析出しやすくなるため，尿をアルカリ化する目的で重炭酸ナトリウムや炭酸脱水酵素阻害系利尿薬（カンレノ酸ナトリウムなど，ただし高カリウム血症時には使用不可）を併用する。

## 2 症状寛解後

約半数の悪性高熱症発症例で再増悪が認められるため[28]，症状寛解後 48 時間程度は要監視とする。この期間は，増悪時に使用する薬品や資機材を即応体制で患者病室付近に準備しておく。

体表温と中枢温の両者を持続的にモニターする。発症の早期発見のため $Et_{CO_2}$ モニターを人工呼吸管理下では必ず，また自発呼吸下でも $Et_{CO_2}$ 用経鼻プローブを用いて極力施行する。ダントロレンの血中濃度低下（半減期 10～15 時間）に伴う再増悪が発生しうることを考慮のうえ，体温が 38℃以上に上昇し悪性高熱症の再増悪を総合的に疑った場合には，ダントロレン 1～2 mg/kg を再び静脈内投与する。これは手術侵襲や感染による発熱との治療的鑑別診断法ともなる。

再増悪時の血清カリウム値再上昇に備えて，しばらくはカリウムフリーの補液を行い，多少の低カリウム血症もこの期間は不整脈などの症状が出てこないかぎり容認する。

血清 CK 値がピークアウトし減少傾向に転じる前は横紋筋融解症が進行しているものと考えて 1 日 2～4 回の血清検査を行い，特に高カリウム血症，高ミオグロビン血症，DIC の発症・増悪を警戒する。

精神興奮状態や交感神経系緊張状態は悪性高熱症を増悪させる要因となるため，必要かつ十分な鎮静および鎮痛を行う。

## 予防法・麻酔法選択

悪性高熱症発症後の病状進行は速く，対応の遅れが予後に悪影響を及ぼす可能性がある。また冷却された補液など，発症後からでは迅速な必要量の確保がやや困難なものもある。このため既往や発症素因が疑われ悪性高熱症発症が予測される症例の麻酔管理を行う際には，手術室で通常組まれている緊急対応体制に加え，発症回避および発症時の迅速対処のための悪性高熱症発症時特有の人的・物的な事前準備が必要となる。

## 1 術前情報

### a. 既往歴

本人および血縁者の前回発症時の情報（臨床経過，誘因など）を可能なかぎり明らかにしておく。発症素因を疑わせる既往歴としては斜視，眼瞼下垂，側彎症，自然気胸，各種筋疾患，反復性不明熱などが挙げられる（前述）。筋疾患の中でも特に筋ジストロフィ（デュシェンヌ型およびベッカー型），先天性筋緊張症，先天性関節強直症，セントラルコア病，エバンスミオパシー，King-Denborough 症候群，低カリウム性周期性四肢麻痺，Brody 病などや，骨格筋関連症状である熱中症，運動誘発性高 CK 血症，運動誘発性ミオグロビン尿症，特発性高 CK 血症などが挙げられる（表2）。

### b. 麻酔歴

過去の麻酔歴で発症既往があれば素因を持つことは確定的だが，発症既往がないことを根拠に素因がないとは判断できない。誘因薬物を使用した複数回の麻酔後に行った全身麻酔で，悪性高熱症を初回発症した症例は少なくない。

### c. 家族歴

素因は常染色体優性遺伝するので，両親あるいは兄弟の中に既往を認めれば，その患者が素因を持つ確率は 50％（両親ともに既往がある場合は 75％以上）と考えられる。

### d. 筋生検

前述の筋生検による検査を術前に行って，発症素因（本邦では CICR 異常亢進）をあらかじめ調べることが可能である。

### e. 血清検査

特に誘因なく血清 CK やミオグロビンの高値が認められる場合には，潜在的な骨格筋疾患や異常が疑われるので，特に既往がなくても発症素因の存在を疑うべきである。

## 2 前投薬

オピオイドやベンゾジアゼピンなど，禁忌薬物以外の薬物を選択する。患者の心理的ストレスや疼痛も誘因になりうるので，鎮静は深めにし，不安や疼痛による精神興奮を抑える。悪性高熱症に対するダントロレンの予防投与は日本の健康保険では未承認である。予防投与を行う場合は副作用観察下に前投薬として 2〜2.5 mg/kg/30min を静注すると悪性高熱症治療の有効血中濃度に到達できるが，経口投与（25〜150 mg/day）では有効血中濃度到達は難しいとされる。ダントロレンの鎮静作用を術前鎮静に利用できる。投与に際しては，脱力系諸症状（時に吐気も）が起こることを患者本人に十分説

### 表7 悪性高熱症既往患者の術前麻酔準備

1) 術中モニター
   心電図，血圧，経皮的動脈血酸素飽和度（Sp$_{O_2}$），呼気終末炭酸ガス濃度（Et$_{CO_2}$），体温（体表温・中枢温モニター）
   動脈圧・中心静脈圧モニター
2) 補液・薬物投与経路
   末梢（ダントロレン専用ルート）および中心静脈ルート，胃管
3) 薬物
   ダントロレン，冷却輸液製剤（細胞外液系），体腔灌流冷却生理食塩液，緊急薬品，その他の使用想定薬品など
4) 資機材
   非再呼吸回路，冷却用資機材（冷却ブランケット類，冷却用アルコール，氷嚢など），経皮的心肺補助（percutaneous cardiopulmonary support：PCPS）など

明しておく。またダントロレン前投薬時には，非脱分極性筋弛緩薬の作用増強が起こることを念頭に麻酔計画を立てる。

### 3 術前麻酔準備（表7）

カニスタのソーダライムと回路は新品を用いる。十分量の酸素あるいは空気を回路内に数時間流して揮発性吸入麻酔薬を回路から洗い流す。ダントロレン（使用直前に溶解），緊急薬品，その他の使用想定薬品，冷却した輸液製剤（細胞外液系），発症時使用想定資機材などはスペースが許すかぎり手術室内か短時間のうちに手術室に動員できる近隣の位置に準備する。

### 4 術中モニター

たとえ術前状態に異常が認められなくても，発症時に備えて重症患者管理や高侵襲手術時に相当するモニター装備が必要である。特にEt$_{CO_2}$やSp$_{O_2}$は早期診断に有用でもあり必須である。体表温と中枢温，特に脳温を反映する前額部中枢温を複数か所で連続測定する。発症後の急激な病状悪化に備えるため，動脈圧ルート（循環管理用，採血用）と中心静脈ルート（循環管理用，採血用，薬物投与経路用）に加え，ダントロレン専用ルートに用いる末梢ルートの確保が必要である。これらのルートは発症後からでは確保困難になるため，たとえ発症しなければ過剰装備となる可能性があっても必ず事前に確保しておく。

### 5 麻酔法

全身麻酔はNLAベースで行う。プロポフォール，バルビツレート，ベンゾジアゼピン，麻薬，亜酸化窒素，非脱分極性筋弛緩薬は使用可能である。揮発性吸入麻酔薬と脱分極性筋弛緩薬（スキサメトニウム）は使用禁忌である。局所麻酔薬を用いた浸潤麻酔や伝

達麻酔（脊髄くも膜下麻酔，硬膜外麻酔，腕神経叢ブロックなど）は問題ないが，可能であればエステル型局所麻酔薬を用いる．リドカインなどのアミド型局所麻酔薬はCICRを促進する薬理作用を持つ[27]．このため過去には禁忌薬物とされていた経緯もあったが，実際には通常臨床使用量であれば使用可能と考えられる．

■参考文献

1) Hopkins PM. Malignant hyperthermia：Advances in clinical management and diagnosis. Br J Anaesth 2000；85：118-28.
2) Wappler F. Malignant hyperthermia. Eur J Anaesthesiol 2001；18：632-52.
3) 弓削孟文，向田圭子．【本邦臨床統計集】 損傷，中毒・その他の外因の影響 悪性高熱症．日本臨牀 2002；60：635-42.
4) Takeshima H, Iino M, Takekura H, et al. Excitation-contraction uncoupling and muscular degeneration in mice lacking functional skeletal muscle ryanodine-receptor gene. Nature 1994；369：556-9.
5) Melzer W, Schneider MF, Simon BJ, et al. Intramembrane charge movement and calcium release in frog skeletal muscle. J Physiol 1986；373：481-511.
6) Oyamada H, Oguchi K, Saitoh N, et al. Novel mutations in C-terminal channel region of the ryanodine receptor in malignant hyperthermia patients. Jpn J Pharmacol 2002；88：159-66.
7) Endo M, Yagi S, Ishizuka T, et al. Changes in the Ca-induced Ca release mechanism in the sarcoplasmic reticulum of the muscle from a patient with malignant hyperthermia. Biomed Res 1983；4：83-92.
8) Kawana Y, Iino M, Horiuchi K, et al. Acceleration in Ca-induced Ca release in the biopsied muscle fibers from patients with malignant hyperthermia. Biomed Res 1992；13：287-97.
9) Liou YM, Jiang MJ, Wu MC. Altered expression of cardiac myosin isozymes associated with the malignant hyperthermia genotype in swine. Anesthesiology 2000；93：1312-9.
10) Ording H. Incidence of malignant hyperthermia in Denmark. Anesth Analg 1985；64：700-4.
11) 中尾正和．悪性高熱症の発生頻度は？ 医学のあゆみ 1989；148：404.
12) 前原康弘，向田圭子，河本昌志ほか．本邦における1990年以降の悪性高熱症死亡例の検討．日臨麻会誌 2000；20：385-9.
13) Artru AA, Gronert GA. Cerebral metabolism during porcine malignant hyperthermia. Anesthesiology 198；53：121-6.
14) 盛生倫夫，菊地博達，弓削孟文ほか．悪性高熱症診断基準の見直し．麻酔と蘇生 1988；80：771-9.
15) 向田圭子，弓削孟文．IV 臨床症状．菊地博達編．悪性高熱症．東京：克誠堂出版；2006. p.61-92.
16) Larach MG, Localio AR, Allen GC, et al. A clinical grading scale to predict malignant hyperthermia susceptibility. Anesthesiology 1994；80：771-9.
17) Melton AT, Martucci RW, Kien ND, et al. Malignant hyperthermia in humans — Standardization of contracture testing protocol. Anesth Analg 1989；69：437-43.
18) Larach MG. Standardization of the caffeine halothane muscle contracture test. North American Malignant Hyperthermia Group. Anesth Analg 1989；69：511-5.
19) The European Malignant Hyperpyrexia Group. A protocol for the investigation of malignant hyperpyrexia (MH) susceptibility. Br J Anaesth 1984；56：1267-9.
20) Akazawa S, Shimizu R, Kasuda H, et al. Malignant hyperthermia with apical central core disease. J Anesth 1987；1：105-8.

21) 市原靖子, 佐々木順司, 菊地博達ほか. 日本で初めてリアノジン受容体遺伝子の点変異を確認した悪性高熱症患者の父子症例. 麻酔 2000；49：404-6.
22) Tong J, McCarthy TV, MacLennan DH. Measurement of resting cytosolic $Ca^{2+}$ concentrations and $Ca^{2+}$ store size in HEK-293 cells transfected with malignant hyperthermia or central core disease mutant $Ca^{2+}$ release channels. J Biol Chem 1999；274：693-702.
23) Girard T, Cavagna D, Padovan E, et al. B-lymphocytes from malignant hyperthermia-susceptible patients have an increased sensitivity to skeletal muscle ryanodine receptor activators. J Biol Chem 2001；276：48077-82.
24) Mitchell LW, Leighton BL. Warmed diluent speeds dantrolene reconstitution. Can J Anaesth 2003；50：127-30.
25) Durant NN, Lee C, Katz RL. The action of dantrolene on transmitter mobilization at the rat neuromuscular junction. Eur J Pharmacol 1980；68：403-8.
26) Saltzman LS, Kates RA, Corke BC, et al. Hyperkalemia and cardiovascular collapse after verapamil and dantrolene administration in swine. Anesth Analg 1984；63：272.
27) 藤岡泰博, 松井一博, 向田圭子ほか. 局所麻酔薬の $Ca^{2+}$-induced $Ca^{2+}$ release に与える影響. 麻酔と蘇生 1988；24：19-23.
28) Brandom BW, Larach BW. North American MH Registry. Reassessment of the safety and efficacy of dantrolene. Anesthesiology 2002；97：A1199.

(成松　英智)

## II. 周術期の体温管理

# 10 低体温麻酔法

はじめに

　人為的術中低体温は，組織の虚血防止を目的として，主に心臓血管麻酔において，時に脳神経外科手術において施行される。現在では人工心肺（cardiopulmonary bypass：CPB），経皮的心肺補助（percutaneous cardiopulmonary support：PCPS）といった体外循環回路を使用して低体温を導入する方法が一般的である。脳保護を目的とした脳神経外科手術での低体温管理は，適応と効果が明確ではなく，低体温が有効とされる心停止後脳障害の場合では低体温療法あるいは脳低温療法として扱うことが多い。ここでは人工心肺を用いる心臓血管手術における低体温麻酔の管理を中心に，以下に概要を述べていく。

## 低体温麻酔の原理

　生体を低体温に導く方法として，かつては気管挿管した患者を麻酔下に氷水槽に入れて27～28℃まで冷却した後に手術台で開胸して25℃前後で循環遮断し，手術後に上行大動脈の送血針から冠循環へ送血して心拍再開後に全身を加温して復温する方法が行われていた[1]。人工心肺が登場した初期では，生体適合のよくない血液接触面をもった人工心肺回路による血液損傷が問題点であった。血液損傷を軽減させるには，灌流量を減少させる必要があり，生体の酸素需要を満たしつつ灌流量を下げるために低体温法が導入された。1980年代に入り現在に至るまで，迅速に体温を冷却，復温する方法としてもっとも一般的で有効な手段が，全身を灌流する血液を"体外循環"によって冷却する方法である。低体温を併用した場合，血液粘度が増加し，かつ血液濃縮も生じるため末梢循環不全が発生しやすく，血液希釈を必要とすることが分かってきた。組織における血液ガス交換能の観点からみた希釈体外循環の理論的安全限界は，ヘマトクリット（Ht）値20％とされることが多い。

　心臓血管麻酔の場合，通常では上大静脈と下大静脈に脱血管を，大動脈に送血管を挿入し，人工心肺で脱血した血液を熱交換器で冷却し，大動脈に送血させて重要臓器を主として全身に冷却した血液を灌流させる[2]（図1）。人工心肺の熱交換器は，冷温水槽装

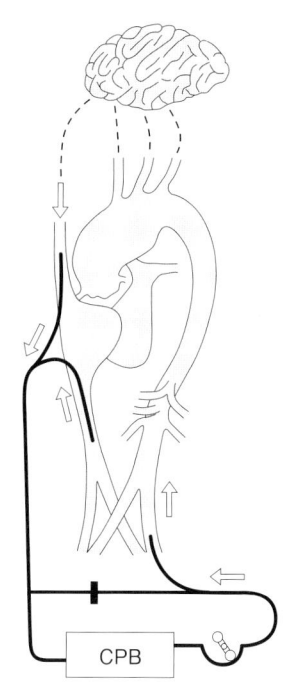

**図1 人工心肺 (cardiopulmonary bypass：CPB) による体外循環**
上大静脈，下大静脈から脱血した静脈血は，人工肺で酸素化し，ポンプで上行大動脈あるいは大腿動脈や腋窩動脈から送血する。
(河田光弘，高本眞一．胸部大動脈手術における脳脊髄保護．麻酔 2007；56：271-9 より引用)

置と接続することで血液の冷却と加温を行う。加温による血液中の二酸化炭素の気化や気泡発生の可能性から，熱交換器は人工肺の手前に配置する。過度の冷却や加温は血液の凝集反応や蛋白変性を生じるために注意が必要となる。

低体温下で行われる胸部大血管手術の場合，主な脳保護法として，超低体温下で体外循環を停止し脳循環を行わない単純循環停止法 (deep hypothermic circulatory arrest：DHCA)，循環停止後に上大静脈から脳循環送血を行う逆行性脳灌流法 (retrograde cerebral perfusion：RCP)，弓部大動脈の三分枝にカニュレーションし脳循環送血を順行性に行う選択的脳灌流法 (selective cerebral perfusion：SCP) などが施行される[2] (図2，図3，図4)。低体温下における各々の時間的制約は，DHCA で約30〜40分，RCP で約60〜90分，SCP では理論的には時間的制約はなしとされる[2,3]。上肢と下肢とを分離させた循環を行う場合には，双方での中枢温をモニターする。

大血管手術時の脳保護や小児の複雑心奇形における循環停止を併用する手術を除くと，現在では軽度低体温 (32〜35℃) から常温で人工心肺を管理する施設が多い。低体温の分類を示す[1] (表1)。

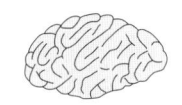

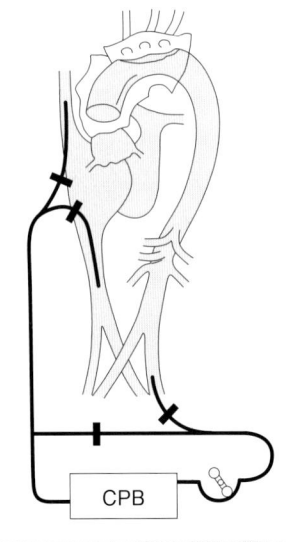

**図2** 単純循環停止法（deep hypothermic circulatory arrest：DHCA）

（河田光弘, 高本眞一. 胸部大動脈手術における脳脊髄保護. 麻酔 2007；56：271-9 より引用）

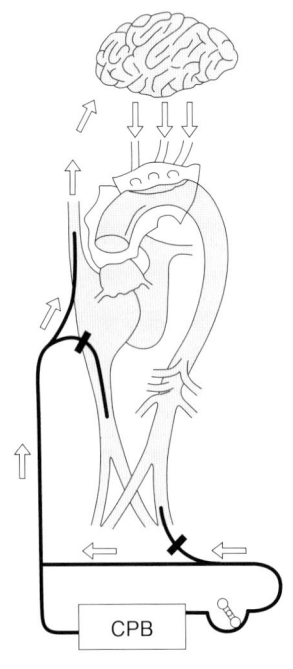

**図3** 逆行性脳灌流法（retrograde cerebral perfusion：RCP）

（河田光弘, 高本眞一. 胸部大動脈手術における脳脊髄保護. 麻酔 2007；56：271-9 より引用）

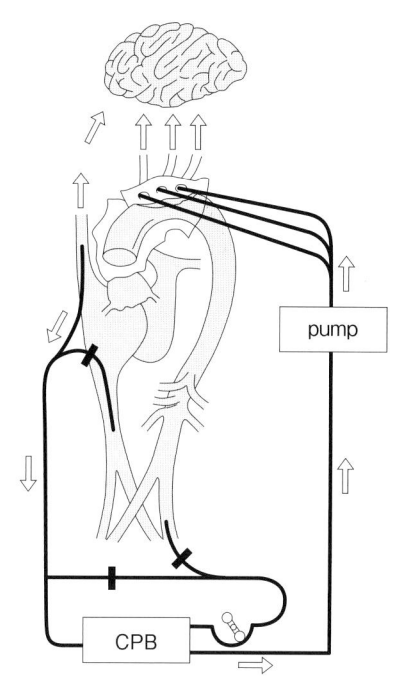

**図4 選択的脳灌流法（selective cerebral perfusion : SCP）**
（河田光弘，高本眞一．胸部大動脈手術における脳脊髄保護．麻酔 2007 ; 56 : 271-9 より引用）

**表1　低体温の分類**

| 低体温分類 | 温度 |
| --- | --- |
| 軽度低体温 | 35～32℃ |
| 中等度低体温 | 32～28℃ |
| 高度低体温 | 28～20℃ |
| 超低体温 | 20℃以下 |

（林　輝行，内田　整，畔　政和．体温管理と血液ガス管理．LiSA 2006 ; 13 : 522-5 より引用）

## 低体温麻酔の生理

　皮膚の温度受容体から視床下部に低体温の情報が伝達されると，ふるえ（shivering）により熱産生を促進する．同時に熱放散減少を目的として末梢血管は収縮し，皮膚表面から中枢へと血流を移動させることにより熱を維持する機能が働く．酸素消費量は増大し，心拍出量の増加や血圧上昇といった自己防衛反応が生じる．しかし，全身麻酔中では末梢血管収縮は抑制され，筋弛緩薬の投与下ではふるえも生じないため，容易に低体温を導入できることになる．

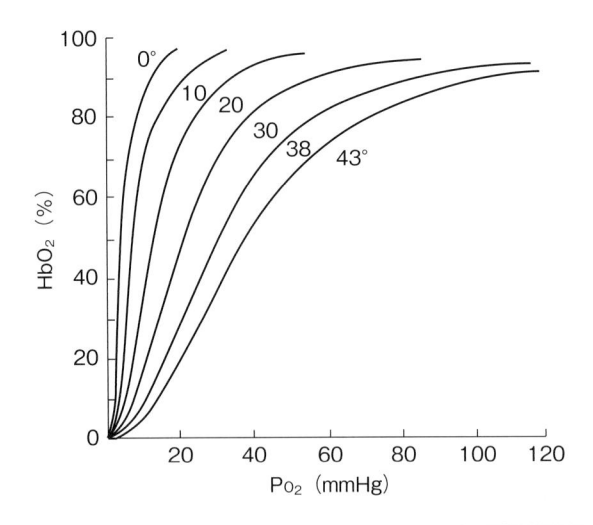

**図5 酸素解離曲線に及ぼす温度の影響**
(河田光弘,高本眞一.胸部大動脈手術における脳脊髄保護.
麻酔 2007;56:271-9 より引用)

## 1 酸素代謝

　低体温を導入することにより,生体の酸素消費量を減少させ,人工心肺に起因する非生理的環境下においても重要臓器の保護を期待することができる。体温が1℃低下するごとに,生体の酸素消費量は約5〜7％ずつ低下するとされており,体温が27〜28℃の代謝は37℃の場合の約50％になる。

　ヘモグロビンの酸素解離曲線は,低体温により左方移動する[1](図5)。組織においてヘモグロビンから酸素が放出されにくくなり,酸素運搬能は低下する。

## 2 糖代謝

　低体温により,インスリンの分泌減少と酵素活性の低下が起こり高血糖になる。糖利用能の抑制によるエネルギー産生障害は心拍出量低下の一因となる。

## 3 薬物代謝

　薬物代謝の器官は,胃腸管,肺などもあるが,主な器官は肝臓である。人工心肺により肝血流量,酵素活性,蛋白結合が影響されるために,肝臓での代謝の程度は変化する。フェンタニルのような肝臓での代謝率が高い薬物は肝臓の血流量により影響され,肝臓での代謝率の低い薬物は体温変化による影響が強い。低体温では代謝が抑制され薬物動態に影響を与える。肝臓では低体温そのものによる代謝の低下,肝内循環の抑制による肝血流の低下が起こる。オピオイド受容体の結合親和性の低下,ニコチン様アセチルコ

リン受容体の親和性の低下と筋弛緩薬の効果遷延，吸入麻酔薬の最小肺胞濃度の低下などが生じる[4]。

## 4 循環器系変化

低体温により末梢血管抵抗は30℃までは緩徐に上昇し，以後は急速に増大して20℃では常温の約3倍にまで達する。原因として末梢血管の収縮と血液粘度の増加が考えられている。したがって低体温を用いる人工心肺においては血液希釈が併用される。

## 5 中枢神経系変化

低体温により中枢神経機能は低下する。脳温が低下すると一般的には脳波が徐波化し，25℃以下では平坦化，消失する。低体温早期の脳波消失は，脳循環不全の可能性があり，25℃以下での脳波活動は麻酔深度が不十分であることを示唆する。冷却中の高い体温で脳波の平坦化が観察される場合や，復温中に脳波の出現が遅延する場合では，術後の脳神経障害に注意が必要である。

## 6 高次脳神経機能

高次脳神経機能障害は，認知機能障害とも呼ばれる術後脳神経合併症の一つで，適応力，学習能力，思考，記憶，見当識などの高次脳神経機能が損なわれるもので，数日から数カ月間症状が持続するとされている。原因として，人工心肺中の脳循環異常，微小梗塞巣の存在，炎症反応，年齢などが指摘されている。人工心肺中の体温管理と酸塩基平衡管理は重要と考えられており，冷却に30分以上かけること，復温に40分以上かけることを推奨する意見がある。適切な復温管理を行うと高次脳神経機能障害の発生率が低いという報告がある。超低体温下では，循環停止時間が小児では40分間，成人では25～30分間を超えると精神発達や高次脳神経機能に障害を与える可能性が示唆されている[5]。

常温での人工心肺と，低体温での人工心肺での術後の高次脳神経機能については，常温では低体温に比べ脳機能低下を認めたという報告と，差がなかったという報告がある[1]。このような差が出る原因として，常温における人工心肺中の最低中枢温に多少の差があることや，人工心肺時間，心筋保護法などが異なることが考えられている。

## 7 出血傾向

低体温での人工心肺に伴う非外科的出血傾向は，ヘパリンの使用に加え血小板数減少と機能低下，線溶系の亢進に起因する。低体温により変形した血小板は肝の類洞，脾臓の網内系に捕捉されることが知られている。

## 8 血液ガス

　温度が上昇すると，液体に溶存する気体は分子運動エネルギーが上昇するため気化しやすくなり，気体のガス分圧は上昇する。温度が低下すると液体への気体の溶解度は増加し，ガス分圧は低下する。したがって低体温では，血液に対する$CO_2$の溶解は増加しており，ガス分圧としての$P_{CO_2}$は低下しpHは上昇する。総$CO_2$量が一定であった場合，例えば20℃の低体温では，$P_{CO_2}$は18 mmHgと低下し，pHは7.65となる。

## 9 酸塩基平衡

　低体温における酸塩基平衡の管理には，pHスタット法とアルファスタット法がある。

### a. pHスタット法

　pHスタット法は，温度が変化したときにその温度でのpHを一定に保つ方法である。前述のように低体温では$P_{CO_2}$は低下しpHは上昇するが，これを$P_{CO_2}$ 40 mmHgとpH 7.4にするためには$CO_2$を付加しなくてはならない。pHスタット法では，ガス流量の5％の$CO_2$を付加し，総$CO_2$量を増加させる。これは代謝を下げる働きがあり，骨格筋，消化管，中枢神経系などの非活動性組織に対しては有用であるが，一方，心臓，肝臓などの活動性組織では，細胞内から$H^+$を排出して細胞内pHを一定に保ち電気的中性を維持しているため，pHスタット法では不利に働くとされている。低体温を用いた人工心肺では脳保護のため，脳は非活動であることが望ましい。$CO_2$付加による脳血管拡張作用での脳血流の増大，均一な冷却効果，脳内酸素需給バランスに優れることなどもあり，pHスタット法は脳保護に有用である。精神発達や発育，痙攣頻度からみても，小児ではpHスタット法が有利と考えられている。

### b. アルファスタット法

　アルファスタット法は，通常の酸塩基平衡の管理方法で，$CO_2$付加を行わず，低体温で$P_{CO_2}$が低下しpHが上昇しても総$CO_2$量を変化させない方法である。結果として細胞内の電気的中性を保つので，細胞活動を維持するために有益となる。また，成人，特に高齢者では，微小塞栓子を脳血管に流入させないようにする観点から，脳血流量を増加させないアルファスタット法で管理することが好ましいという考えもある。

　人工心肺を用いた心臓血管手術が施行され始めて約30年間は，脳血流を増加させうるpHスタット法が管理の主流であった。この条件下では$P_{CO_2}$は一定であるが，血中総$CO_2$量は上昇し，pHは37℃換算値ではアシドーシスを示す。

　最近の約20年間はpHスタット法に疑問を呈する施設も多く，逆行性脳灌流法や超低体温循環停止症例などの特別な状態を除き，アルファスタット法が一般的な管理法となっている[1]。

## 低体温麻酔の利点

　低体温麻酔法は，血流の減少ないし遮断を伴う手術において，組織の虚血防止のために施行される。低体温により生体の代謝量が低下すれば，組織の酸素消費量も低下するため，酸素を運搬する役目を担う血流が減少，途絶しても虚血の有害を最小限にすることができる。

　低体温の一番の長所は，臓器の酸素消費量を低下させることで，人工心肺の流量を減少させることができる点である。直腸温が20℃の超低体温では，約30〜40分間までの循環停止が可能である。

　現在では，人工心肺と低体温は各々の長所，短所を補うように併用され，開心術の安全性の向上に大きく貢献している。麻酔科医が低体温の生理と人工心肺の理論をよく理解することで，初めてその利点にあずかれるといえよう。

## 低体温麻酔の欠点

　低体温により，末梢血管壁の透過性が亢進し，血液濃縮が生じる。血液粘度が上昇して末梢血管抵抗が増加する。赤血球の変形能が低下し，毛細血管レベルでの赤血球凝集が起こりやすくなる。先にも述べたように，低体温での人工心肺に伴う出血傾向は，ヘパリンの効果に加え血小板数減少と機能低下，線溶系の亢進に起因する。人工心肺中，赤血球は主に機械的要因（回路内表面の性状，血液速度，人工肺における血液への気泡混入，ローラーポンプによる圧閉など）によって溶血する。人工心肺後には障害を受けた赤血球が破壊され続けて貧血が1週間以上も継続することが知られており，低体温麻酔が終了しても貧血の進行には十分注意する。

## 低体温麻酔の注意点

　低体温麻酔では，各モニタリング方法とその評価に注意が必要である。

　心臓血管手術では，体温を鼓膜温，鼻咽頭温，食道温，膀胱温，直腸温などでモニタリングする。中枢温のモニタリングは体外循環中の冷却・復温に不可欠であり，モニタリング方法もヘパリンなどの抗凝固薬による出血の合併症を理解したうえで選択する[6]。温度センサー付きの肺動脈カテーテルでは血液温をモニタリングできる。急速な体温変動を来す人工心肺下でさえ，中枢温モニタリング部位（鼓膜，鼻咽腔，肺動脈，食道）は有用性を保つ。これに対し直腸温は，中枢部で測定された温度に遅れる。このため直腸温は，人為的に冷却した患者では"中間型"の温度と見なされる。心臓手術では，膀胱温は尿量が少ないときは直腸温に等しいが（つまり中間型温度であり），多いときには肺動脈温に等しい（それゆえ中枢温である）。膀胱温は尿量に強く影響される

ため，解釈が困難なことがある．人工心肺における復温の適切さは，"中枢"と"中間型"温度の両方を考慮することでもっともよく評価できる[7]．体外循環中は，重要臓器の保護，特に脳保護のために人工心肺によって中枢温を冷却し，低体温を維持する．脳温を反映する鼓膜温の測定が中枢温の評価として不可欠である．

以前では，25～30℃の低体温で心臓血管手術が管理されていた時代もあったが，最近では過度の低体温による血液凝固障害などを懸念して32～35℃の軽度低体温で体外循環を維持する施設が多くなってきている．低体温は心室機能不全を遷延させる可能性があり，人工心肺後の認知障害を軽減しないという報告や，常温のほうが冠動脈バイパス術後の重大な合併症を回避できるという見解もあり，心臓血管手術はますます33℃前後の軽度低体温～常温下に施行されつつある[7]．体外循環開始～終了までの，軽度低体温における送血温，膀胱温，鼓膜温の推移の一例を示す[6]（図6）．

胸部大血管や複雑な先天性心疾患などの手術では，体外循環を一時的に停める循環停止を伴うことがあるため，重要臓器の保護のために中枢温を20℃前後の超低体温に冷却する必要がある．20℃の超低体温では，脳血流量と脳酸素消費量を常温時の30％までに低下させるともいわれているが，先述した高次脳神経機能障害の可能性に注意する必要がある．体外循環開始～終了までの，超低体温，循環停止症例における送血温，膀胱温，鼓膜温の推移の一例を示す[6]（図7）．

脳循環の特徴は，自動調節能を備えることと，二酸化炭素分圧に対する反応性である．常温での脳の平均灌流圧の安全下限を50 mmHgとした報告があるが，低体温では自動調節能は20～30 mmHgまでは維持されるともいわれており，安全下限域は約30 mmHgと考えられる．しかし，自動調節能は，体温のほかに加齢，高血圧，降圧薬，脳血管障害などにより影響されることに注意する．通常は非拍動流体外循環を基本とすることが多いが，高齢者，頸動脈病変や脳梗塞合併症例では，ローラーポンプの回転数を変化させて作る非同期式拍動流を用いている施設もある．体外循環中，循環停止中ともに，2波長の近赤外線を用いた無侵襲混合血酸素飽和度監視装置（INVOS®）などで脳の酸素化をモニタリングし，脳の低酸素や虚血の早期発見と回避に努めることが重要である．bispectral index（BIS）モニターは低体温の影響を受けやすく，その解釈には注意を要する．

## 経皮的心肺補助（percutaneous cardiopulmonary support：PCPS）による低体温麻酔

胸部下行大動脈の手術では心肺停止を伴わずに，PCPSによる補助循環を併用することで安定した血行動態の確保が可能であるが，致命的な大動脈解離や多発外傷などで，有効な酸素化を伴う循環動態が突然おびやかされた場合や心肺停止症例でも，短時間で接続可能なPCPSによる体外循環を施行することがある．そのまま緊急手術などで低体温麻酔を施行する可能性があるかもしれないが，低体温麻酔の管理法としては，おおむね人工心肺使用時と同様と考えてよいであろう．しかし，PCPSなどの補助循環装置は閉鎖回路であるため血液が空気と接触することがなく，全回路へパリンコーティン

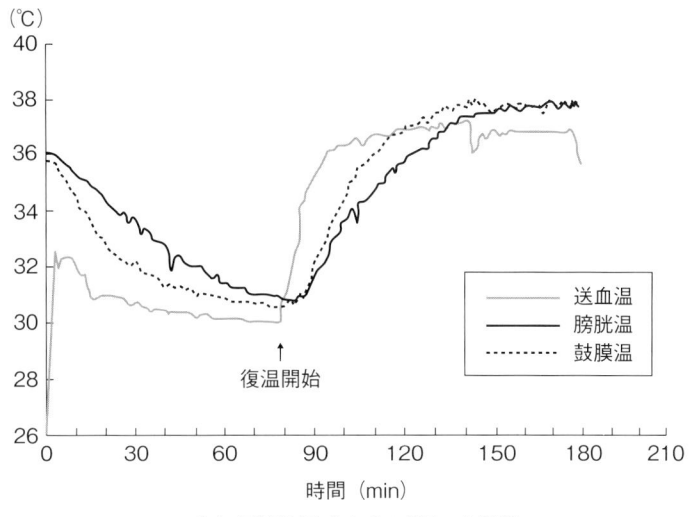

(a) 冠状動脈バイパスグラフト手術

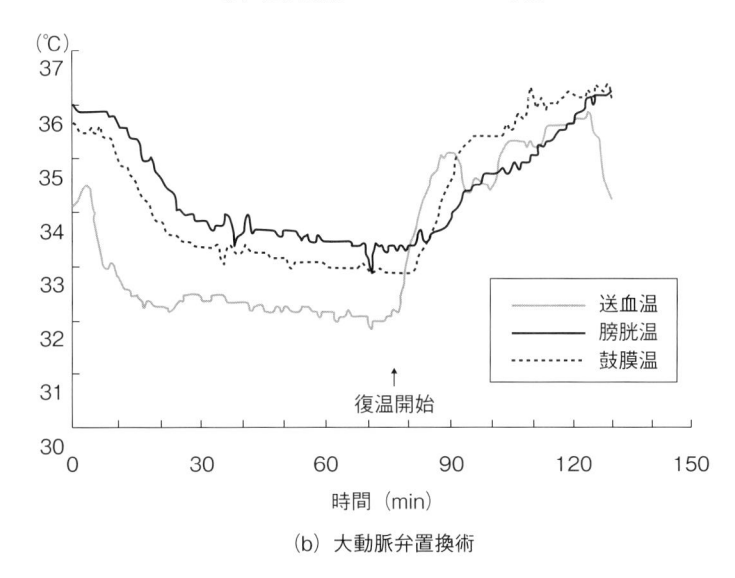

(b) 大動脈弁置換術

**図6 体外循環中の温度変化**

体外循環開始〜終了までの，軽度低体温における送血温，膀胱温，鼓膜温の変化を示す。
(木倉睦人，富田淳哉，小林賢輔．心臓血管麻酔における心電図・体温モニタリングの要点．澄川耕二編．徹底ガイド心臓麻酔 Q & A．東京：総合医学社；2009．p.822-30 より引用)

グされているため，活性凝固時間（ACT）は180〜200秒を目標にする。PCPSによるアクセスルートとしての血管の選択，心拍再開時に部位により異なる酸素化など，PCPSの回路に伴う内容についてはここでは割愛するが，体外循環を理解するうえで重要な知識であるので，是非とも成書を参照されたい。

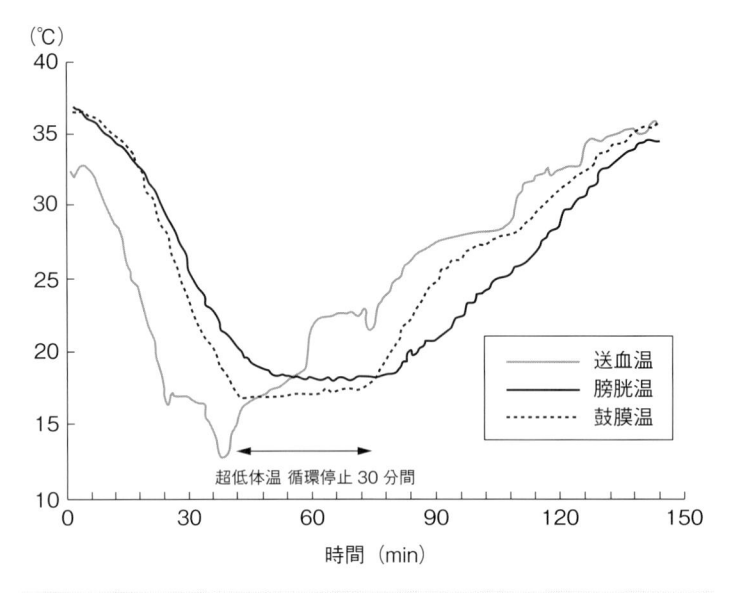

**図7 体外循環中の温度変化（上行弓部置換術）**

体外循環開始〜終了までの，超低体温，循環停止症例における送血温，膀胱温，鼓膜温の変化を示す。
（木倉睦人，富田淳哉，小林賢輔. 心臓血管麻酔における心電図・体温モニタリングの要点. 澄川耕二編. 徹底ガイド心臓麻酔Q & A. 東京：総合医学社；2009. p.822-30 より引用）

## その他の方法による低体温麻酔

　胸部下行大動脈の手術では，硬膜外冷却灌流法による脊髄局所低体温で脊髄保護効果を期待する方法を用いることがある[8]。

　救急・集中治療の領域では，低体温療法の導入として水冷式ブランケットによる体表面冷却，氷嚢をポケットに詰めたアイスブランケットの装着，冷却パッドの貼付，頭頸部冷却装置，氷水による胃洗浄法，急速冷却輸液投与，血管内冷却カテーテル，鼻咽腔冷却法など，体外循環以外の冷却方法があるが，その状態で低体温麻酔に移行して手術を施行する可能性はきわめて少ないと思われる。

　低体温における生理の把握，体外循環に起因する現象の理解がもっとも重要と思われる。

■参考文献
1) 林　輝行，内田　整，畔　政和. 体温管理と血液ガス管理. LiSA 2006；13：522-5.
2) 河田光弘，高本眞一. 胸部大動脈手術における脳脊髄保護. 麻酔 2007；56：271-9.
3) 片山郁雄，市原哲也. 大動脈弓部手術における人工心肺管理と脳保護法. LiSA 2006；13：628-31.

4) 高尾あや子．人工心肺使用時の薬物管理．LiSA 2006；13：644-7.
5) 高橋俊次，澄川耕二，松本美志也．人工心肺時の超低体温管理と循環停止前後の高次脳神経機能の変化について．臨床麻酔 2008；32：647-50.
6) 木倉睦人，富田淳哉，小林賢輔．心臓血管麻酔における心電図・体温モニタリングの要点．澄川耕二編．徹底ガイド心臓麻酔 Q & A．東京：総合医学社；2009．p.822-30.
7) Sessler DI．第 40 章：体温モニタリング．武田純三監訳．ミラー麻酔科学（Miller's anesthesia）．第 6 版．東京：メディカル・サイエンス・インターナショナル；2007．p.1225-44.
8) 中沢弘一，遠山悟史，舛田昭夫ほか．胸腹部大動脈瘤手術に対する硬膜外冷却の有用性．麻酔 2002；51：869-74.

（宮下　　龍）

## II. 周術期の体温管理

# 11 シバリング：原理と予防法

はじめに

　環境温の変化に対して，ヒトは衣服の調節だけでなく，視床下部を中枢として体温を37℃程度に保つ体温調節機構を体内に有する（図1)[1]。環境温が高く体温が上昇してくると，血管拡張により中枢から末梢への熱の再分布をもたらし，さらに発汗で熱の喪失に努める。逆に環境温が低く体温が下がってくれば，末梢血管収縮を生じさせ熱の喪失を防ぎ，続いて褐色脂肪などを燃やし，それでも足りなければシバリングにより熱産生を促し，体温を一定に保つようにする[1]。しかし，麻酔，特に全身麻酔によりこの機構は強く抑制され（"第Ⅱ章　3.麻酔・手術時の低体温：その原理"を参照のこと），比較的低い環境温である手術室内で体温は手術中に徐々に低下する結果，覚醒後にこの機構が働き始めるとシバリングが生じる[1]。シバリングは，酸素消費量の著明な増加，眼圧や脳圧の上昇，創部痛の増強などの患者にとって不快な反応を引き起こすため，潜在的に重篤な合併症といえる。

## シバリングの原理

　シバリングとは，体温の回復を図るために筋肉を無意識に振動させることをいう。この振動で代謝性熱産生を生じさせるが，激しいシバリングでは熱産生を通常の6倍まで増やすとされる[2,3]。現在までの研究の結果，麻酔後のシバリングは，覚醒時の低体温に対する通常の熱産生のために生じるシバリングと，病的クローヌスに似た振戦とがあることが報告されている[2,3]。

### 1 体温調節性シバリング

　麻酔後の体温調節性シバリングは，持続緊張性で筋電図では4〜8サイクル/分の漸増-漸減のパターンを示し，正常のシバリングに類似している。シバリングの強度は全身の筋肉で同期して変化することから，中枢神経で制御されていることが分かる。原因は中枢温低下で，体温調節性の末梢血管の収縮を伴う（図2）。麻酔後の振戦の80％以

## II．周術期の体温管理

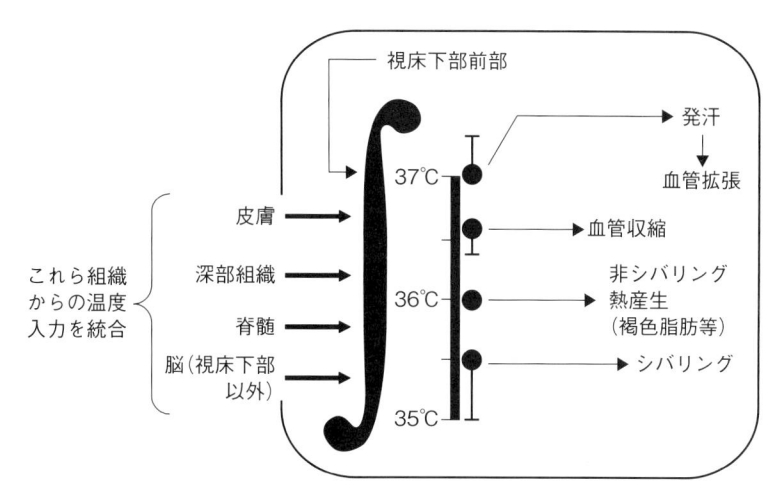

**図1　視床下部による体温調節**

脳，脊髄，深部組織，皮膚などからの温度入力が，視床下部前部で統合処理され体温調節機構が働く．具体的には，適温以下になると，血管収縮により熱放出を抑制し，非シバリング熱産生，シバリング熱産生で体温上昇を図る．逆に適温を上回ると血管を拡張させ，発汗を生じることで熱放出を促進し，体温を下げて適温に体温を維持しようと調節する．

(Sessler DI. Mild perioperative hypothermia. N Engl J Med 1997；336：1730-7 より改変引用)

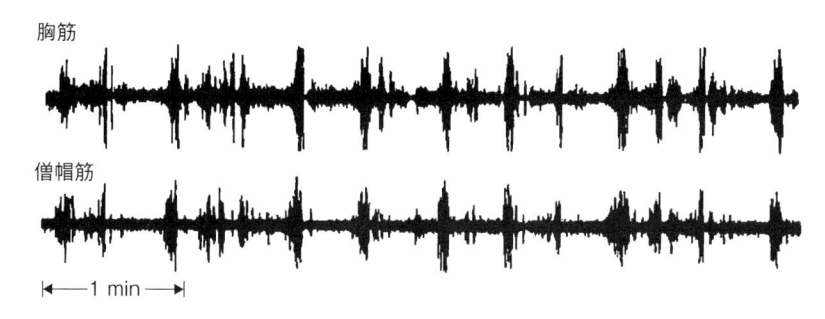

**図2　体温調節性シバリングの筋電図**

体温低下時，麻酔からの覚醒期に生じる振戦の多くは，このような漸増-漸減の筋電図パターンを示し，通常のシバリングに類似する．

(Sessler DI, Rubinstein EH, Moayeri A. Physiologic responses to mild perioperative hypothermia in humans. Anesthesiology 1991；75：594-610 より改変引用)

上がこの体温調節性のシバリングである．

## 2 非体温調節性シバリング

体温調節性シバリングのほかに，5～7 Hz（300～420 サイクル/分）の連射的な筋電図パターンを示す振戦が認められる（図3）．この振戦は，揮発性吸入麻酔薬，例えばイソフルラン麻酔では呼気中のイソフルラン濃度が 0.2～0.4％程度の低濃度で出現し，病的クローヌスと同様のパターンであり，他の脊髄反射，眼振，深部腱反射の亢進

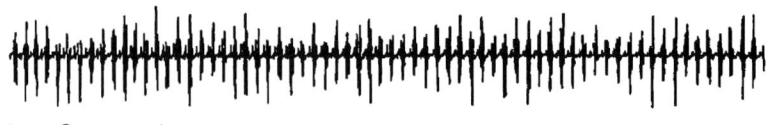

**図3 クローヌス様振戦の筋電図**

体温低下時，麻酔からの覚醒期に生じる振戦の一部に，このような連射的な筋電図パターンを示すクローヌス類似の振戦がある。
(Sessler DI, Rubinstein EH, Moayeri A. Physiologic responses to mild perioperative hypothermia in humans. Anesthesiology 1991；75：594-610 より引用)

を伴うことが多い。よって，残存する揮発性吸入麻酔薬により脊髄反射が促進される結果なのかもしれないが，詳細は不明である。

## 術後の正常体温でのシバリング

麻酔中に体温管理を十分に行い，手術終了時の体温が37℃であっても，シバリングが生じ，その結果38〜39℃になってようやくシバリングが治まるケースをときどき経験する。これは，非体温調節性のシバリングなのだろうか？ しかし，筋電図を見ると体温調節性のシバリングと同様である。では，38〜39℃がその患者にとってその時点での正常体温ということなのだろうか？ Frankら[4]は，手術侵襲により炎症性サイトカインが増加する結果，体温調節中枢のセットポイントが上昇するため，術前の体温でもシバリングが生じることを示した。図4で説明すると，術前の体温が36.75℃であり，術後に術前の体温まで復温してきてもシバリングの頻度，血管収縮ともに最大となっている。シバリングにより体温が上昇し，37.75℃になって初めて血管収縮がとれシバリングが治まっている。また図5では，術後に中枢温が38.5℃以上までなった患者では，炎症性サイトカインインターロイキン-6（interleukin-6：IL-6）の血漿濃度が38.5℃以下の患者より有意に高く，体温上昇も急激であることが示されている。以前われわれは，侵襲の異なる手術で侵襲の指標としてカテコラミンと炎症性サイトカイン IL-6 の血漿濃度を測定したところ（図6），血漿カテコラミン値とIL-6値は有意な相関を認めた（図7）[5]。つまり，侵襲の大きい手術ほど炎症性サイトカインは分泌されるため，術後のシバリングは起こりやすいと考えられる。よって，術前の体温までの復温では体温が十分に回復したとはいえないのである。

## レミフェンタニルとシバリング

レミフェンタニルの使用により，術後のシバリングが増えたといわれる。実際，Komatsuら[6]が過去のランダム化比較試験による報告を解析した結果，術後のシバリン

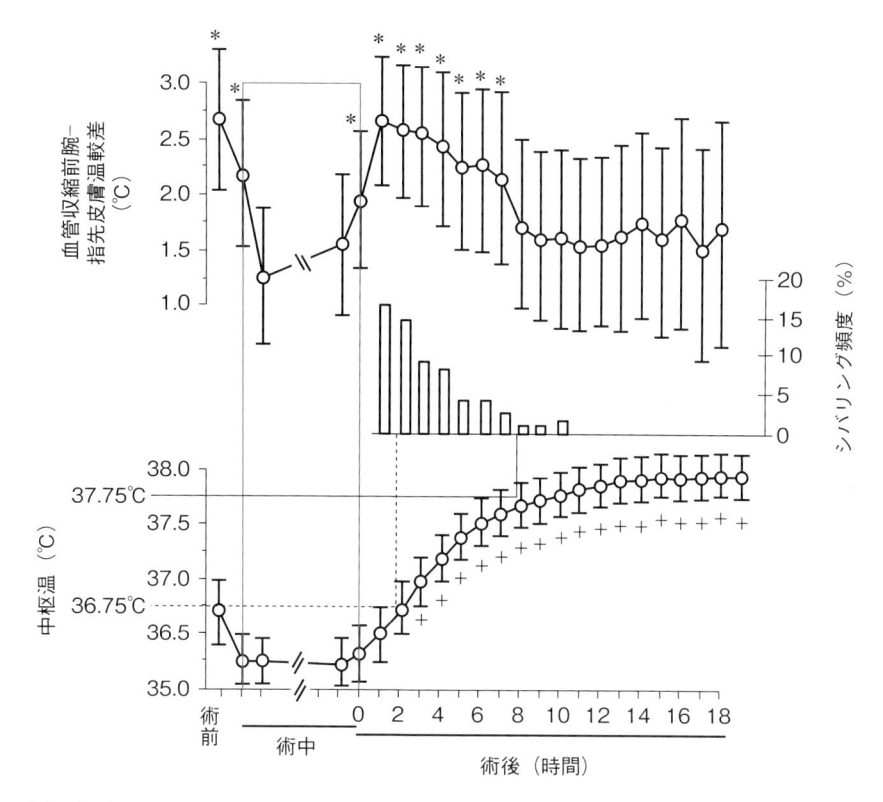

**図4 周術期の体温とシバリング**

麻酔による血管拡張の結果，熱の再分布により中枢温低下と前腕-指先皮膚温較差の減少が生じた。麻酔覚醒とともに血管収縮が生じ，前腕-指先皮膚温較差は有意に増加（＊：P＜0.05 術中値と比較して）するとともにシバリングが生じて中枢温も有意に上昇した（＋：P＜0.05 術前値と比較して）。シバリングは，中枢温上昇とともに減弱したが，術前の体温に復温しても消失せず，術前より約1℃高い温度で消失した。

結果は平均値±標準偏差で示す。

(Frank SM, Kluger MJ, Kunkel SL. Elevated thermostatic setpoint in postoperative patients. Anesthesiology 2000；93：1426-31 より改変引用)

グはレミフェンタニル使用群では他のオピオイド使用群と比べて約2倍増えるという。この結果から，レミフェンタニルがシバリングの原因と推測されるが，本当であろうか？レミフェンタニルはμオピオイドであり，他のμオピオイドと同様に抗シバリング作用を有する。このため，レミフェンタニルそのものがシバリングを生じさせるわけではない。ただ，レミフェンタニルは力価的にはフェンタニルとほぼ同等であるが，実際の臨床投与量または維持血中濃度はフェンタニルの2～5倍程度高く設定して用いることが多い。よって，オピオイドの急性耐性が生じやすいと考えられる。急性耐性ができた状態で，レミフェンタニルの投与を中止すると，疼痛過敏が生じており，術後鎮痛に向けた麻薬の投与量が不足すると痛みを強く感じる可能性がある。痛みはシバリングを誘発することから，レミフェンタニル使用後にシバリングの頻度が増える可能性がある。ただし，現在は多くの施設でレミフェンタニル投与後の鎮痛を考えて transitional opioid としてフェンタニルやモルヒネが十分投与されており，この投与量を考慮すれば痛

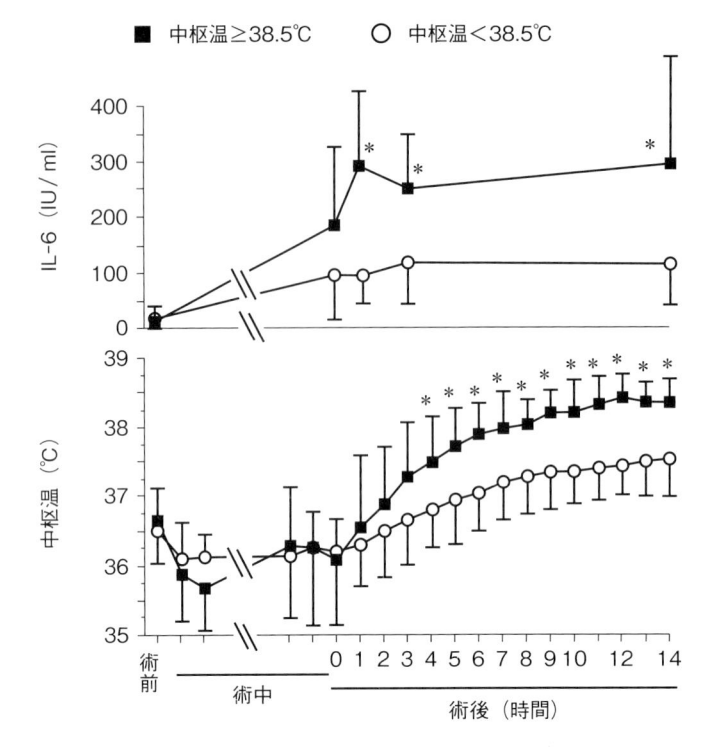

**図5 炎症性サイトカインIL-6の術後体温に及ぼす影響**

中枢温が38.5℃を超えた患者と超えなかった患者に分けると，血漿IL-6値は38.5℃を超えた患者では超えなかった患者と比較して有意に高値を示した（＊：P＜0.05）。
結果は平均値±標準偏差で示す。
(Frank SM, Kluger MJ, Kunkel SL. Elevated thermostatic setpoint in postoperative patients. Anesthesiology 2000；93：1426-31より改変引用)

みが誘発することはないはずである。それでもなぜシバリングが生じるのか。現在，レミフェンタニルにかぎらず，麻酔薬は短時間作用性のものが多くなり，覚醒がきわめて速やかになっている。覚醒した時点で麻酔薬，麻薬の抗シバリング作用は消え，患者の体温は低下しており，シバリングが生じると考えられる。以前のような残存麻酔薬の抗シバリング作用を期待しづらくなっているともいえる。実際，われわれはレミフェンタニルが使用可能となる以前は，ケタミンの使用量が倍近かったプロポフォール-フェンタニル-ケタミン（PFK）による全静脈麻酔(total intravenous anesthesia：TIVA)を行っていた。このPFK麻酔後は，シバリングの頻度が現在より少なかっただけでなく，シバリングのオンセットは覚醒して間もなくではなく，回復室から病棟に帰室するあたりの覚醒後30分以降であることが多かった。さらに，PFKより以前の麻酔法である，ドロペリドール-フェンタニル-ケタミン（DFK）によるTIVAの時代にはシバリングはほぼ皆無であった。つまりは，麻酔薬の残存効果（抗シバリング効果）でシバリングを手術部内で見ることがなく，病棟に帰室後，麻酔科医が気づかないところでシバリングが起こっていたと想像できる。

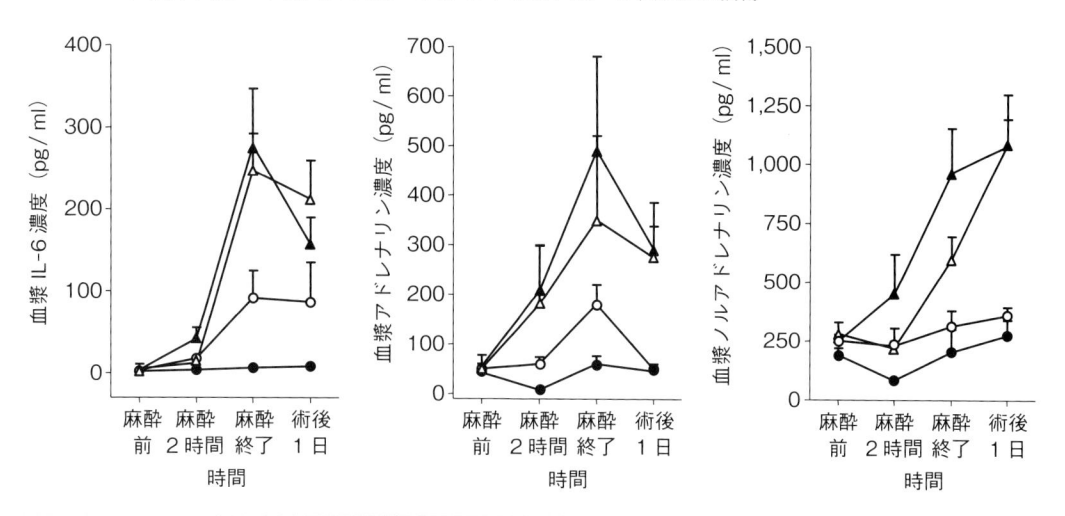

**図6 各種手術と炎症性サイトカインIL-6およびカテコラミン分泌**

侵襲の小さい眼科手術では，血漿IL-6およびストレスホルモンであるカテコラミン値は有意な変動を示さなかったが，中程度の侵襲である婦人科開腹手術では術中にこれらは有意に増加した。高度侵襲の食道亜全摘術や人工心肺下心臓手術では，これらの値は高度に増加し，術後1日目も高値を示した。

結果は平均値±標準偏差で示す。

（廣田和美，石原弘規，松木明知ほか．麻酔．小川道雄，齋藤英昭編．臨床侵襲学．東京：へるす出版；1998. p.80-6より改変引用）

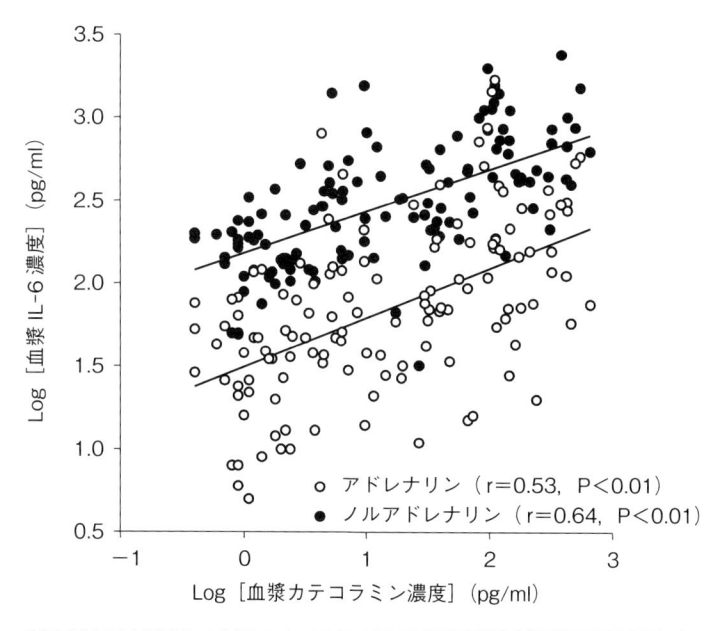

**図7 血漿カテコラミンとIL-6の相関関係**

血漿中の炎症性サイトカインIL-6とストレスホルモンである血漿カテコラミン値は有意な正の相関を示した。

（廣田和美，石原弘規，松木明知ほか．麻酔．小川道雄，齋藤英昭編．臨床侵襲学．東京：へるす出版；1998. p.80-6より改変引用）

# シバリングの予防法

シバリングの予防法は，手術中の体温低下を抑え体温を保持することが第一である。次に，手術侵襲により炎症性サイトカインの分泌が増加し体温のセットポイントが上昇した場合は，体温低下の抑制だけでなく加温をするか熱産生を促す，または体温のセットポイントを正常に近づける必要がある。さらに，シバリングの誘発因子をできるだけ除外する必要がある。

## 1 熱の喪失の抑制

熱の喪失の大きな要因として放射がある（"第Ⅱ章 3. 麻酔・手術時の低体温：その原理"を参照）。すべての表面は周囲の表面からの放射熱を吸収するので，皮膚温と周囲（例えば部屋の壁）の表面温との差があれば熱は喪失していく。よって，患者入室前に部屋の室温を高めに設定し手術室の壁の温度を高めておけば，放射による熱喪失は抑制できる。さらに，手術が始まるまではできるだけ患者の体を覆い保温する。手術中も可能であれば，術野と関係のない部分で虚血部位でないかぎりは，温風加温システム（"第Ⅱ章 6. 加温・保温装置"を参照）で保温，加温する。また，室温放置や冷蔵庫から取り出したすぐの輸液剤によっても体温低下は起こるので，輸液剤を保温庫で温め，輸液加温システム（"第Ⅱ章 7. 輸液加温装置"を参照）で輸液をさらに加温して投与する。そうすることで体温低下が抑制される。

## 2 熱再分布の抑制

熱の喪失以上に，麻酔中の体温低下に寄与することとして，熱再分布がある（"第Ⅱ章 3. 麻酔・手術時の低体温：その原理"を参照）。多くの手術患者は手術室入室時の中枢‒末梢温度較差があるため，熱の再分布による温度低下が生じる。実際3時間の全身麻酔では体温は約2.8℃低下するが，その65％は熱の再分布による。それでは，この熱の再分布はどのようにすれば抑制できるのかを下記に述べる。

### a. 麻酔導入前の患者加温

麻酔導入2時間前から温風加温システムで末梢組織を加温し，中枢‒末梢温度較差を麻酔導入前に軽減することで，熱の再分布がかなり防げる[7]。図8に示すように麻酔開始1時間後でも体温は36℃以上を保っている。

### b. 血管拡張薬

術前の中枢‒末梢温度較差は末梢血管収縮に起因するため，麻酔導入よりだいぶ前から血管拡張薬により末梢血管収縮を抑制し，中枢‒末梢温度較差を解消しておくことでも熱の再分布は抑制できる。ただし，麻酔導入直前のみに血管拡張薬を投与すると，麻

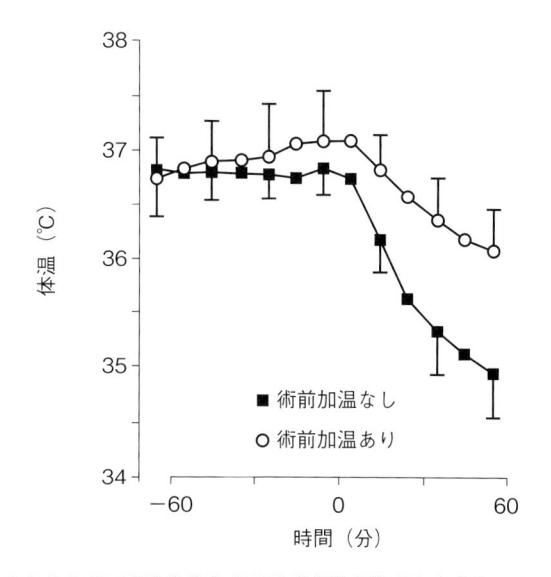

**図8 末梢組織術前加温の熱再分布抑制効果**

麻酔導入前に2時間加温した場合と加温しなかった場合，加温した場合のほうが鼓膜温の低下が有意に小さく，熱の再分布が抑制されたと考えられる。

結果は平均値±標準偏差で示す。

（Sessler DI. Complications and treatment of mild hypothermia. Anesthesiology 2001；95：531-43より引用改変）

酔薬による血管拡張作用を増強しかえって熱の再分布を助長するため，単に麻酔導入するよりもさらに体温は低下する（図9）[8]。術前夜から高血圧のない患者に，降圧薬でもある血管拡張薬を投薬することはあまりお勧めできない。患者によってはニフェジピン20 mg経口投与で，収縮期血圧が90 mmHgを下回り昇圧処置を要することもある。ただし，もともと高血圧があり血管拡張薬を内服中の患者では，麻酔前まで継続したほうが有利といえる。

### c. 麻酔前投薬

最近，麻酔前投薬をやめてしまった施設が多いが，麻酔前投薬は単に患者の手術に対する不安を抑えるのに有効なだけでなく，熱の再分布抑制にも有効である。Toyotaら[9]は，ミダゾラム0.04 mg/kg（2～3 mg）筋注で，対照群に比べ有意に麻酔導入後の体温低下，つまりは熱の再分布を抑制できたとしている（図10）。彼らはドロペリドール0.1 mg/kgでも同様の効果があることも報告している[10]。

### d. 血管収縮薬

熱の再分布は麻酔に伴う血管拡張により生じるので，血管収縮薬を投与して，麻酔薬による血管拡張作用を抑制すれば，熱の再分布は抑制できる。実際，Ikedaら[11]は，$\alpha_1$受容体刺激薬であるフェニレフリンを0.5 μg/kg/minで持続静注して血管収縮させることで熱の再分布を抑制できたことを報告している（図11）。

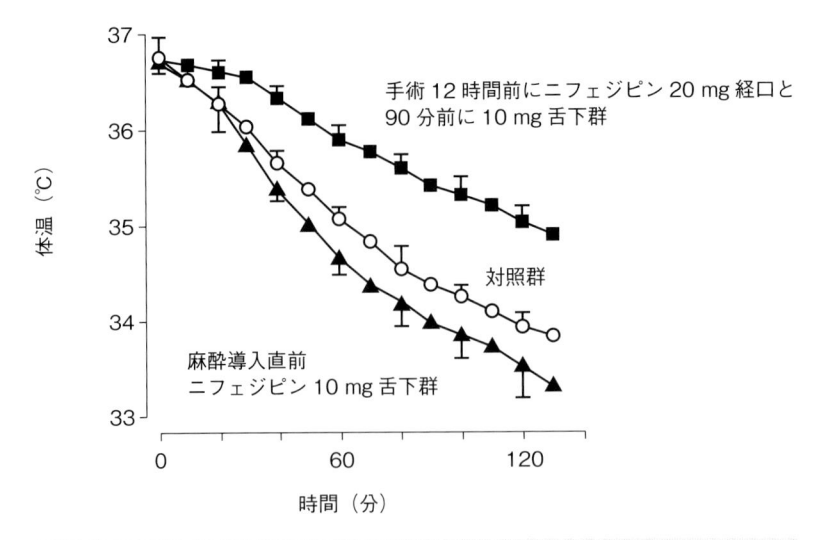

**図9 血管拡張薬ニフェジピンの熱再分布に及ぼす効果**

手術12時間前と90分前にニフェジピンを投与すると，麻酔に伴う体温低下，つまりは熱の再分布が減弱した。しかし，麻酔導入直前にニフェジピンを投与すると，かえって熱の再分布が強まり，体温低下が増悪した。

結果は平均値±標準偏差で示す。

(Vassilieff N, Rosencher N, Sessler DI, et al. Nifedipine and intraoperative core body temperature in humans. Anesthesiology 1994；80：123-8 より改変引用)

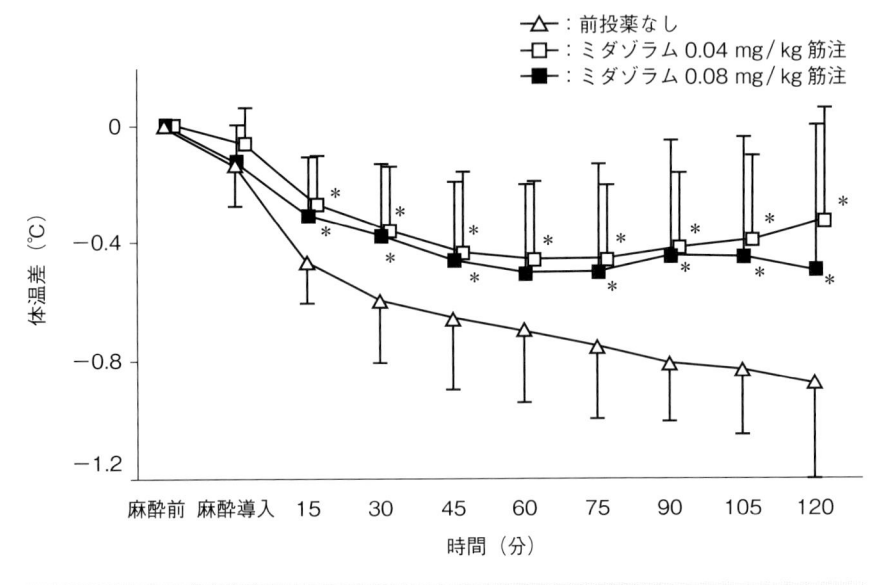

**図10 前投薬ミダゾラムの熱再分布抑制効果**

麻酔前投薬としてミダゾラムを投与すると，麻酔に伴う体温低下が有意に抑制された（*：$P < 0.05$ 前投薬なしの患者と比較して）。

結果は平均値±標準偏差で示す。

(Toyota K, Sakura S, Saito Y, et al. The effect of pre-operative administration of midazolam on development of intraoperative hypothermia. Anaesthesia 2004；59：116-21 より改変引用)

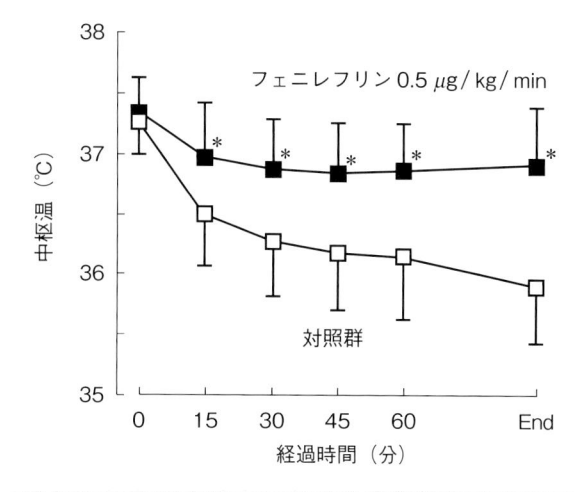

**図11 血管収縮薬フェニレフリンの熱再分布抑制作用**
血管収縮薬フェニレフリンを持続静注することで，麻酔薬による血管拡張が抑制され，中枢温低下は，対照群に比較して有意に抑制された（＊：P＜0.05）。
結果は平均値±標準偏差で示す。
(Ikeda T, Ozaki M, Sessler DI, et al. Intraoperative phenylephrine infusion decreases the magnitude of redistribution hypothermia. Anesth Analg 1999；89：462-5より改変引用)

## 3 熱産生

　食事をすると体温が上昇する。これは食物性発熱と呼ばれ，摂取した食物カロリーで中枢温が引き上げられる。では，麻酔中に糖や脂肪で中枢温は上昇するかというと，上昇しない。唯一，分子アミノ酸を含むアミノ酸輸液を輸注することでのみ，熱産生が生じ体温は上昇する（"第Ⅱ章　7.輸液加温装置"を参照）。これに関しては多数報告があるが，われわれも整形外科手術患者でアミノ酸輸液（15 g/2 hr）の中枢温に及ぼす効果を検討したところ，図12に示すようにアミノ酸輸液群で麻酔中の体温低下は有意に抑制できた。

## 4 鎮痛

　痛みはシバリングを誘発するため，術後鎮痛は重要である。Hornら[12]は膝関節手術患者において，膝関節内リドカイン注入による術後鎮痛を生食注入群と比較した。その結果，生食投与群では，痛みの程度を表すvisual analogue scale（VAS）で50 mm前後であったのに対し，リドカイン生食投与群ではVASを10 mm以下に抑えることができた。同時に，術後のシバリングもリドカイン投与群では皆無であったのに対し，生食投与群では約半数に認められた（表1）。特にレミフェンタニルを使用する場合は，麻薬に対する急性耐性および疼痛過敏が生じる可能性があるので，十分な鎮痛を図る必要が

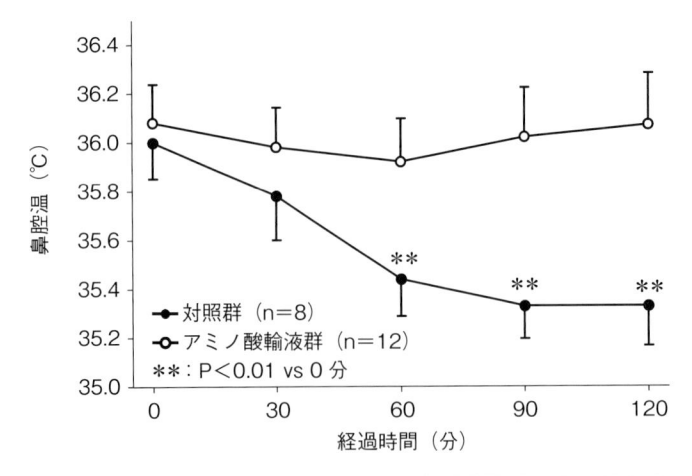

**図12 アミノ酸輸液の体温低下抑制効果**
整形外科手術症例で，対照群（アミノ酸輸液非投与群）はアミノ酸輸液投与群に比較して有意に体温が低下した。
結果は平均値±標準偏差で示す。

**表1 膝関節手術患者における関節内リドカイン注入の術後シバリングに及ぼす効果**

|  | 生食投与群 | リドカイン投与群 |
|---|---|---|
| 視覚的シバリング |  |  |
| 　無（grade 0） | 13 | 21 |
| 　有（grade 1〜3） | 10 | 0* |
| 　　低強度（grade 1） | 6 | 0 |
| 　　中強度（grade 2） | 4 | 0 |
| 　　持続的，高強度（grade 3） | 0 | 0 |
| 心電図シバリング波形 |  |  |
| 　無（grade 0） | 13 | 21 |
| 　有（grade 1〜3） | 10 | 0* |
| 　　低強度（grade 1） | 6 | 0 |
| 　　中強度（grade 2） | 3 | 0 |
| 　　持続的，高強度（grade 3） | 1 | 0 |

　関節鏡下膝関節手術患者において，膝関節内に生食を投与した群ではシバリングを生じた患者は23名中10名であったのに対し，リドカイン投与群ではシバリングを生じた患者はいなかった（*：P＜0.05 生食投与群に比較して）。
　(Horn EP, Schroeder F, Wilhelm S, et al. Postoperative pain facilitates nonthermoregulatory tremor. Anesthesiology 1999；91：979-84 より改変引用)

ある。麻薬では，呼吸抑制などの副作用もあることから，硬膜外鎮痛や末梢神経ブロックなど局所麻酔による鎮痛はより有効である。

# シバリングの治療

## 1 加 温

シバリングは，体温がそのセットポイント（その時点での体温調節中枢の正常とする体温）より低いために生じるので，体温をセットポイントまで高めることが基本である。よって，温風加温システムなどを用いて加温する。また，軽度の体温低下では，皮膚表面を加温するだけでもシバリングは抑制できる。これは，皮膚からの温かいという入力が入ることで，シバリングが抑制される。しかし，体温低下が高度だと有効ではないため，薬物療法を組み合わせる必要が出てくる。

## 2 薬物療法

薬物療法は，シバリングの温度閾値を下げるために行う。ただし，シバリングが治まることは熱産生も減少するので，体温上昇も緩徐となる。よって，薬物の効果が減弱したときに，十分体温が上昇していなければシバリングが再発するため，温風加温システムなどによる皮膚表面の加温はシバリング消失後も継続する必要がある。さて，どんな薬物がシバリングに有効であるかというと，体温調節機構を制御する神経または生理活性物質，つまりモノアミン〔ノルアドレナリン，セロトニン（5-HT），ヒスタミン，ドパミンなど〕系神経，コリン作動性神経，オピオイド，炎症性メディエータ（サイトカイン，プロスタグランジンなど）の活動や効果に影響を与える薬物である。

### a. メペリジン

他の$\mu$オピオイドと同様に，鎮痛効果とともに抗シバリング作用を有する。しかし，他の$\mu$オピオイドに比べて等鎮痛用量でより強い抗シバリング作用が発現し，またシバリングの閾値を血管収縮の閾値温度の2倍程度まで低下させる（図13）[13]。さて，なぜメペリジンが他の$\mu$オピオイドより抗シバリング作用が強いのであろうか。いろいろな説があるが，有力な説としては，メペリジンが$\alpha_2$受容体を刺激するとするものである[14]。Höckerら[14]は，$\alpha_2$受容体各サブタイプのノックアウトマウスを用いて検討した。その結果，すべてのサブタイプを有する野生型マウスでは$\alpha_2$受容体拮抗薬であるアチパメゾール投与によりメペリジンの抗シバリング作用は拮抗され，$\alpha_{2B}$受容体，$\alpha_{2C}$受容体ノックアウトマウスでも拮抗された。しかし，$\alpha_{2A}$受容体ノックアウトマウスでは拮抗されなかったことから，$\alpha_{2A}$受容体を介した作用であると結論づけた（図14）。メペリジンの投与量としては，25 mg（0.4～0.5 mg/kg）程度の静注で，シバリングは抑制できる。

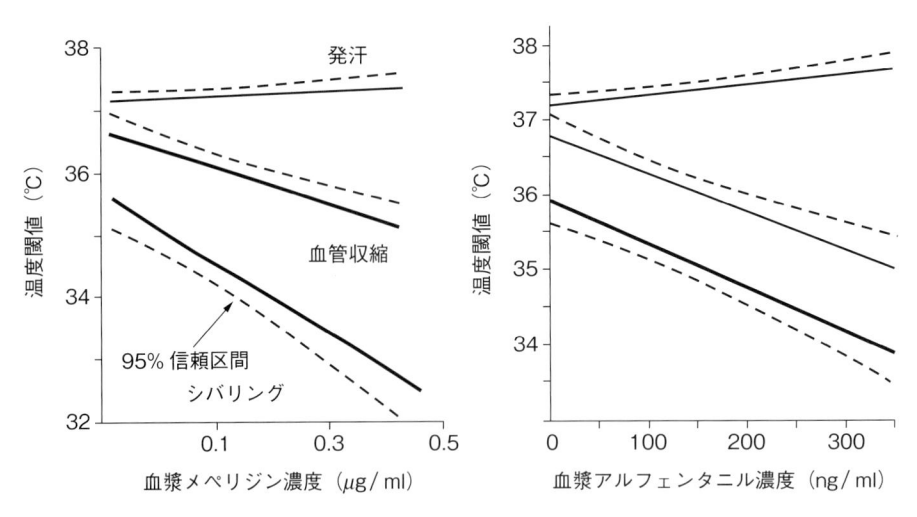

**図13 μオピオイドのメペリジンとアルフェンタニルの血漿濃度と体温調節閾値の関係**
メペリジン，アルフェンタニルともに，濃度依存的に発汗，血管収縮，シバリングを抑制する。しかし，メペリジンではシバリング閾値を血管収縮閾値の2倍程度低下させるため，抗シバリング作用が強い。
(Ikeda T, Kurz A, Sessler DI, et al. The effect of opioids on thermoregulatory responses in humans and the special antishivering action of meperidine. Ann NY Acad Sci 1997；813：792-8 より改変引用)

#### b. $\alpha_2$ 受容体作動薬

メペリジンの抗シバリング作用が $\alpha_2$ 受容体を介しているのであれば，当然 $\alpha_2$ 受容体作動薬にも抗シバリング作用はあるはずである。$\alpha_2$ 受容体が活性化すると体温調節にかかわるニューロンの発火が抑えられる結果，シバリングが抑制される。実際に臨床投与量のクロニジンやデクスメデトミジンに抗シバリング作用がある[2]。

#### c. ケタミン

ケタミンはNMDA受容体拮抗作用を有することより，モノアミン神経系の活動に影響を与える。また体温調節中枢の視索前野（視床下部前部）はNMDAにより神経活動が増すことから，その拮抗薬は抑制すると考えられる[2]。しかしながら，ケタミンはNMDA受容体以外にもムスカリン受容体など他の受容体への作用も有するうえ，モノアミン再吸収阻害作用もあり複雑である。このため抗シバリングへの効果は，単にNMDA受容体のみを介するというわけではないと思われる[2]。Koseら[15]は，シバリングのgrade 3〜4の全身麻酔後の患者を対象に，ケタミン0.5 mg/kgまたはケタミン0.75 mg/kgを静注してケタミンの抗シバリング作用の程度をメペリジン25 mgと比較検討した。その結果，どちらのケタミンの用量でもメペリジンと同等以上の効果があったが（表2），眼振や浮遊感のようなケタミン独特の副作用や，ケタミン0.75 mg/kgでは鎮静も強かった（表3）。ケタミンの副作用は，経験的にドロペリドール2.5〜5 mg程度の鎮静薬の併用で抑制可能であり，major surgeryの術後には考慮してもよい方法である。もし術後の投与がためらわれるのであれば，術中からケタミンを投与すること

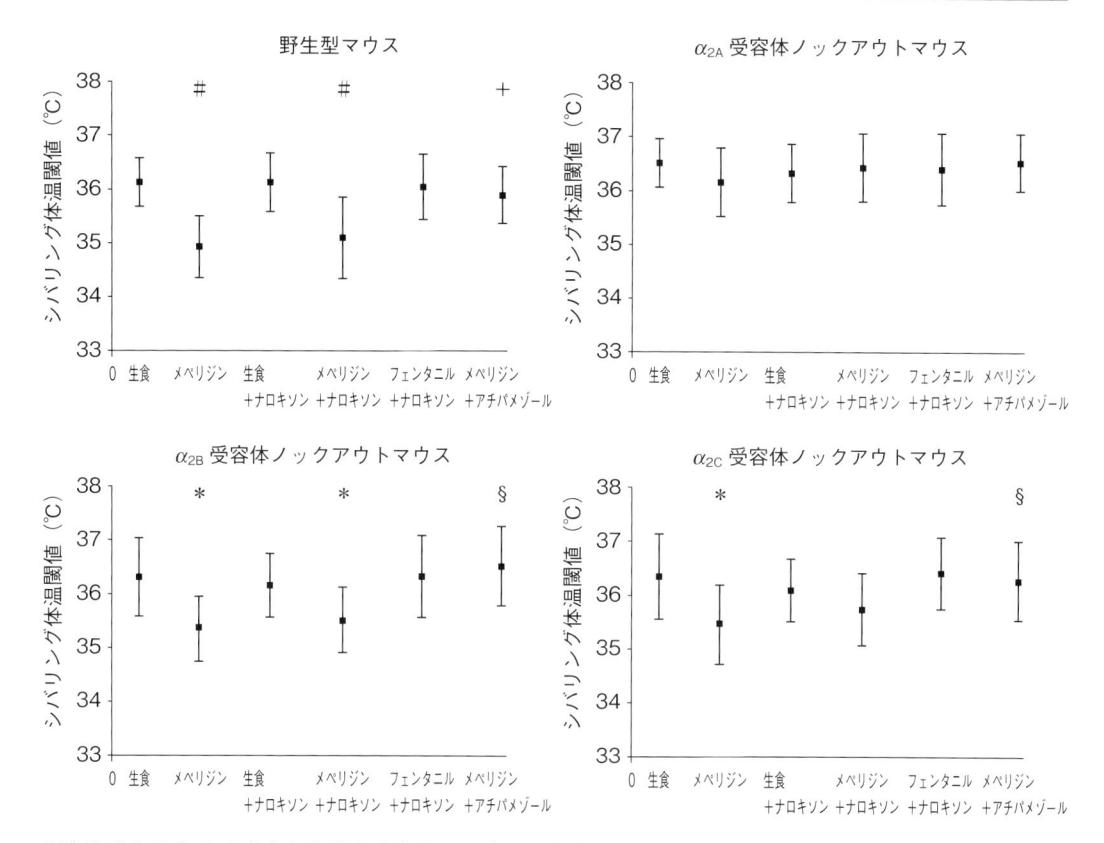

**図14 メペリジンの抗シバリング作用と $\alpha_2$ 受容体**

$\alpha_{2A}$ ノックアウトマウスでは，メペリジンのシバリング閾値低下作用が消失した。これに対し，$\alpha_{2B}$ または $\alpha_{2C}$ 受容体ノックアウトマウスでは野生型マウスと同様に，メペリジンのシバリング閾値低下作用は発現し，この作用は $\alpha_2$ 受容体拮抗薬アチパメゾールで拮抗された。#：P＜0.01，＊：P＜0.05 生食との比較，＋：P＜0.01，§：P＜0.05 メペリジンとの比較。
結果は平均値±標準偏差で示す。
(Höcker J, Paris A, Scholtz J, et al. Differential effects of $\alpha_2$-adrenoceptors in the modulation of the thermo-regulatory response in mice induced by meperidine. Anesthesiology 2008；109：95-100 より改変引用)

は予防にもつながり，有用と思われる。

### d．マグネシウム製剤の抗シバリング効果

$Mg^{2+}$ は，$Ca^{2+}$ チャネル阻害作用や NMDA 受容体拮抗作用を有する。これらの作用が抗シバリング作用に関与していると思われるが，詳細な機序は不明である[2]。Kizilir-makら[16]は，硫酸マグネシウム 30 mg/kg〔成人でマグネゾール®約1A（2.0 g/20 ml）〕を投与するとメペリジン 0.5 mg/kg と同等の抗シバリング作用が得られることを報告している（図15）。実際，マグネゾール®1Aを分割して投与すると，視覚的にも，客観的な BIS モニターの EMG からもシバリングが速やかに消失することが分かる（図16）。現在，$Mg^{2+}$ 添加輸液剤が臨床使用可能であるが，澤田ら[17]の報告によると6時間以上の長時間手術患者でこれを術中輸液剤として用いると，$Mg^{2+}$ 非添加の通常輸液剤に比べ，術後のシバリングの発生頻度が 50% から 15% に有意に抑制された。血漿

表2 各群のシバリング grade の比較（各群 n = 30）

| 群 | メペリジン | ケタミン 0.5 mg/kg | ケタミン 0.75 mg/kg |
|---|---|---|---|
| 時間（分） | | | |
| 0 | 4 (3〜4) | 4 (3〜4) | 4 (3〜4) |
| 1 | 2 (0〜4) | 0 (0〜2)* | 0 (0〜3)* |
| 2 | 0 (0〜4) | 0 (0〜3)* | 0 (0〜3)* |
| 3 | 0 (0〜4) | 0 (0〜3)* | 0 (0〜3)* |
| 4 | 0 (0〜4) | 0 (0〜3)* | 0 (0〜3)* |
| 5 | 0 (0〜4) | 0 (0〜3) | 0 (0〜3) |
| 6 | 0 (0〜4) | 0 (0〜3) | 0 (0〜3) |
| 7 | 0 (0〜4) | 0 (0〜3) | 0 (0〜3) |
| 8 | 0 (0〜4) | 0 (0〜4) | 0 (0〜3) |
| 9 | 0 (0〜4) | 0 (0〜4) | 0 (0〜3) |
| 10 | 0 (0〜4) | 0 (0〜4) | 0 (0〜3) |

メペリジン，ケタミン投与群いずれでも，シバリングは薬物投与後2分以内にほとんどの患者で消失した。

数値：中央値（最低〜最高），シバリング grade 0：シバリングなし，1：末梢血管収縮あるが視覚的にはシバリングなし，2：筋活動あるが1筋群に限る，3：複数の筋群で活動あるが全身ではない，4：全身でシバリング。

（Kose EA, Dal D, Akinci SB, et al. The efficacy of ketamine for the treatment of postoperative shivering. Anesth Analg 2008；106：120-2 より改変引用）

表3 各群の鎮静スコアの比較（各群 n = 30）

| 群 | | メペリジン | ケタミン 0.5 mg/kg | ケタミン 0.75 mg/kg |
|---|---|---|---|---|
| 時間（分） | | | | |
| 0 | grade 0 | 29 (96.7) | 28 (93.3) | 29 (96.7) |
| | grade 1 | 1 (3.3) | 2 (6.7) | 1 (3.3) |
| 10 | grade 0 | 14 (46.7) | 13 (43.3) | 6 (20) |
| | grade 1 | 16 (53.3) | 17 (56.7) | 22 (73.3)* |
| | grade 2 | 0 (0) | 0 (0) | 2 (6.7) |
| 30 | grade 0 | 30 (100) | 30 (100) | 27 (90) |
| | grade 1 | 0 (0) | 0 (0) | 3 (10)* |
| 45 | grade 0 | 30 (100) | 30 (100) | 30 (100) |

メペリジン，ケタミン 0.5 mg/kg 群では，すべての患者が投与10分後には鎮静度は grade 1以内になったが，ケタミン 0.75 mg/kg 群では鎮静が他の2群に比べて有意に深く，投与後30分の時点でも軽い鎮静状態（grade 1）の患者が有意に多かった。

数値：患者数（全体の%）。grade 0：覚醒，1：呼びかけで開眼，2：口頭指示で開眼，3：強く体を揺すると開眼，4：軽く体を揺らしても無反応。*：P＜0.05 他の2群と比較して。

（Kose EA, Dal D, Akinci SB, et al. The efficacy of ketamine for the treatment of postoperative shivering. Anesth Analg 2008；106：120-2 より改変引用）

$Mg^{2+}$ 濃度の変化を見ると，通常輸液群で麻酔前に比べ約 0.1 mM 低下したのに対し $Mg^{2+}$ 添加輸液群では麻酔前と変わりなかったことから，麻酔中に血漿 $Mg^{2+}$ 濃度を維持するだけでもシバリングをある程度予防できると思われる。

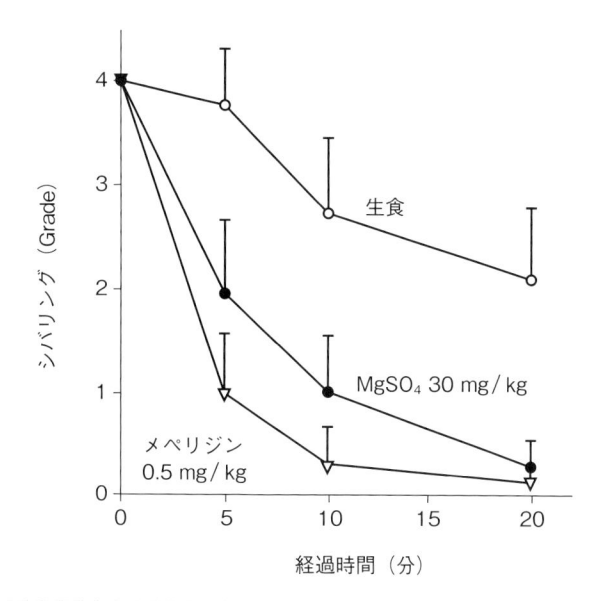

**図15 硫酸マグネシウム（MgSO₄）の抗シバリング作用**

MgSO₄ 30 mg/kg またはメペリジン 0.5 mg/kg 静注により，シバリング強度は生食静注に比較して有意に低下し，最終的にはシバリングは消失した。
結果は平均値±標準偏差で示す。
（Kizilirmak S, Karakaş SE, Akça O, et al. Magnesium sulfate stops postanesthetic shivering. Ann NY Acad Sci 1997 ; 813 : 799-806 より改変引用）

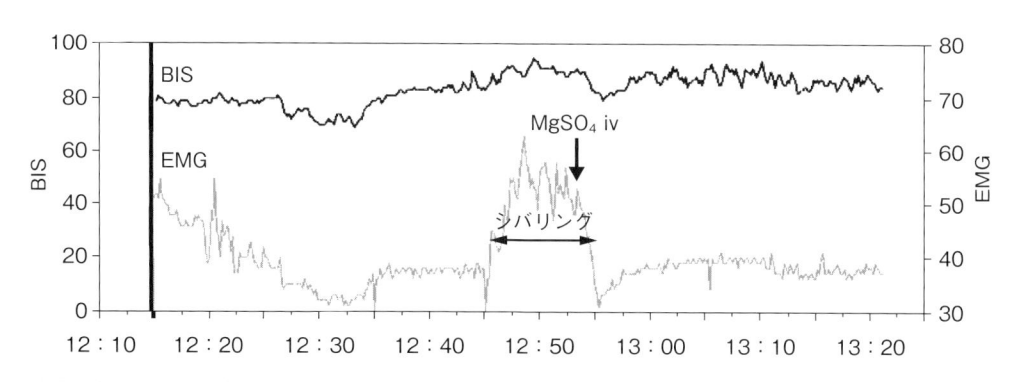

**図16 BISモニターのEMGによる硫酸マグネシウムの抗シバリング作用の確認**

BISモニターのEMGはシバリング強度を反映し，この症例では 12：45 に急にシバリングが生じたが，12：55 に MgSO₄ 2.0 g 静注で速やかに消失した。
↔：視覚的にシバリングの生じていた期間，↓：MgSO₄ 静注終了時

## e. 5-HT₃ 阻害薬

　体温調節において，5-HT はノルアドレナリンと逆の作用を示す。ネコにおいて吻側視床下部に 5-HT を微量注入するとシバリングを伴った体温上昇が認められる[2]。よって，5-HT 受容体拮抗薬では逆に，抗シバリング作用が生じると思われる。Powell と

Buggy[18]は，術後シバリングが生食投与群の57%に比べ，5-HT$_3$拮抗薬オンダンセトロン8 mg静注群では15%と有意に低下したと報告した。またSajediら[19]は，同じく5-HT$_3$拮抗薬のグラニセトロン40 μg/kgとメペリジン0.4 mg/kgの抗シバリング作用を比較し，ほぼ同等であったとしている。

### f. 非ステロイド性抗炎症薬 (nonsteroidal anti-inflammatory drugs : NSAIDs)

NSAIDsは術後鎮痛薬として，ジクロフェナク50 mg坐剤やフルルビプロフェンアキセチル50 mg静注薬などが通常用いられている。痛みがシバリングを誘発することから，NSAIDsは鎮痛薬としての抗シバリング作用が期待できるほか，体温のセットポイントを下げる効果があり，その点でも抗シバリング作用が期待できる。図17に示すように，ラットにおいて炎症性サイトカインインターロイキン(IL)-1β投与で体温上昇が生じるが，NSAIDsのインドメタシン投与により体温の上昇が抑えられるだけでなく，シバリングの発生も有意に抑制される[20]。このため，ヒトにおいても侵襲の大きい手術に用いることで，炎症性メディエータによって上昇した体温のセットポイントを正常化する効果も期待できる。

### g. その他の薬物

その他，ノルアドレナリン，5-HT以外のモノアミンであるドパミン，ヒスタミン神経やコリン作動性神経も体温調節に関与する。ドパミンは，ノルアドレナリンと同様の働きがあり，動物実験では視床下部に投与すると体温低下を来すが，ノルアドレナリンほどではない[2]。また，寒冷環境でドパミンを脳室内に投与するとシバリングが抑制される[2]。ドキサプラムは頸動脈小体からのドパミンの分泌を促進するため，シバリング抑制作用がある。Sighら[21]は，ドキサプラム1.5 mg/kgとメペリジン0.33 mg/kgの抗シバリング作用を比較し，ほぼ同等であったと報告している。ヒスタミン神経は，H$_1$，H$_2$受容体のどちらも介して温度調節中枢に影響を与えるが，基本的には神経が活性化すると体温を低下させる[22]。このため，血液脳関門を通過するようなH$_1$拮抗薬はかえってシバリングを増強させる可能性がある[23]。コリン作動性神経の体温調節への関与は明らかにあるものの，詳細な機序は不明である[2]。血液脳関門を通過する抗コリンエステラーゼ剤であるフィゾスチグミンは抗シバリング作用を有し，0.04 mg/kg静注はメペリジン0.5 mg/kgとほぼ同等の効果があるとされる[24]。

## 明日からできるシバリング対策

この項では，上記で述べてきたことをまとめ，明日からのシバリング対策に役立てて欲しい。

1. ジアゼパムなどの麻酔前投薬を投与する。
2. 入室時の室温を高めて部屋の壁の温度を高めておき，患者に寒いと感じさせない。
3. 麻酔導入前から手術開始まで，患者の体をブランケットで包み体温低下を防ぐ。

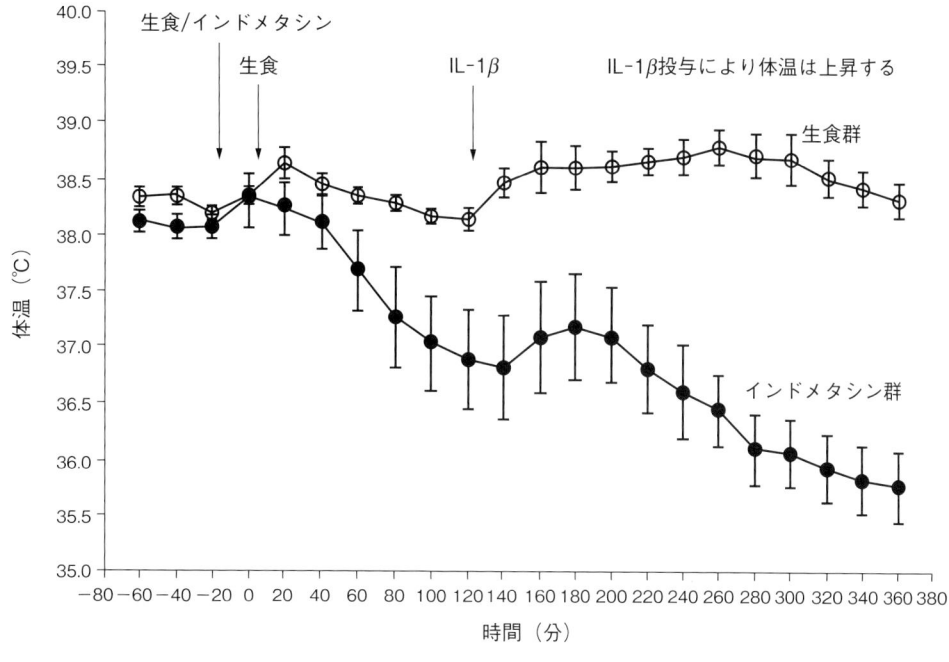

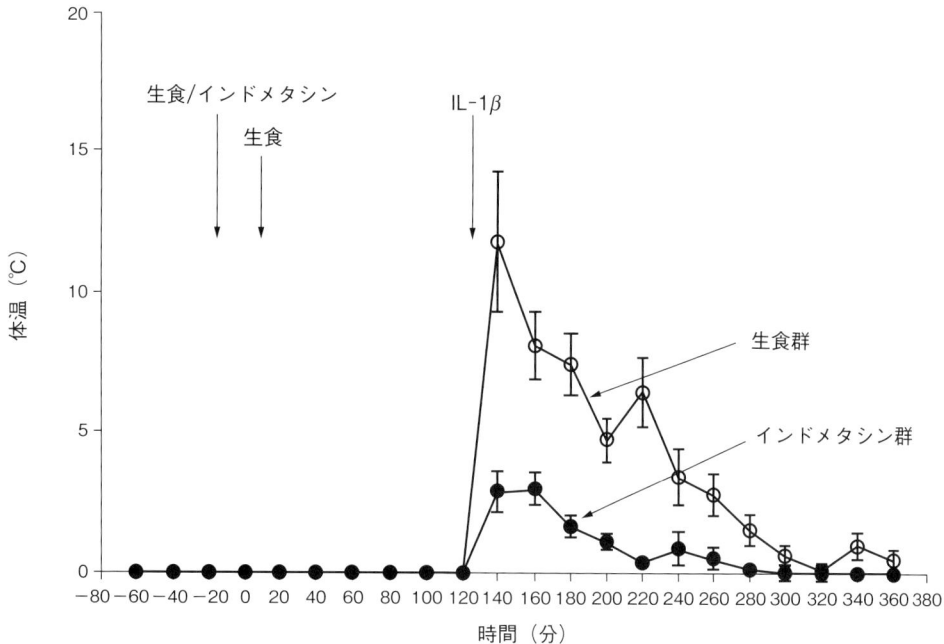

**図 17 炎症性サイトカイン IL-1β のシバリングを伴う体温上昇作用および NSAIDs インドメタシンの抑制効果**

　ラットに炎症性サイトカイン IL-1β を投与することで，体温上昇とシバリング頻度が増加した（生食群）。しかし，NSAIDs のインドメタシン 10 mg/kg を皮下注することで，IL-1β による体温上昇とシバリング頻度増加が有意に抑制された（インドメタシン群）。

　結果は平均値±標準偏差で示す。

　（Wieczorek M, Dunn AJ. Relationships among the behavioral, noradrenergic, and pituitary-adrenal responses to interleukin-1 and the effects of indomethacin. Brain Behav Immun 2006；20：477-87 より改変引用）

4. 麻酔導入から執刀前での低血圧には，フェニレフリンなどの血管収縮薬をためらわずに用いる．
5. 輸液は室温に放置せず保温庫に入れておき，使用の際は可能であれば輸液加温システムで輸液を加温する．
6. 体温保持の難しい環境では，アミノ酸輸液を考慮する．
7. マグネシウム含有輸液を考慮する．
8. 侵襲の大きい手術ではNSAIDsを投与し，体温のセットポイント上昇を抑制する．
9. 鎮痛処置は十分に行う．
10. 覚醒前から温風加温システムで患者を温める．
11. シバリングが生じたら，硫酸マグネシウム，メペリジンなど抗シバリング作用のある薬物を投与しつつ患者を加温する．

■参考文献

1) Sessler DI. Mild perioperative hypothermia. N Engl J Med 1997；336：1730-7.
2) De Witte J, Sessler DI. Perioperative shivering. Anesthesiology 2002；96：467-84.
3) Sessler DI, Rubinstein EH, Moayeri A. Physiologic responses to mild perioperative hypothermia in humans. Anesthesiology 1991；75：594-610.
4) Frank SM, Kluger MJ, Kunkel SL. Elevated thermostatic setpoint in postoperative patients. Anesthesiology 2000；93：1426-31.
5) 廣田和美，石原弘規，松木明知ほか．麻酔．小川道雄，齋藤英昭編．臨床侵襲学．東京：へるす出版；1998. p.80-6.
6) Komatsu R, Turan AM, Orhan-Sungur M, et al. Remifentanil for general anaesthesia : A systematic review. Anaesthesia 2007；62：1266-80.
7) Sessler DI. Complications and treatment of mild hypothermia. Anesthesiology 2001；95：531-43.
8) Vassilieff N, Rosencher N, Sessler DI, et al. Nifedipine and intraoperative core body temperature in humans. Anesthesiology 1994；80：123-8.
9) Toyota K, Sakura S, Saito Y, et al. The effect of pre-operative administration of midazolam on development of intraoperative hypothermia. Anaesthesia 2004；59：116-21.
10) Toyota K, Sakura S, Saito Y, et al. IM droperidol as premedication attenuates intraoperative hypothermia. Can J Anesth 2001；48：854-8.
11) Ikeda T, Ozaki M, Sessler DI, et al. Intraoperative phenylephrine infusion decreases the magnitude of redistribution hypothermia. Anesth Analg 1999；89：462-5.
12) Horn EP, Schroeder F, Wilhelm S, et al. Postoperative pain facilitates nonthermoregulatory tremor. Anesthesiology 1999；91：979-84.
13) Ikeda T, Kurz A, Sessler DI, et al. The effect of opioids on thermoregulatory responses in humans and the special antishivering action of meperidine. Ann NY Acad Sci 1997；813：792-8.
14) Höcker J, Paris A, Scholtz J, et al. Differential effects of $\alpha_2$-adrenoceptors in the modulation of the thermoregulatory response in mice induced by meperidine. Anesthesiology 2008；109：95-100.
15) Kose EA, Dal D, Akinci SB, et al. The efficacy of ketamine for the treatment of postoperative shivering. Anesth Analg 2008；106：120-2.
16) Kizilirmak S, Karakaş SE, Akça O, et al. Magnesium sulfate stops postanesthetic shivering.

Ann NY Acad Sci 1997 ; 813 : 799-806.
17) 澤田敦史, 山蔭道明, 佐藤順一ほか. $Mg^{2+}$添加輸液剤はレミフェンタニル麻酔後のシバリングを抑制できるか？ 臨床麻酔 2008 ; 32 : 607-11.
18) Powell RM, Buggy DJ. Ondansetron given before induction of anesthesia reduces shivering after general anesthesia. Anesth Analg 2000 ; 90 : 1423-7.
19) Sajedi P, Yaraghi A, Moseli HA. Efficacy of granisetron in preventing postanesthetic shivering. Acta Anaesthesiol Taiwan 2008 ; 46 : 166-70.
20) Wieczorek M, Dunn AJ. Relationships among the behavioral, noradrenergic, and pituitary-adrenal responses to interleukin-1 and the effects of indomethacin. Brain Behav Immun 2006 ; 20 : 477-87.
21) Singh P, Dimitriou V, Mahajan RP, et al. Double-blind comparison between doxapram and pethidine in the treatment of postanaesthetic shivering. Br J Anaesth 1993 ; 71 : 685-8.
22) Green MD, Cox B, Lomax P. Histamine $H_1$- and $H_2$-receptors in the central thermoregulatory pathways of the rat. J Neurosci Res 1975 ; 1 : 353-9.
23) Tribukait A, Nobel G, Mekjavic IB, et al. Effects of anti-histaminic and anti-cholinergic substances on human thermoregulation during cold provocation. Brain Res Bull 2010 ; 81 : 100-6.
24) Horn EP, Standl T, Sessler DI, et al. Physostigmine prevents postanesthetic shivering as does meperidine or clonidine. Anesthesiology 1998 ; 88 : 108-13.

（廣田　和美）

## II. 周術期の体温管理

# 12 温熱療法

### はじめに

プロフェッショナルの麻酔科医でも温熱療法に精通しているものはきわめて少ない。温熱療法は癌治療のひとつであり、周術期の麻酔診療でないためであるが、体温学の臨床応用の一側面として本書で取り上げることにした。

## 温熱療法とは？

温熱療法とは"癌細胞は通常の細胞より、熱に弱い"という性質を利用して、治療が困難な進行癌や、再発症例に対して行う癌治療である。一般的に頻用される語句は、日本語では"温熱療法"、英語では"induced hyperthermia"で、検索語としてはこれらの語句が最適である。2010年1月の時点で医学中央雑誌のウェブサイトで"温熱療法 AND 癌"で検索すると、約1,000件しかヒットしない。残念ながら、学術的にはマイナーな治療だといわざるをえない。本項では温熱療法の理論と実際について概説し、麻酔科医の教養の向上に貢献する目的で記載する。

## 温熱療法の理論

### 1 温熱療法の歴史

人類最古の温熱療法は4世紀まで遡れる。ヨーロッパに紙が伝わったのは11世紀なのでもちろん文献はない。具合の悪い人をただ温めて循環をよくする目的であったようだ。
最初の文献報告は1800年代半ばで、顔面に肉腫を発症した患者が、感染症で高熱を出し、解熱と同時に肉腫が消失したという報告がある[1]。この症例報告ではそもそも悪性腫瘍なのかが疑わしいが、この後、医学研究者達は人為的高体温を癌治療に応用しようと考えたと思われる。

本邦では放射線療法との併用で研究が進んできたらしく，論文は放射線科領域での報告が多い。温熱療法は癌に対する放射線治療の効果を増強する可能性があるということだが，驚くべきことに本邦では1996年に温熱療法単独で保険適用となった。2010年1月の時点で電磁波温熱療法（M003）は，深在性悪性腫瘍なら9,000点，浅在性悪性腫瘍なら6,000点で，1入院につき1回の請求が認められている。

## 2 温熱療法の理論的背景

　温熱療法とは，癌細胞が正常細胞と比べて熱に弱いという性質を利用して，生体を加熱することで選択的に癌細胞を死滅させるという治療である。理論の根拠となる実験的研究はDeweyら[1]の報告がある。癌細胞は42.5℃以上になると，著しく死滅することが論文で示されている（図1）。通常，正常組織では熱が上昇しても，血管が拡張し，血流が上昇して冷却され，細胞死が回避されるが，図1に示すように癌細胞は，血管の拡張が十分に機能しないため，温熱療法が有効であるとされる。

　また温熱療法により癌組織と周囲の組織の免疫能が活性化したり，抗癌薬の組織への取り込みが増加するという知見[2]もあるが，いまだ詳細は不明である。

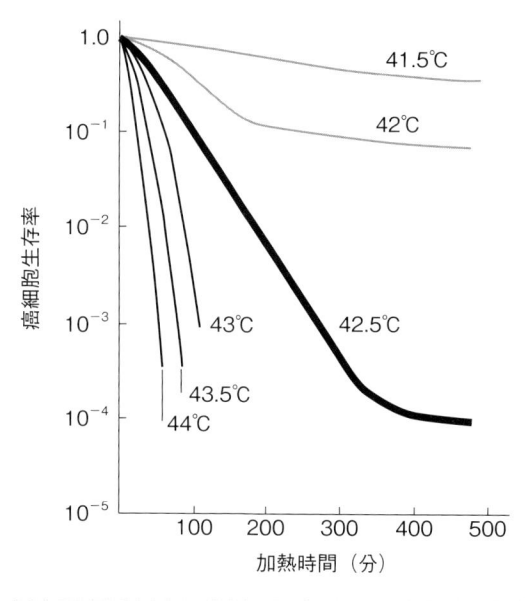

図1　癌細胞は加熱により死滅する
（Dewey WC, Hopwood LE, Sapareto SA, et al. Cellular responses to combinations of hyperthermia and radiation. Radiology 1977；123：463-74 より改変引用）

## 温熱療法の実際：どうやって加熱する？

### 1 全身を加熱する

　1990年代前半に全身麻酔下に赤外線照射で全身を加熱することが行われていた。これを whole body hyperthermia（WBH）という。正常組織の保護のために人為的に $Pa_{O_2}$ を250 mmHg以上，血糖値を400 mg/dlにする必要があった。加熱に1時間から2時間必要で，41.8℃から42.1℃で1時間維持するのが標準的プロトコルである。WBHは1週間に1または2回施行するらしい。最大の問題は体温上昇に伴う循環動態の変化であり，高熱となる敗血症の循環動態の変化，特にいわゆる hyperdynamic state の時期と酷似する。表にWBHにおける循環動態の変化を詳細に示す[3]。全身の加熱は生体にとってかなりの侵襲であることが分かる。

### 2 局所を加熱する

　全身の加熱とは対照的に局所のみ，すなわち癌組織のみを加熱する方法もある。日本では90年代にさまざまなメーカーが加熱機器の開発をしていたようだが，現在は山本ビニター（株）というメーカーのみが機器を販売している。日本ハイパーサーミア学会のウェブサイトによると現在，日本国内では100台ほどが稼働している。大きな病院はあまりなく，開業医が所持していることが多いようである[4]。

　現在，商業ベースにあるのはサーモトロン-RF8™という製品である（図2）。RF8は高周波（8 MHz帯のRF波）を用いて，生体内局所（癌組織）の分子やイオンを800万回/秒もの高速で回転させ，その摩擦熱で温度を上昇させるものである。この方法は誘電加温方式と呼び，身体の表面から深部まで一様に加温することができる。前述した

表　whole body hyperthermia（WBH）による循環動態の変化

| | 37℃ | 39℃ | 41.8℃ |
|---|---|---|---|
| 心拍数（bpm） | 80.8 ± 2.8 | 104.3 ± 2.7* | 121.3 ± 2.4* |
| 1回拍出量（ml） | 133.0 ± 6.9 | 121.5 ± 5.9* | 135.2 ± 6.4 |
| 心係数（$l/min/m^2$） | 5.3 ± 0.2 | 6.2 ± 0.2* | 8.1 ± 0.2* |
| 平均血圧（mmHg） | 64.8 ± 2.4 | 59.4 ± 1.9* | 53.2 ± 1.5* |
| 全身血管抵抗（$dyn \cdot sec/cm^5$） | 443.9 ± 21.2 | 339.9 ± 17.7* | 222.8 ± 11.7* |
| 肺動脈楔入圧（mmHg） | 10.0 ± 0.5 | 10.5 ± 0.4 | 12 ± 0.4* |
| 中心静脈圧（mmHg） | 8.3 ± 0.5 | 8.3 ± 0.5 | 9.7 ± 0.5* |

＊：37℃の値と比べて P＜0.05 で有意差あり。
　（Kerner T, Deja M, Ahlers O, et al. Whole body hyperthermia：A secure procedure for patients with various malignancies? Intensive Care Med 1999；25：959-65 より改変引用）

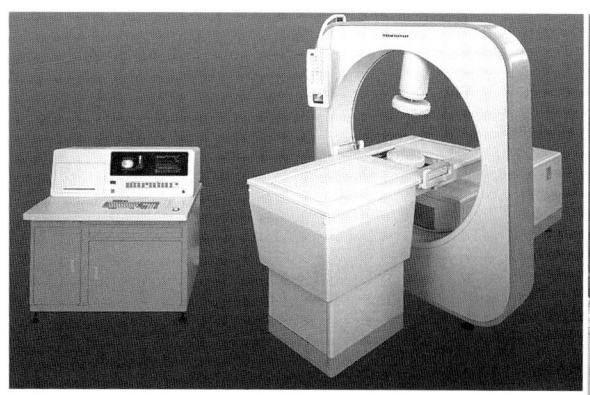

**図2 サーモトロンーRF8（山本ビニター）**
（山本ビニター社パンフレットより転載）

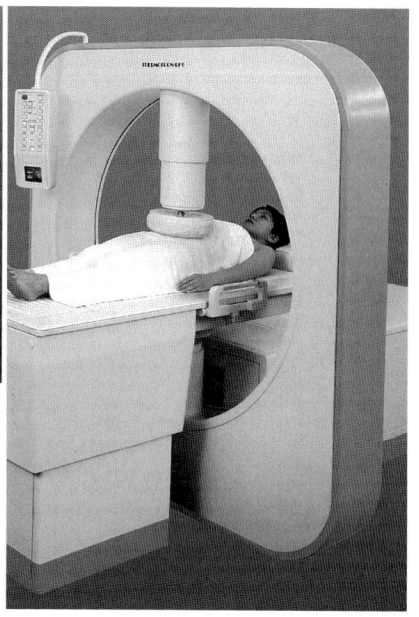

**図3 サーモトロンの実際**
（山本ビニター社パンフレットより転載）

WBHに比べて温度上昇が速やかで，かつ温度制御が正確であること，生体への侵襲が小さいことが利点である。

次に治療の実際を概説する。まず患者はRF8のテーブルに仰臥して背部と腹部から電極を当てる（図3）。電極には水袋がついていて，温水や冷水が環流して皮膚を保護する構造となっている。高周波を加えていくと体が温かくなっていくのが自覚される。汗をかくぐらい加温されるので脱水に留意する必要がある。WBHと違い血行動態が変化することもなく，外来治療も可能である。

### 3 腹腔を加熱する

その他，手術療法/化学療法と組み合わせた温熱療法もある。近年，根治手術の適応とならない腹腔内の腫瘍で，開腹手術で腫瘍の量を減じた後に灌流目的のカテーテルを腹腔に留置して，加熱した生理食塩液に抗癌薬を混和して腹腔内を加熱する方法が試行されている[5]。これをhypothermic intraperitoneal chemotherapy（HIPEC）と呼ぶが，血行動態が変化することが特徴である。図4，図5，図6にHIPECにおける生体変化を詳細に示す[6]。HIPECは手術中に行う温熱療法なので，麻酔科医にとって留意すべきである。ただし，HIPECはまだ試行段階なので実践している施設はあまりないと思われる。

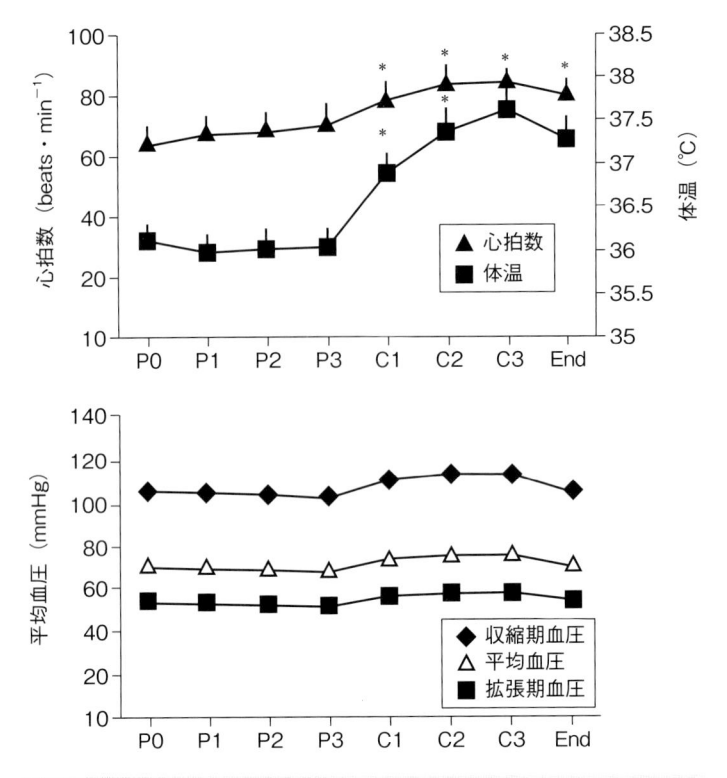

**図4** hypothermic intraperitoneal chemotherapy (HIPEC) による血行動態の変化

腹腔内灌流による加温で体温と心拍数は上昇する。血圧は変化しない。
P0：手術前，P1：手術前半，P2：手術中盤，P3：手術後半，C1：HIPEC 開始，C2：HIPEC 開始30分後，C3：HIPEC 終了，End：麻酔終了

(Schmidt C, Ceutzenberg M, Piso P, et al. Peri-operative anaesthetic management of cytoreductive surgery with hyperthermic intraperitoneal chemotherapy. Anaesthesia 2008；63：389-95 より改変引用)

## まとめ

　温熱療法は本邦では保険適用がある治療ではあるが，残念ながらエビデンスに乏しい治療といわざるをえない。日本癌治療学会のがん治療ガイドラインには収載されていないので，癌の標準的治療とはいえない。現在，本邦では患者の同意を得て，あるいは希望する患者のみに，放射線療法や化学療法と併用して，サーモトロン™を用いた局所加熱を行うしかない。麻酔科医にとって緩和医療に携わる医師以外はあまり臨床で遭遇することはないであろうが，教養のひとつとして知っておくのもいいかもしれない。

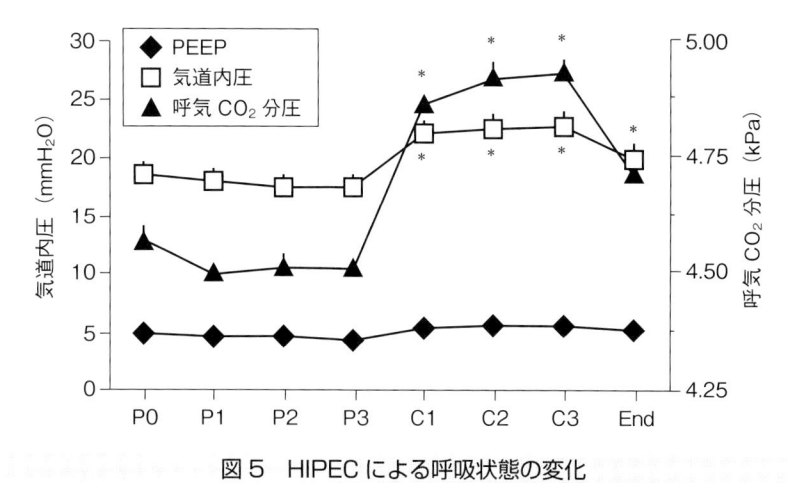

**図5 HIPEC による呼吸状態の変化**

腹腔内灌流による加温で気道内圧と呼気 $CO_2$ 分圧は上昇する。

P0：手術前，P1：手術前半，P2：手術中盤，P3：手術後半，C1：HIPEC 開始，C2：HIPEC 開始 30 分後，C3：HIPEC 終了，End：麻酔終了

(Schmidt C, Ceutzenberg M, Piso P, et al. Peri-operative anaesthetic management of cytoreductive surgery with hyperthermic intraperitoneal chemotherapy. Anaesthesia 2008；63：389-95 より改変引用)

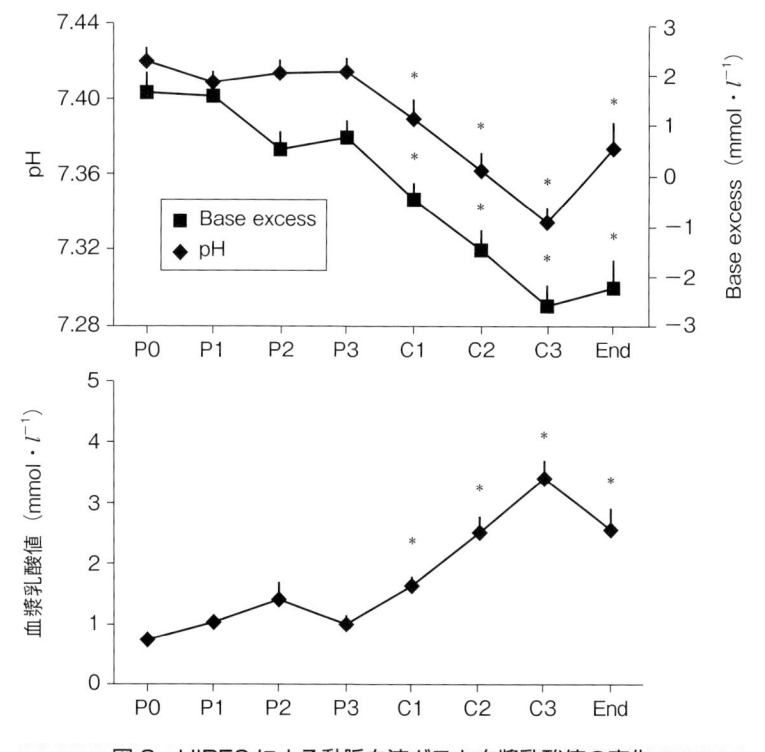

**図6 HIPEC による動脈血液ガスと血漿乳酸値の変化**

腹腔内灌流による加温で乳酸増加による代謝性アシドーシスが進行する。

P0：手術前，P1：手術前半，P2：手術中盤，P3：手術後半，C1：HIPEC 開始，C2：HIPEC 開始 30 分後，C3：HIPEC 終了，End：麻酔終了

(Schmidt C, Ceutzenberg M, Piso P, et al. Peri-operative anaesthetic management of cytoreductive surgery with hyperthermic intraperitoneal chemotherapy. Anaesthesia 2008；63：389-95 より改変引用)

■参考文献

1) Dewey WC, Hopwood LE, Sapareto SA, et al. Cellular responses to combinations of hyperthermia and radiation. Radiology 1977 ; 123 : 463-74.
2) Ono H, Ando S, Hasegawa T, et al. The drug uptake in the tumor when the mild-hyperthermia treatment in combination with the chemotherapy *in vivo*. Jpn J Hyperthermic Oncol 2006 ; 22 : 23-32.
3) Kerner T, Deja M, Ahlers O, et al. Whole body hyperthermia : A secure procedure for patients with various malignancies? Intensive Care Med 1999 ; 25 : 959-65.
4) 日本ハイパーサーミア学会 ウェブサイト. (http://www.jsho.jp/)
5) Esquivel J, Sticca R, Sugarbaker P, et al. Cytoreductive surgery and hyperthermic intraperitoneal chemotherapy in the management of peritoneal surface malignancies of colonic origin : A consensus statement. Society of Surgical Oncology. Ann Surg Oncol 2007 ; 14 : 128-33.
6) Schmidt C, Ceutzenberg M, Piso P, et al. Peri-operative anaesthetic management of cytoreductive surgery with hyperthermic intraperitoneal chemotherapy. Anaesthesia 2008 ; 63 : 389-95.

(杉野　繁一)

# III

## ペインクリニック

## III. ペインクリニック

# 1 サーモグラフィ

はじめに

　サーモグラフィは，体表面から放射される温度情報を検出して温度分布図を作図する装置・方法で，ペインクリニック領域では，診断や治療効果判定において，数少ない客観的情報をもたらす手段として汎用される。本項ではその測定原理，実際の機器，ペインクリニックでの疾患とサーモグラフィの活用法，注意点などについて概説する。

## サーモグラフィとは

　サーモグラフィ（赤外線サーモグラフィ）は，体表面から放射される赤外線を検知して，その中に含まれる温度情報を検出して体表面（＝皮膚）の温度分布図を作図する装置あるいはその方法のことを指す[1)～3)]。正しい呼称は，装置と方法を分けて，装置は赤外線サーモグラフ（infrared thermograph），方法は赤外線サーモグラフィ（infrared thermography）であるが，世界的な傾向としてこれらを分けて表記することはほとんどなくなっている。前後の文脈から装置を赤外線サーモグラフィ装置，方法を赤外線サーモグラフィ法と表記される場合があるが，一般にはこれらの両方をサーモグラフィと呼称する。歴史的には，その臨床応用は乳房疾患に始まったが，近年は各種疼痛性疾患を中心に，広く臨床応用されている[4)～6)]。
　サーモグラフィの特長として，以下の点が挙げられる。
　(1) 面の温度分布としてとらえ，可視化情報として表示できるため，広い範囲の表面温度の分布を相対的に比較できる。
　(2) 対象物から離れたところから，非接触で温度測定ができるため，触れると痛い部位や，潰瘍面・創部などでも簡単に温度計測でき，温度プローブなどを皮膚に接触させることによる弊害を防ぐことができる。
　(3) リアルタイムで温度計測ができる。
　ペインクリニック領域においては，目に見えず計測が困難である有痛性疾患や血行障害に対して，痛みや血流の違いによる体表面の温度を視覚的にとらえて，診断および治療効果判定の一助とする検査法として活用されている。交感神経反射により皮膚温が変

化することは知られている[7]が，サーモグラフィは，痛みにより交感神経活動が影響され，それによる皮膚温変化が生じるのを鋭敏に描出し，診断や治療の補助手段となりうる。

## サーモグラフィの原理

　あらゆる物体からは，その温度に応じた強さと波長分布を持った電磁波が放射されている。その電磁波の一部である赤外線の強度を検出し，温度に換算して画像表示する装置がサーモグラフィである。放射される赤外線の全エネルギーはその絶対温度の4乗に比例しているため，単位表面積から放出される赤外線の全エネルギーを測定すれば，物体表面の温度を知ることができる。ちなみに，医療に活用される画像には形態画像と機能画像の2種類があるが，超音波画像やX線，CT画像などが形態画像であるのに対して，サーモグラフィは，骨シンチやPET画像などと同様に機能画像であることはよく知られている。

　サーモグラフィは1954年に米国で初めて商品化されたが，その装置では温度センサーとして熱型検出器であるサーミスタボロメータ（温度により抵抗値が変化する素子）を用いていたため，感度や応答性に難があったことは否めない。また，センサーは単一素子であったため，メカニカルスキャナを用いて光路をX-Y方向に走査することにより温度画像を構成する必要性があった。そのため，1画面のデータを得るのに数分を要するというものであった。

　サーモグラフィは当初，このように改良が必要なものであったが，その後，半導体技術の急速な進歩により量子型赤外線センサーが開発され，感度や応答性が飛躍的に向上した。このタイプのサーモグラフィは単一センサーを用いているため，同一画面内における相対的な温度分布測定特性に優れるものであった。また，センサーの選択も比較的自由なので，目的に応じた観測波長範囲を選ぶことができる特徴があった。しかし，量子型センサーの問題点として，狭いバンドギャップで赤外線を検出するため，液体窒素などを用いてセンサーを－200℃程度に冷却して素子自身の熱雑音を低減することが必要である欠点があった。また，最近まで素子の2次元アレー化が困難であったため，従来と同様にメカニカルスキャンによって温度画像を得る必要があった。

　1980年代後半になると，赤外線検出素子としてSiPtショットキバリアFPA（focal plane array）センサーやInSbなどを用いたFPAセンサーが実用化され，CCDカメラのように画像の電子走査が可能になった。これらのセンサーを用いたサーモグラフィにより，ビデオレート（1/30秒）以上の高速測定が可能となったが，これらのFPA素子も量子型であるため冷却が必要不可欠であった。

　さらに近年は，1996年より冷却不要のサーモグラフィが市販され，現在ではこれが広く普及している。このスターリングクーラーを用いた電子冷却型サーモグラフィの開発により，液体窒素などの冷却剤を機械の使用のたびに注入する必要がなくなった。この新型のサーモグラフィは，コンパクトでコスト・使い勝手に非常に優れるため，現在

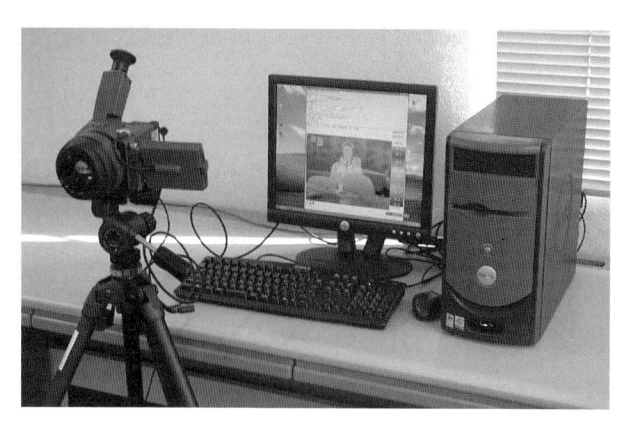

図1　サーモグラフィ装置一式

ではサーモグラフィ測定機器の主流となっている。

## 機器の構成

サーモグラフィのシステムは，赤外線カメラ，情報処理のためのコントローラー本体，ディスプレイ装置の3つを基本として構成される。これらにより，体表より放射される赤外線を検出器で集め，電気信号に変換して画面に表示することが可能となる（図1）。

## ペインクリニックにおける疾患とサーモグラフィ

痛みの診断の手段には，以下の自覚症状，他覚症状によるものがある。

### 1 自覚症状による診断法

詳細な問診：痛みの有無，程度についての患者自身の訴え，知覚障害・運動障害の程度，異常知覚の有無の検査，精神心理学的検査，治療的検査，など。

### 2 他覚症状による診断法

疼痛部位と健常部位の体温（皮膚温）の違いの観察，疼痛部位と健常部位の体表の観察，画像診断，血液生化学的検査，など。

ペインクリニックで疼痛を訴える症例の診察においては，痛みの原因となる器質的変化の所見に乏しい場合が多く，疼痛の有無や程度は，その判断を患者の主観的な訴えに大きく頼らざるをえないのが現状である。その一方で，疼痛部位においては，局所の体

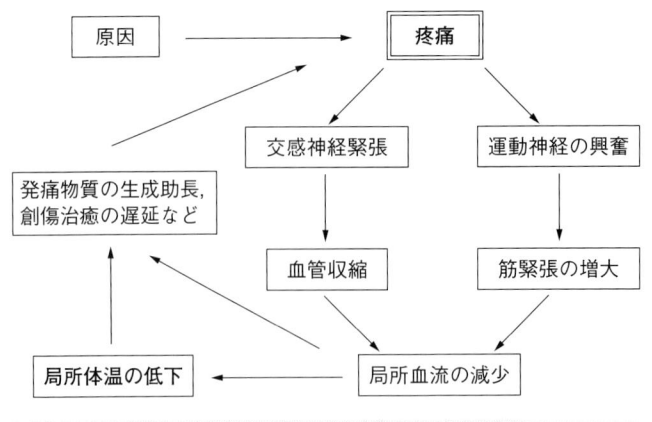

図2　慢性疼痛時における痛みの悪循環
（志茂田治, 加納龍彦, 粟田正樹ほか. 自律神経機能の客観的評価法としての交感神経皮膚反応. 麻酔 1989；38：27-32 より引用）

温，特に皮膚温が変化している場合があり，また，神経ブロックなどの治療の前後で，局所の体温に変化が認められ，治療効果の判定にも役立つ場合がある。このため，客観的な診断材料として，疼痛部位の体温測定が重要な意味を持つ[2]。

### 3 痛みと皮膚温

　疼痛疾患，特に慢性疼痛において，疼痛部位は交感神経が過緊張状態であることが多い。環境温が一定である状態で測定される皮膚温は，皮膚血流に影響され，この皮膚血流は交感神経の支配を受けている。すなわち，交感神経の活動で皮膚温が変化するということが知られている。痛みは交感神経を緊張させ，交感神経が緊張すると，皮膚血流量は減少する。血のめぐりが悪くなると，その部位の皮膚温が低下し，その皮膚領域を低温域（cool area）にする。局所の血流低下は発痛物質の生成を助長するなどして，痛みの悪循環の原因となる[8]（図2）。その一方で，炎症による疼痛，軟部組織の損傷の場合は，局所組織より発痛物質が遊離され，血管拡張と血管透過性の亢進が生じ，皮膚温が上昇し，高温域（hot area）となる。これらの現象を利用して，皮膚温測定により各種の疼痛性疾患の客観的診断の一助とすることが可能になる。

## ペインクリニックでの実際の応用

### 1 急性痛

　急性炎症に伴う疼痛（術後痛など）では，サーモグラフィ上でhot areaを呈する。急性炎症では，損傷神経終末部より発痛物質が遊離され，血管拡張と血管透過性の亢進

が惹起され発熱を生じ，これが相乗的に炎症を拡大するという悪循環になっている。そのため，hot area の程度は痛みの急性期に生じている悪循環の程度を反映していると考えられる。この時期には局所麻酔薬による神経ブロックや局注で良好な除痛を得ることができる。

急性帯状疱疹では，皮疹の部位に一致して hot area を認める。hot area の消退と疼痛消失は普通並行するが，hot area の消退後も疼痛が持続する場合は痛みの性質の変化の始まりを示唆し，帯状疱疹後神経痛への移行が危惧される。

### 2 帯状疱疹後神経痛

一般に慢性化した帯状疱疹後神経痛の症例では患部に一致して cool area が観察され，これは時に患部を越えて広く拡がっていることがある。この cool area には局所の血行不全状態が形成され，知覚異常が認められることが多い。帯状疱疹発症後，cool area を呈する前の急性期に積極的に神経ブロックを行うことが帯状疱疹後神経痛を防ぐために提唱されている。また，帯状疱疹後神経痛にかぎらず，交感神経の緊張が関与する疼痛や複合性局所疼痛症候群（complex regional pain syndrome：CRPS）についても，サーモグラフィ上 cool area として早期発見が可能である。

### 3 血行障害を原因とする疾患

下肢のバージャー病や閉塞性動脈硬化症（arteriosclerosis obliterans：ASO）などの血行障害を原因とする疾患[9]では，血流が減少した部位に一致して皮膚温の低下（cool area）が著明に観察される。サーモグラフィでは，皮膚温の変化により血管閉塞・狭窄の部位をある程度予想することができる。これらの疾患は，交感神経ブロックのよい適応であり[9]，サーモグラフィは診断や重症度の判定だけでなく，薬物治療やブロック後の治療効果判定にも威力を発揮する。

### 4 神経ブロック後の効果判定

神経ブロックが確実に行われたとき，その神経支配領域の皮膚温は一般に上昇する。このため，サーモグラフィを神経ブロック前後に施行すると，その効果の客観的判定にきわめて有用である。このとき，より正しい判定のために，神経ブロックの前後でサーモグラフィの撮影条件を一定にすることが大切である。

## 実際の測定時における注意点

測定に際しては，サーモグラフィの機能上の欠点，すなわち，周囲の環境の熱変化により起こる現象もとらえてしまうという点を念頭に置く必要がある。そのため，測定時

**表1 サーモグラフィ撮影上のテクニカル・ガイドライン**

1. 室内は無風に保つ（エアコンは一時切ること）
2. 高温の赤外線源を計測部位から遮蔽すること（スチームなどと患者の間に衝立などを置くこと）
3. 室温は通常25±1℃に保つこと。撮影のつど，室温・湿度を記録しておくこと
4. 冬季は室温馴化時間を20分以上置くこと
5. 検査前4時間は禁煙
6. 温湿布，冷湿布，ジアテルミーなどの理学療法は検査当日は休止すること
7. 筋電図，動脈造影，ミエログラムはサーモグラフィ検査の前24時間は実施しないこと。針刺入式の筋電図とは72時間をあけること。できればサーモグラフィ検査を先行させること
8. 患者関連情報として次の項目を必ず病歴に記載すること
氏名，性別，年齢，主訴，タバコ，アルコール，利腕，疼痛のある部位（図示），冷感，温熱感，感覚異常のある部位（図示），既往歴，現病歴，治療の有無と方法，臨床診断名，体温，撮影日・時間，室温，湿度，壁温
9. 画像の再現性と経時的変化を確認するために最初に撮影した画像と同一部位を最後にもう一度視認するとよい

（日本サーモロジー学会基準案より一部改変引用）

の環境には，測定室の室温を25±1℃程度に一定に保ち，ストーブ，ヒーターなどの直接的熱源は置かず，高湿度は避け，着衣の影響を避けるため，脱衣後10～20分ほど経過してから測定する，などの点に十分に注意する必要がある[2]（表1）。赤外線はガラスを通さないので，顔面を検査する場合は眼鏡を外す。季節の寒暖による身体への影響，発汗なども測定結果に影響を及ぼす要因となるので，要注意である。

　サーモグラフィは，超音波やCT画像などのような形態画像ではなく，骨シンチやPET画像などと同様に機能画像であり，温度の差を画像化して描画したものである。このため，バージャー病などの血行障害のある疾患などでは，患部の冷感が強い場合には，背景と被写体の温度差が乏しいことがあり，目的部位が満足に描画できないことがある。このため，このような症例では，よりよい描画のためには背景に保冷剤などを用いて十分な温度差を作ることが必要になる場合がある。

## ペインクリニック以外での応用法

　ペインクリニックでの診断・治療以外にも，サーモグラフィは他の医療内外のさまざまな分野で実際に活用されている。医療分野では代謝異常（組織代謝率の異常部位の発見），腫瘍（代謝率の異常による鑑別診断・動静脈吻合による高温皮膚静脈の発見）など，また漢方薬，気功治療の効果判定などにも用いられる場合もある（表2）。また，工業用としては，例えば建造物などの非常に大面積のもの，また非常に高温であったり，高速で回転しているなど，表面に体温計を付けられないものの温度測定，また非破壊検査や，外見では分かりにくい"過熱"という形で現れる不良部品の検知などに広く応用されている。また，近年では，例えば電気保温ポットの熱漏れ有無の可視化，"クールビズ"

表2 サーモグラフィ検査適用疾患

| 適用領域 | 適用疾患例 | 診断原理 |
| --- | --- | --- |
| 血行障害 | 動脈狭窄・閉塞性疾患，静脈瘤，動静脈瘤血管奇形，リンパ浮腫などの疾患，血流に影響を及ぼす薬物・治療法の効果の経過観察，移植皮膚片の活着状況の判定，インポテンスの病態分析 | 組織血流量の推定と血流分布異常または異常血管による温度分布異常の発見 |
| 代謝異常 | 多くの皮膚疾患，皮下組織疾患など | 組織代謝率の異常部位の発見 |
| 慢性疼痛 | 慢性疼痛性疾患，頭痛，後頭神経痛，三叉神経痛，内臓関連痛，脊髄神経根刺激症状（椎間板ヘルニアなど）などの筋神経疾患および間欠性など | 侵害受容器由来の慢性疼痛と血管性疼痛および筋肉虚血性の疼痛の存在部位の温度異常分布の発見 |
| 自律神経障害 | 自律神経疾患，脊椎神経疾患，および交感神経系に影響を及ぼすと思われる疾患，神経ブロックの効果判定，麻酔深度および部位の判定，レイノー疾患の各種負担による分析，電機刺激の効果判定 | 自律神経系ごとに交感神経系の活動度の神経皮節温度分布の（thermatome）による分析・負荷反応分析 |
| 炎症 | 各種表在性急性炎症，リウマチ様関節炎慢性炎症の経過観測や消炎薬の治療効果の判定 | 炎症による高温の発見と指標化による炎症の程度の判定 |
| 腫瘍 | 乳房腫瘍，甲状腺腫，皮膚腫瘍，骨肉腫，陰嚢水腫，その他の表在性腫瘍，転移腫瘍の発見と悪性度の判定 | 代謝率の異常による鑑別診断，動静脈吻合による高温皮膚静脈の発見 |
| 体温異常 | 神経性食欲不振，温度中枢の異常を思わせる疾患，ショックのモニター | 体温の異常と末梢温の較差のモニター |

（サーモロジー学会基準案より引用）

用の冷却効果のあるシャツの効果比較，"身体が温まる"食品の摂取前後の効果比較など，消費者へ商業製品を分かりやすく宣伝する目的でも，さまざまに活用されているのはご存知のとおりである。今後も本法を応用した新たな活用方法が開発されるかもしれない。

## 発熱性疾患とサーモグラフィ

抗生物質などの薬物治療や予防接種の普及による，結核の発症激減や天然痘の根絶などに象徴されるように，感染症の大半は克服されたのでは？　という空気が20世紀後半においては確かにあったが，その淡い期待に反し，21世紀に入ってから新興感染症や再興感染症が猛威を振るう事象が相次いでおり，現在は"感染症新時代"とまでいわれている。近年はサーモグラフィが一躍脚光を浴びた事象があった。2002年の年末に，主にアジア地域で新型肺炎〔重症急性呼吸器症候群（severe acute respiratory syndrome：SARS）〕が猛威を振るい，また，2009年には，新型インフルエンザが世界的に大流行した。これらの感染症は，発熱性疾患であるという特徴を持つため，"発熱外来"という不思議な名称を持つ，感染疑いの症例を専門に診断する外来が医療機関に設置さ

れたのは記憶に新しいが，感染疑い症例の国内上陸を未然に阻止するために，全国の国際空港などでサーモグラフィを使用した水際作戦が大々的に行われた．38℃以上の熱がある人が検知器の前を通過すると，モニター画面が赤く反応するように設定し，疑い症例を即座に見分けることを可能とした．

サーモグラフィの特徴として，以下の点が挙げられる．

(1) 非侵襲的かつ非接触で，被験者の苦痛や不快感もゼロに近い．
(2) リアルタイムの測定が可能であり，短時間で多人数の体温チェックが容易に行える．
(3) 入国者に特別な案内や説明がほとんど必要ない．言語の壁による障害が少ない．

これらの特徴を生かし，このような検査法が考案されたと思われる[10]．あまりに感染力が強いため，結果的にパンデミックに至ってしまった新型インフルエンザの国内上陸は防げなかったものの，日本と同じアジアで数千人規模の発症者と数百人の死者を出し，センセーショナルな感染症として恐れられた SARS の本邦での蔓延は防止可能であった．日本への SARS 上陸の防止に，サーモグラフィ検査がある程度の効果を上げた可能性が考えられる．

■参考文献

1) 藤正 巌．体表温の生理とサーモグラフィ．医学・生物学サーモグラフィ 1982；1：18-21.
2) 中山禎人．ペインクリニック領域における体温管理．並木昭義，山蔭道明編．図解―体温管理入門．東京：真興交易医書出版部；1998. p.125-34.
3) 中山禎人．サーモグラフィ：臨床への応用．山蔭道明監．体温のバイオロジー―体温はなぜ37℃なのか―．東京：メディカル・サイエンス・インターナショナル；2005. p.173-5.
4) 平野勝介．サーモグラフィー診断 (1)．ペインクリニック 1992；13：677-81.
5) 平野勝介．サーモグラフィー診断 (2)．ペインクリニック 1992；13：877-82.
6) 立原弘章，伊藤樹史．サーモグラフィー．ペインクリニック 2003；24：361-7.
7) 伊藤幸代，山蔭道明，中山禎人ほか．脊椎麻酔時の皮膚表面温変化による麻酔域の推定．日臨麻会誌 2000；20：372-7.
8) 志茂田治，加納龍彦，粟田正樹ほか．自律神経機能の客観的評価法としての交感神経皮膚反応．麻酔 1989；38：27-32.
9) 中山禎人．循環器疾患 ASO，バージャー病．並木昭義，川真田樹人編．すぐに役立つ痛みの看護マニュアル．東京：真興交易医書出版部；2004. p.174-8.
10) 佐野 豊，佐藤亮一．SARS 対策にどうしてサーモグラフィなのか？ 山蔭道明監．体温のバイオロジー―体温はなぜ37℃なのか―．東京：メディカル・サイエンス・インターナショナル；2005. p.176-9.

〔中山　禎人〕

III. ペインクリニック

# 2 交感神経ブロック

はじめに

皮膚血管は交感神経系により緊張性に維持されており，交感神経ブロックは皮膚血管を拡張させ皮膚血流量を増大させることにより皮膚温を上昇させる。また，交感神経ブロックは一部の難治性疼痛の治療としても有用である。本項では交感神経系の概要，および皮膚血流や疼痛との関連性について解説し，代表的な交感神経ブロックについても解説した。

## 交感神経系の概要 (図1)[1]

交感神経系は自律神経系に属し，副交感神経系とともに内臓，血管，汗腺などに分布して生体にとってもっとも基本的な自律機能の調節にかかわっている。

交感神経系，副交感神経系は脳幹，脊髄から起始する自律神経系の遠心路であり，内臓などからの情報は，自律神経遠心線維とほぼ平行して走行する内臓求心線維を介して中枢に伝えられる。内臓求心線維は自律神経線維ではなく知覚神経線維である。体性神経系は随意的制御が可能であるが，これら自律神経系は随意的に制御できない。

末梢交感神経系の節前ニューロンの細胞体はT1からL3（L2, L4のこともある）レベルの脊髄灰白質の中間質外側核から起こり，同レベルの前根を通り神経節まで白交通枝として脊柱管から分離して椎体近傍に軸索を延ばす（節前線維）。神経節は交感神経節後ニューロンの細胞体が集合する場であり，ここで節後ニューロンと節前線維がシナプスを形成する。交感神経節前ニューロンの細胞体はおおよその分節性が認められ，心臓を支配する細胞体はT1からT5レベルに，胃・腸管を支配する細胞体はT6からT10レベルに，直腸，生殖器官，膀胱を支配する細胞体はT10からL3レベルの脊髄に存在する。交感神経節後ニューロンの軸索（節後線維）は交感神経節から起始し，支配臓器に広範囲に分布している。

交感神経節は頸椎領域に3〜4か所，胸椎領域（T1〜12）では分節性に11〜12か所，腰椎領域に3〜5か所，仙椎領域に4か所，それぞれ脊柱の左右に位置している。このほかに，腹腔，骨盤腔に無対の交感神経節がある（腹腔神経節，上腸間膜神経節，

2. 交感神経ブロック

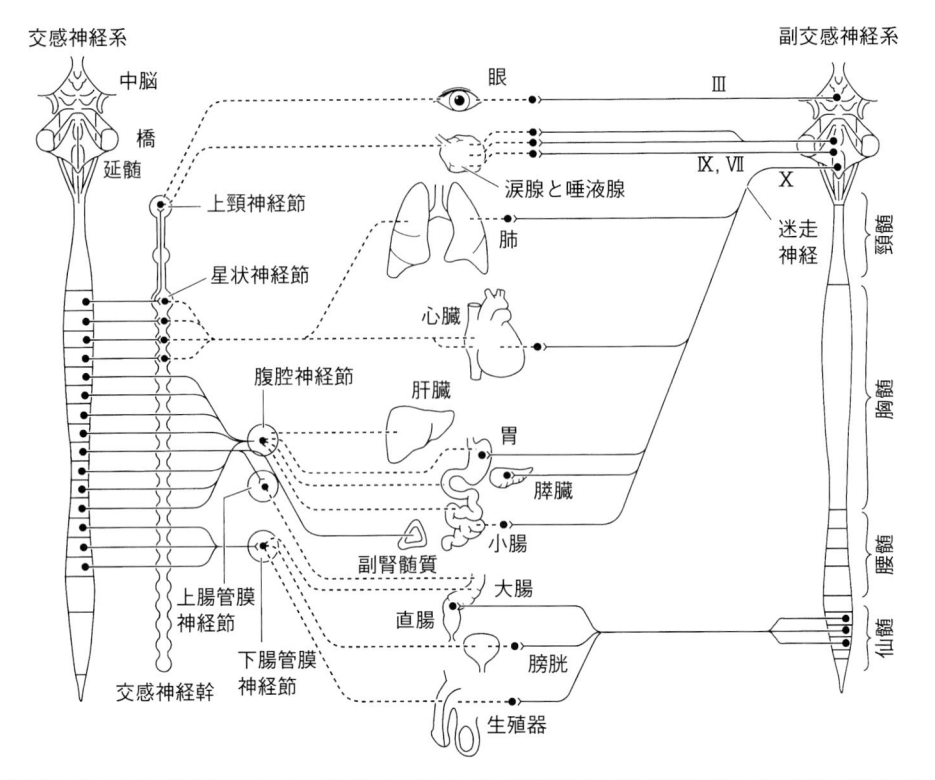

**図1　自律神経系システム〜交感神経系と副交感神経系**

交感神経系と副交感神経系は脳幹，脊髄から起始する自律神経系の遠心路であり，内臓，血管，汗腺などに分布して自律機能の調節にかかわっている。交感神経系の節前ニューロンの細胞体はT1からL3レベルの脊髄灰白質の中間質外側核から起こる。実線：節前神経線維，点線：節後神経線維。

（Breivik H, Cousins MJ. Sympathetic neural blockade of upper and lower extremity. In：Cousins MJ, Bridenbaugh PO, editors. Cousins & Bridenbaugh's neural blockade in clinical anesthesia and pain medicine. 4th ed. Philadelphia：Lippincott Williams & Wilkins；2009. p.852 より引用）

下腸間膜神経節）。

　脊柱近傍に存在する交感神経節は神経幹によって上下に連絡しており，この交感神経節の鎖を交感神経幹という。交感神経幹は，下位頸椎領域では椎体前外側面に位置し，胸椎領域では肋骨頸部の近傍に位置しており，比較的体性神経の近くにある。交感神経幹は腰椎領域で前方に移動しながら椎体の前側面に位置し，腰筋，およびその筋膜によって体性神経から隔絶される。

　交感神経幹，および各自律神経節・叢には交感神経遠心線維だけでなく内臓求心線維も存在している。この内臓求心線維はさまざまな疼痛に関与していると考えられている（頭痛，頸部痛，上・下肢痛，内臓・尿生殖器由来の疼痛）。

　また，ほとんどの臓器はもう一つの自律神経系である副交感神経による支配を受けており，例えば腸管の神経系は交感神経，副交感神経の相互作用によって調節されている。

# 交感神経の血管支配と皮膚血流・皮膚温

## 1 交感神経の血管支配

皮膚血管の緊張性保持に関する交感神経系の役割は1850年代から知られており，外科的腰部交感神経切除後に下肢の皮膚温が上昇することは1925年にHunterらによってはじめて報告された[2]。

一般に脊髄灰白質から出た節前線維が血管に分布する様式は多様である（図2）[3]。

節前線維に関しては，節前ニューロンと同レベルの神経節で節後ニューロンとシナプスを形成する場合，節前線維が神経節を通り過ぎ，交感神経幹を上行（頸椎領域），または下行（下位腰椎領域）し起始部とレベルの違う神経節でシナプスを形成する場合，また，節前線維が神経節を通り過ぎ交感神経幹から離れ，椎体前方の神経叢でシナプスを形成する場合とに分けられる。

節後線維に関しては，シナプス形成後に体性神経とともに血管に至る場合と，線維自体が直接血管に至る場合に分けられる。大動脈や大静脈は近傍の交感神経節からの交感神経節後線維の直接支配を受けている。これらの多様な交感神経節後線維は血管周囲で統合され，広範囲にわたって血管周囲神経叢を形成する。血管周囲神経叢では節後線維が順繰りに血管外膜と中膜間，および血管中膜と内膜間に入り込んでいる。

このようにして，血管の神経支配はいくつかの脊髄分節にまたがった重複支配を受けている。静脈系の交感神経支配は動脈系よりも少なく，また，小静脈に分布する交感神経線維がどの程度小静脈の血管収縮能に関与しているかは不明である。

## 2 皮膚血流と皮膚温

皮膚に分布する小動脈は交感神経系による調節を受けている。四肢先端部（指，足趾，耳，口唇，鼻など）において，皮膚血管は交感神経系によって緊張性に調節されており，疼痛，不安，出血などで交感神経系の緊張により血管収縮が生じ皮膚血流量を減少させ，交感神経ブロックによってほぼ100％近くまで皮膚血管が拡張し皮膚血流量を増大させる。

皮膚温は皮膚血流量に影響を受けており，皮膚血流量が減少すると皮膚温は低下し，皮膚血流量が増加すると皮膚温が上昇する。逆に，皮膚血流量も皮膚温に影響を受けており，寒冷環境下では皮膚温低下に伴い血管が収縮し血流量が減少する。これは中枢温を正常に保つための反応である。

四肢先端部における血流量は皮膚温の変動によって数十倍まで変化するが，この皮膚温の変化に対する血流量の変化の影響は，皮膚温が体内温に近づくにつれて小さくなる。一方，体幹部における皮膚血管は交感神経ブロックによってもほとんど拡張しない。これは，体幹部の皮膚血管が四肢先端部と異なり，血管拡張性神経伝達物質が交感神経終

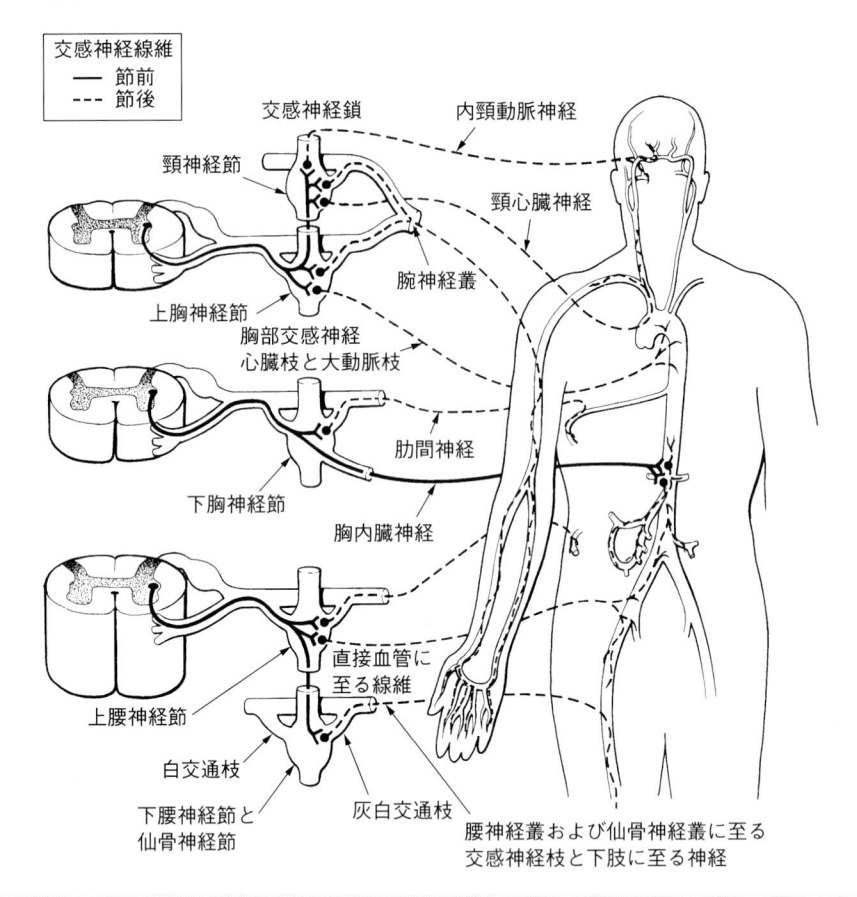

**図2 交感神経系の血管支配様式の多様性**

脊髄灰白質から出た節前線維は，節前ニューロンと同レベルの神経節で節後ニューロンとシナプスを形成する場合，節前線維が神経節を通り過ぎ，交感神経幹を上行または下行し起始部とレベルの違う神経節でシナプスを形成する場合，また，節前線維が神経節を通り過ぎ交感神経幹から離れ，神経叢でシナプスを形成する場合とに分けられる。節後線維は，シナプス形成後に体性神経とともに血管に至る場合と線維自体が直接血管に至る場合に分けられる。実線：節前神経線維，点線：節後神経線維。

(Breivik H, Cousins MJ. Sympathetic neural blockade of upper and lower extremity. In：Cousins MJ, Bridenbaugh PO, editors. Cousins & Bridenbaugh's neural blockade in clinical anesthesia and pain medicine. 4th ed. Philadelphia：Lippincott Williams & Wilkins；2009. p.853 より引用)

末から分泌され，それが能動的に皮膚血管を拡張させることで調節されているためと考えられている。

## 3 交感神経ブロックによる血流の変化

一般的に交感神経をブロックすると静脈が拡張し静脈系の血流が増大し，動脈の拡張により末梢血管抵抗が減弱する。灌流圧が変わらなければ毛細血管血流の増大につながる。

皮膚毛細血管の酸素分圧・飽和度は上昇する一方で，広範囲に交感神経がブロックされると末梢静脈系に血液が貯留することにより静脈還流が減少し，心拍出量や血圧が低

下する原因となる。

　臨床的な交感神経ブロックの効果は，静脈の拡張により可視的に判断できるが，脈派検査やドプラー血流計などによって確実に判定できる。また，皮膚温が上昇し患者はブロック領域の四肢に温かみを感じるようになる。

　交感神経ブロックは動脈閉塞や血管攣縮などの表在性の末梢循環不全によい適応となることは明らかである。しかし，このような患者におけるブロックの効果を事前に予測することは難しい。すなわち，動脈が閉塞している病的血管領域のみで交感神経がブロックされた場合にはその領域の血管が拡張し血流増加が認められるが，正常な血管領域を含んで交感神経がブロックされた場合，正常領域の血管が拡張することで血流増加が認められるのに対して，病的血管ではむしろ盗血現象により血流が減少する場合があるからである。盗血現象とは灌流圧が一定であるとした場合，血管抵抗の高い領域から血管抵抗の低い領域に血流がシフトする現象で，例えば，体幹部の血流が増加した場合に四肢末梢レベルで生じたり，骨盤領域で血流が増加した場合にその末梢領域の下肢で生じたり，皮膚血流が増加した際に筋血流の減少として生じることがある。

　慢性的な足関節以下の血流障害がすぐ中枢側での盗血現象によって生じている場合，交感神経ブロックによって盗血現象が増強され，足関節以下の血流が低下する可能性が報告されている[4]。

　一方，下肢血流障害によって生じる間歇的跛行は運動による筋酸素消費量の増大に伴って筋組織の低酸素が生じ，同時に代謝産物が蓄積することで生じる。腰部交感神経節ブロックは下肢皮膚血流量を増加させる一方で筋血流量を低下させることがあるため，間歇的跛行を増悪させることがある。しかし，一般的に疼痛それ自体が交感神経系を緊張させて筋血流量の低下を増悪させ痛みを増幅する（痛みの悪循環）ため，この悪循環を断ち切ることで間歇的跛行が改善すると考えられている。

## 交感神経と疼痛

　遠心性の自律神経系活動を制御する交感神経がさまざまな機序で疼痛の発生に関与していることが知られている。難治性慢性疼痛疾患の中に，疼痛発生・維持の機序に交感神経が深く関与している場合があり，この疼痛は交感神経依存性疼痛（sympathetic maintained pain：SMP）と呼ばれている。代表的な疾患として複合性局所疼痛症候群（complex regional pain syndrome：CRPS），帯状疱疹後神経痛などが挙げられる。前述した痛みの悪循環は古くからもっともよく知られたSMPの機序に対する仮説の一つである。痛みの悪循環とは，疼痛により交感神経系が緊張し疼痛部位の血流低下が生じ，酸素不足に陥った組織から疼痛関連物質（アセチルコリン，セロトニン，プロスタグランジン，ブラジキニン，ヒスタミンなど）が誘導され，これらによって知覚神経末端が興奮し，増大した痛みのインパルスが知覚神経を介して中枢に伝わり痛みが増強するというものである。

　また，神経損傷時の修復過程において知覚神経線維と交感神経線維との間に異常短絡

が形成され，交感神経系の自発的遠心性インパルスによって痛覚を惹起するという機序も推測されている。この異常短絡は脊髄神経節や末梢組織（皮膚）などで生じ，交感神経線維が発芽して枝を伸ばして形成される機械的短絡や，知覚神経に異所性のアドレナリン受容体が発現し，交感神経から分泌されるカテコラミンと化学的な短絡経路を形成する機序などが推測されている。

難治性疼痛でしばしば認められる疼痛パターンの一つであるアロディニアはSMPの機序によるところが大きい。SMPを呈する病態が想定される疾患に対しては交感神経ブロックが有効な治療手段の一つとなるが，その効果は疼痛全体に対するSMP関与の程度により異なり，またブロックの有効期間についても短期間の症状緩和が得られるが長期的有効性は認められないとする報告が多い[5]。

## 交感神経ブロック

### 1 星状神経節ブロック（stellate ganglion block：SGB）

古典的なSGB（前方アプローチ）はLeriche[6]によって1934年に導入された。頭部，頸部，上肢を支配する頸部交感神経節には，上頸神経節，中頸神経節，椎骨動脈神経節，星状神経節が含まれ，これらの交感神経節前線維はT1からT6の脊髄分節から起始する。星状神経節は下頸神経節が第1・第2胸神経節と癒合したものであり，第1胸椎前面に位置していることが多い（図3）[7]。通常，SGBは第6頸椎，第7頸椎領域で施行するため，薬液がコンパートメント中を下方に広がることで成立すると考えられている。このため，第7頸椎領域で施行することや，注入薬液量を多くすることでSGBの成功率は上昇する可能性が高い。

第7頸椎領域でのSGBは椎骨動脈が第7頸椎横突起の前面を走行するために血管穿刺の危険性が高いことや，気胸の合併症も生じやすいことに留意が必要である。このため，厳密に星状神経節がブロックされることにこだわらず，例えば頭部・顔面領域に対して交感神経ブロックを行うのであれば，上頸神経節や中頸神経節ブロックで十分であるため，第6頸椎領域での施行を第一選択とする。

SGBの適応疾患は頭頸部，および上肢のSMP，末梢循環障害であり，その他，顔面神経麻痺，突発性難聴，網膜血管閉塞症にも有効とされる。

SGBの合併症は，血管内注入，反回神経麻痺，腕神経叢ブロック，出血・血腫，くも膜下ブロックなどである。この中で，血管内注入，くも膜下ブロックでは，意識消失・呼吸停止などに対して緊急処置が必要となる場合がある。外来でSGBを施行した場合，患者が帰宅後に遅発性の頸部血腫による気管圧排のため呼吸困難を呈する場合があり，注意が必要である。

III. ペインクリニック

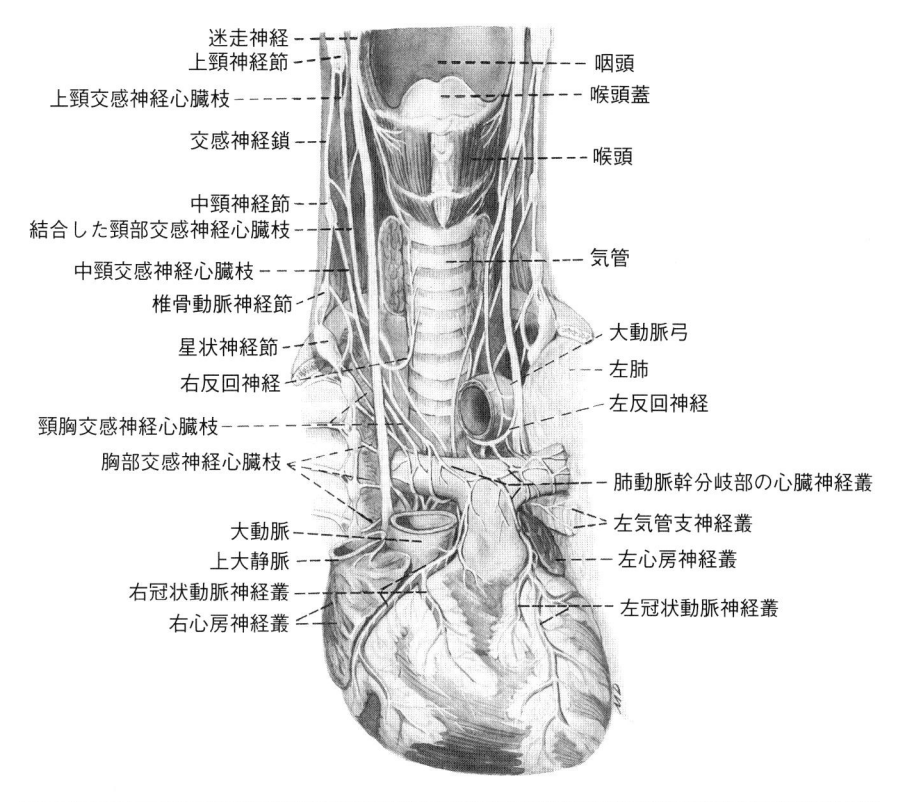

**図3 頸部交感神経節の解剖**

頸部交感神経節には，上頸神経節，中頸神経節，椎骨動脈神経節，星状神経節が含まれる。星状神経節は下頸神経節が第1・第2胸神経節と癒合したものであり，第1胸椎前面に位置していることが多い。

（Bonica JJ. The management of pain. 2nd ed. Philadelphia・London：Lea & Febiger；1990. p.977 より引用）

## 2 腰部交感神経節ブロック（lumbar sympathetic block）

　腰部交感神経節ブロックは1926年にMandl[8]によって最初に報告され，現在もその有用性から頻用されている交感神経ブロックの一つである。

　腰部交感神経節は胸部領域の交感神経節と異なり，比較的体性神経との分離が明確であるため，感覚神経，運動神経に影響を及ぼさずに交感神経のみのブロックが可能である。腰部交感神経節は交感神経系の中でもっとも多様な形態（数，位置，大きさ）を示す。3～4個の腰部交感神経節が第2腰椎から第4腰椎の間で，椎体や椎間板の前外側に位置しており，これらの交感神経節前ニューロンはT10からL2の脊髄分節に存在している（図4）[9]。左右の交感神経節はそれぞれ腹部大動脈，下大静脈の背側に位置しており，大血管と大殿筋や大腰筋の筋膜によって形成されるコンパートメント内に存在する。このため，腰部交感神経節の位置が不明であってもコンパートメント内に薬液を注入することで腰部交感神経節ブロックが可能である。

　通常，下肢に至る交感神経節後ニューロンの大部分は第4腰部交感神経節，第1～3

仙骨部交感神経節から起始するため，それより上位の第1〜3腰部交感神経節ブロックによって，下肢の交感神経節前線維がブロックされ，大腿・下腿・足部の完全な交感神経ブロックが成立する。しかし，交感神経節前線維の走行距離は線維ごとにきわめて多様であるために，交感神経幹領域に存在する交感神経線維は必ずしも一定ではない。このことが，明らかに技術的，画像的に成功したと考えられる交感神経ブロックが無効であった際の理由として考えられるかもしれない。

　交感神経節後線維自体が長時間ブロックされると，末梢受容器のカテコラミン感受性が亢進し（denervation hypersensitivity）症状が増悪する可能性があるために，第4腰部交感神経節，第1〜3仙骨部交感神経節の永久ブロックには注意が必要である。腰部交感神経節ブロックの適応疾患は下肢のSMP，末梢循環障害であり，移植皮膚が生着しない下肢の難治性潰瘍にも有効である。永久ブロックのために用いた神経破壊薬が大腰筋方向に流れ陰部大腿神経領域に広がると，同部位の感覚鈍麻，アロディニアなどの合併症が生じることがある。

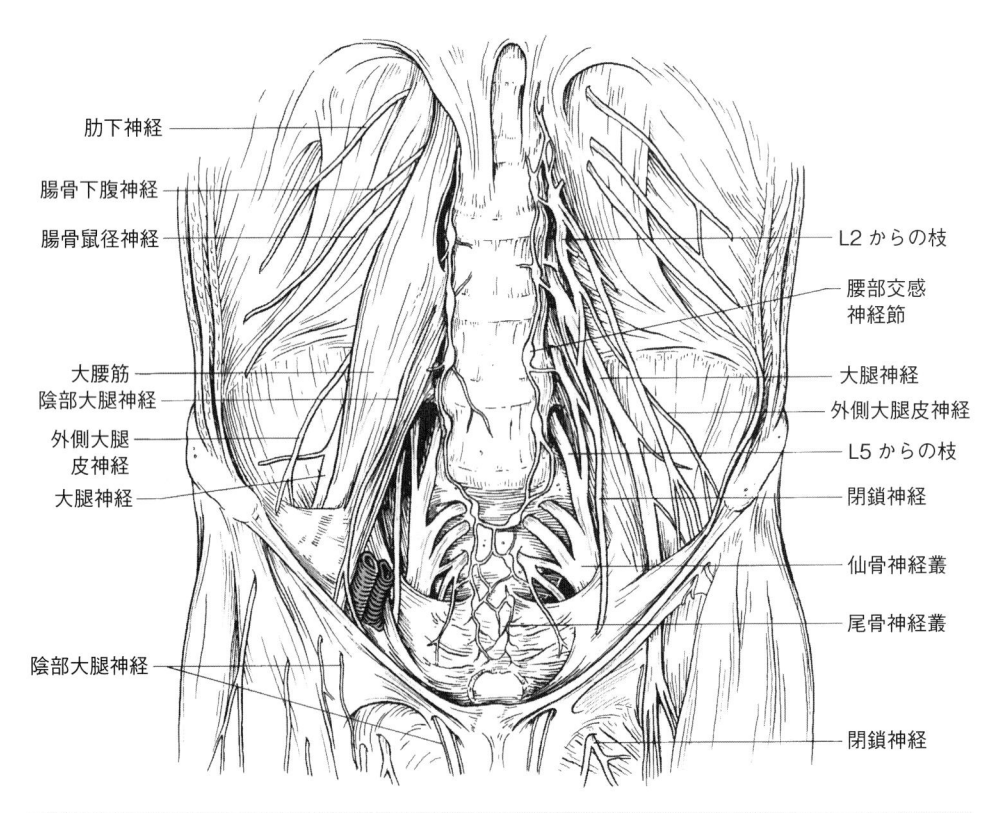

**図4　腰部交感神経節の解剖**
　腰部交感神経節は交感神経系の中でもっとも多様な形態（数，位置，大きさ）を示し，第2腰椎から第4腰椎の間で，椎体や椎間板の前外側に位置している。
（Black SM, Alastair Chambers W. Essential anatomy for anesthesia. New York・Edinburgh・London・Madrid・Melbourne・San Francisco and Tokyo：Churchill Livingstone；1997. p.137 より引用）

## 3 腹腔神経叢ブロック (celiac plexus block)

腹腔神経叢ブロックは1919年にKappis[10]によって報告され，現在ではWHOによる癌性疼痛治療指針にも取り上げられているエビデンスの高いブロック療法である。

腹腔神経叢と腹腔神経節はしばしば混同されがちだが区別することが重要である。すなわち，腹腔神経叢は腹腔神経節を構成する複数の自律神経節・節前線維・節後線維（遠心性線維）と内臓求心線維で形成される神経網のことであり，第12胸椎，第1腰椎の高さで横隔膜下の大動脈前面・腹腔動脈周囲に広がって存在している（図5）[11]。

腹腔神経叢を構成する内臓求心線維は上腹部内臓（胃，小腸，上行・横行結腸，肝臓，胆嚢，膵臓）からの疼痛を中枢に伝達している。内臓求心線維は第12胸椎，第1腰椎レベルで横隔膜脚を貫いて上行し，T5～12の交感神経節を通過しながら脊髄後角に

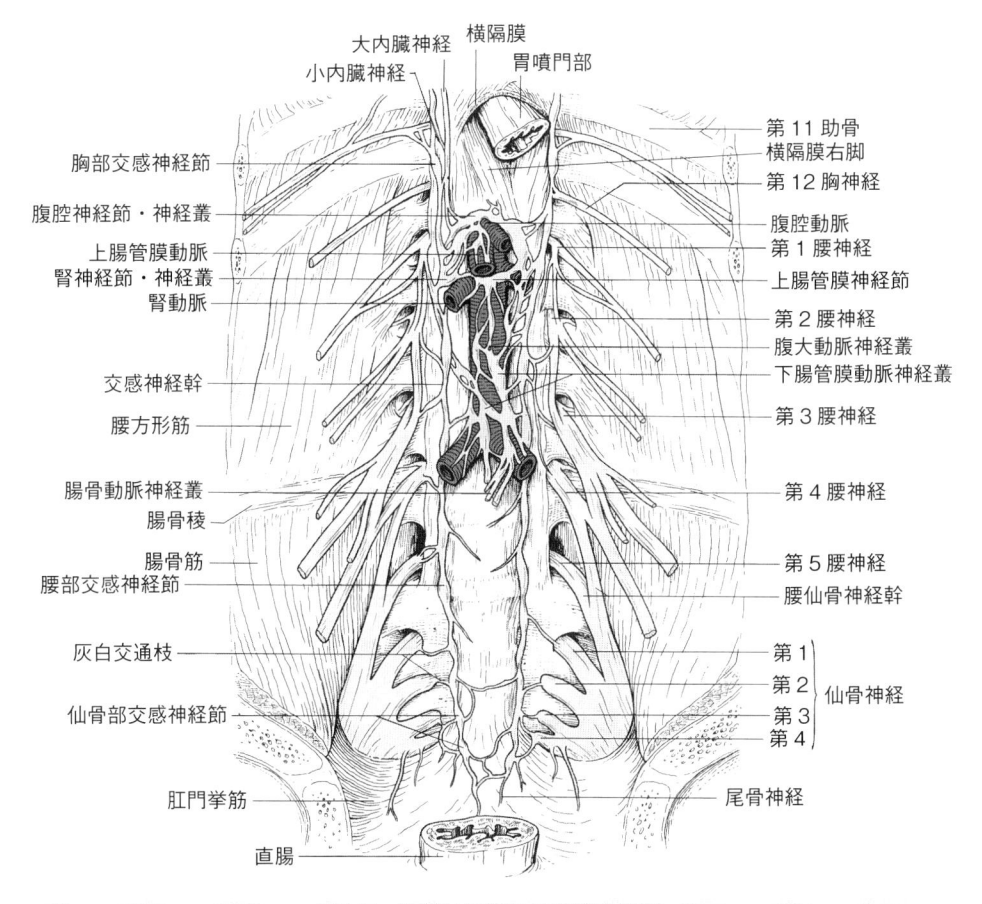

**図5 腹腔神経叢・神経節の解剖**

腹腔神経叢は腹腔神経節を構成する複数の自律神経節，節前線維，節後線維（遠心性線維）と内臓求心線維で形成される神経網のことであり，第12胸椎，第1腰椎の高さで横隔膜下の大動脈前面，腹腔動脈周囲に広がって存在している。

（Black SM, Alastair Chambers W. Essential anatomy for anesthesia. New York・Edinburgh・London・Madrid・Melbourne・San Francisco and Tokyo：Churchill Livingstone；1997. p.152 より引用）

入力する。腹腔神経叢ブロックが上腹部の内臓痛に対して有効性を示すのは主としてこの内臓求心線維のブロックによると考えられる。消化管や肝臓、脾臓の被膜などに分布する無髄性で細い一次求心線維であるC線維は局在感の乏しい鈍痛をゆっくり伝えるため、内臓痛の特徴は腹部中央領域の重苦しい鈍痛となる。しかし、腹腔神経叢ブロックのよい適応となる上腹部の癌性疼痛は、内臓痛だけではなく癌の進展により体性痛、神経障害性疼痛、またこれらが相互に関連して生じる関連痛が関与していることが多く、この場合、腹腔神経叢ブロック以外の治療法を併用する必要がある。

発症頻度の高い合併症として、下痢（60〜70％）、低血圧（30〜40％）、急性アルコール中毒（20〜30％）がある。

## 4 局所静脈内交感神経ブロック (intravenous regional sympathetic block：IRSB)

IRSBは1974年にHannington-Kiff[12]によって報告された比較的新しいブロック手技である（図6）[13]。

駆血した患肢（四肢末端）の表在静脈中に確保した静脈路から交感神経遮断薬を投与することで行う交感神経ブロックであるため、ブロック針を用いることがなく手技が簡便であり侵襲も少ない。上肢、および下肢の血管を支配する交感神経節前ニューロンの細胞体はそれぞれT3〜6、およびT10〜L2の脊髄分節に存在しており、さまざまな経路をたどり最終的に血管周囲神経叢を形成し、血管平滑筋の緊張性に関与している。静脈内に投与された交感神経遮断薬は深部静脈から組織に浸透し、隣接する動脈周囲の交感神経叢に作用する。これまで述べたSGB、腰部交感神経節ブロック、腹腔神経叢

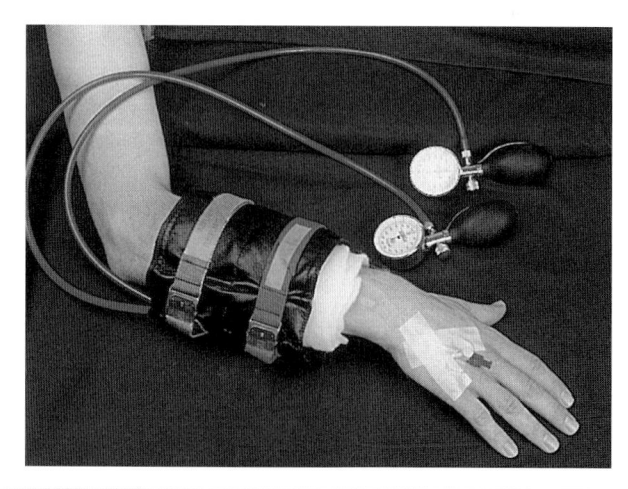

図6 局所静脈内交感神経ブロック（intravenous regional sympathetic block：IRSB）
IRSBは比較的新しいブロック手技であり、駆血した患肢（四肢末端）の表在静脈中に確保した静脈路から交感神経遮断薬を投与することで行う交感神経ブロックである。
（Jankovic D, Wells C. Regional nerve blocks. 2nd ed. Berlin・Vienna：Blackwell Science；2001. p.99より引用）

ブロックは交感神経遠心線，および求心線維をブロックすることが可能であるが，IRSB は交感神経遠心性線維のみのブロックである点が特徴的である．

また，IRSB に用いられるレセルピン，グアネチジンなどの交感神経遮断薬の薬理作用は交感神経終末に作用しノルアドレナリンの放出を抑制する点にある．このため，IRSB により血流の増加，皮膚温の上昇は認めるが，コリン作動性節後神経線維が関与する発汗は減少しない．IRSB の効果は最大で 2 週間程度とされているが，比較的危険度の高い胸部交感神経節ブロックや，外科的胸部交感神経切除の代替治療として非常に有用である．IRSB の適応は四肢末端の SMP や血流改善により症状緩和が認められる疾患全般であり，CRPS，帯状疱疹後神経痛，難治性潰瘍などである．

■ 参考文献

1) Breivik H, Cousins MJ. Sympathetic neural blockade of upper and lower extremity. In：Cousins MJ, Bridenbaugh PO, editors. Cousins & Bridenbaugh's neural blockade in clinical anesthesia and pain medicine. 4th ed. Philadelphia：Lippincott Williams & Wilkins；2009. p.852.
2) Cousins MJ, Wright CJ. Graft muscle skin blood flow after epidural block in vascular surgical procedures. Surg Gynecol Obstet 1971；133：59.
3) Breivik H, Cousins MJ. Sympathetic neural blockade of upper and lower extremity. In：Cousins MJ, Bridenbaugh PO, editors. Cousins & Bridenbaugh's neural blockade in clinical anesthesia and pain medicine. 4th ed. Philadelphia：Lippincott Williams & Wilkins；2009. p.853.
4) Froysaker T. Lumbar sympathectomy in impending gangrene and foot ulcer. Scand J Clin Lab Invest 1973；31 Suppl 128：71.
5) 中野　範，池田和世，有村佳修ほか．神経障害性疼痛―神経ブロックに対する期待度―．ペインクリニック 2009；30 Suppl：S287-94.
6) Leriche R, Fontaine R. L'anesthesie isolee du ganglion etoile：Sa technique ses indications ses resultants. Press Med 1934；42：849.
7) Bonica JJ. The management of pain. 2nd ed. Philadelphia・London：Lea & Febiger；1990. p.977.
8) Mandl F. Die Paraventebrate Injektion. Vienna：Springer-Verlag, 1926.
9) Black SM, Alastair Chambers W. Essential anatomy for anesthesia. New York・Edinburgh・London・Madrid・Melbourne・San Francisco and Tokyo：Churchill Livingstone；1997. p.137.
10) Kappis M. Sensibilitat und lokale Anasthesia im chirurginchen Gebiet der Bauchhohle mit besonderer Berucksichtigung der Splanchnicus. Anasthesie Beitr Z Klin Chir 1919；115：161.
11) Black SM, Alastair Chambers W. Essential anatomy for anesthesia. New York・Edinburgh・London・Madrid・Melbourne・San Francisco and Tokyo：Churchill Livingstone；1997. p.152.
12) Hannington-Kiff JG. Intravenous regional sympathetic block with guanethidine. Lancet 1974；25　1(7865)：1019-20.
13) Jankovic D, Wells C. Regional nerve blocks. 2nd ed. Berlin・Vienna：Blackwell Science；2001. p.99.

（新谷　知久）

# IV

## 救急領域

## IV. 救急領域

# 1 偶発性低体温症

はじめに

　偶発性低体温症とは中枢温が35℃以下になった状態である。体温低下の程度により、さらに段階的に分類される。一般的には軽度低体温（中枢温32〜35℃），中等度低体温（中枢温28〜32℃），高度低体温（中枢温28℃以下）の3種に分けられる。米国心臓病学会（AHA）のガイドライン[1]では34℃以上を軽度，30〜34℃を中等度，30℃以下を高度低体温と分類している。

## 疫　学

　偶発性低体温症と聞くと若年者の水難事故や冬山登山を想像するが，実際には高齢者で多く，屋内でも起こることも多い。米国では低体温症によって死亡する人の約半数が65歳以上である（図1）[2]。

## 原　因

　熱は皮膚からの放射，蒸発，伝導，対流によっておおよそ9割が，残りは肺から失われる。人の体温は通常37℃前後に保たれていて，寒冷環境においても血管収縮による放熱の抑制，シバリングによる熱産生により恒常的に保たれているが，その制御を超える寒冷環境に置かれた場合，低体温症となる。
　また，正常であれば周辺環境に対応した服装をし，場合により重ね着をしていくことが可能だが，それができない状態，つまり，周辺温度にそぐわない服装であれば，たとえ気温・室温がそれほど低下していなくても低体温症になりうる。実際には健康な人が単に寒冷環境に置かれて低体温になるよりも，なんらかの基礎疾患を持っていたために低体温に陥る，あるいは助長されることが多い（表1）。

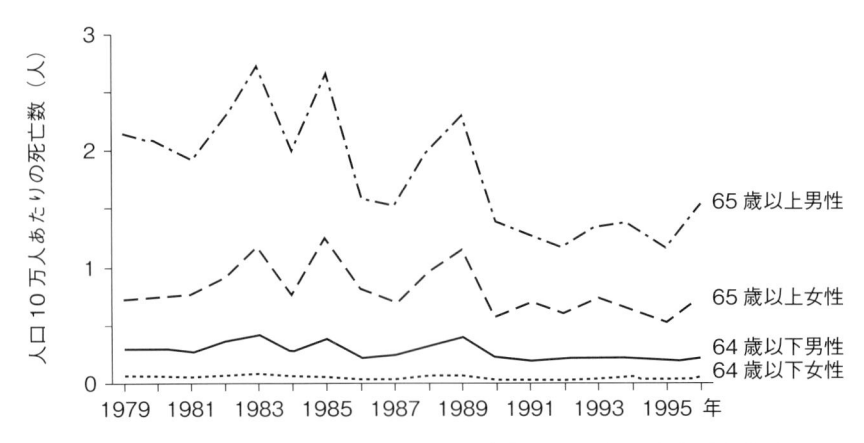

**図1 偶発性低体温による死亡数の推移(米国)**

65歳以上で多いことが分かる。
(Centers for Disease Control and Prevention. Hypothemia-related deaths—Alaska, October 1998-April 1999, and trends in the United States, 1979-1996. MMWR Morb Mortal Wkly Rep 2000;49:11-4 より改変引用)

**表1 低体温の原因**

| | |
|---|---|
| 環境要因 | 皮膚疾患 |
| 　遭難 | 　熱傷 |
| 　溺水 | 感染 |
| 　ホームレス | 　敗血症 |
| 年齢 | 神経系 |
| 　高齢者 | 　頭部外傷 |
| 　新生児 | 　脳腫瘍 |
| 薬物 | 　脊髄損傷 |
| 　アルコール | 　ウェルニッケ脳症 |
| 　抗精神病薬 | |
| 代謝 | |
| 　甲状腺機能低下 | |
| 　副腎機能低下 | |
| 　下垂体機能低下 | |
| 　低血糖 | |

さまざまな要因により二次的に低体温症が誘発されることが多い。

## 1 高齢者

若年者に比べ基礎代謝が低下しており,寒冷刺激に対する血管収縮の反応も鈍っている[3]。認知症患者では寒さを回避するための行動や厚い上着を着用するなどの行為が欠如することがある。

## 2 新生児

体表面積の割合が大きいために熱の喪失が多く，自らは回避行動をとったり，助けを呼んだりすることができないため注意が必要である。

## 3 ホームレス

彼らは寒さをしのぐ家を持たず，着衣も不十分な場合が多い。栄養状態も悪い。

## 4 薬　物

アルコールは血管拡張を促し，シバリングを抑制する[4]。抗精神病薬，抗うつ薬などの摂取も寒冷刺激に対する反応低下と体温制御機構の抑制をもたらす。これは5-HT$_2$受容体拮抗によって体温制御に関係しているセロトニンを抑制するためであると考えられている[5]。都会における低体温症の発生原因として非常に重要である。

## 5 感　染

重症な感染，敗血症では末梢血管拡張とサイトカイン放出による体温のセットポイントの異常をもたらす。

## 6 皮膚疾患

重症な皮膚疾患や広範囲の熱傷は皮膚の体温調節機能が低下しており，血管収縮は抑制され皮膚からの水分放出が多く，低体温になりやすい状態だといえる。

## 7 代　謝

甲状腺機能低下，副腎機能低下，下垂体機能低下，低血糖などは代謝機能の低下から低体温になりやすい。特にアルコールや低栄養が加わることにより助長される。

## 8 神経系

頭部外傷や腫瘍により体温制御機構が破綻する。脊髄神経の損傷は末梢血管の収縮能を失わせるであろう。ウェルニッケ脳症はまれな原因である[6]が可逆的であり，覚えておかなければならない。

## 病　態

低体温症による身体反応，各臓器の反応は当然ながら低体温の程度によって異なってくる（表2）。

### 1 心血管系

軽度低体温では心拍数，血圧ともに増加することもあるが，中等度以上の低体温では心拍数，心拍出量は低下する。低体温症に特異的なJ波（図2）[7]を心電図上で認めることもある。低体温が進行するとともに心房細動（atrial fibrillation：Af）や心室細動（ventricular fibrillation：Vf）などの不整脈が起きやすくなり，最終的には心停止に至る。

表2　病態のまとめ

|  | 軽度低体温 | 中等度低体温 | 高度低体温 |
| --- | --- | --- | --- |
| 体温制御 | シバリング正常 | シバリング消失<br>急激な体温低下 | シバリング消失<br>急激な体温低下 |
| 呼吸 | 頻呼吸 | 浅い呼吸<br>呼吸性アシドーシス<br>低酸素<br>誤嚥性肺炎<br>無気肺 | 無呼吸<br>呼吸性アシドーシス<br>低酸素<br>誤嚥性肺炎<br>無気肺 |
| 循環 | 頻脈<br>高血圧 | 低血圧<br>徐脈<br>QT延長<br>J波の出現 | PEA（無脈性電気活動）<br>Af<br>房室ブロック<br>Vf<br>心停止 |
| 消化管 | イレウス | 膵炎<br>胃潰瘍 | 膵炎<br>胃潰瘍 |
| 腎・電解質 | 膀胱弛緩<br>寒冷利尿 | 高カリウム血症<br>高血糖<br>乳酸アシドーシス | 高カリウム血症<br>高血糖<br>乳酸アシドーシス |
| 筋肉 | 過緊張 | 硬直 | 筋融解 |
| 凝固系 | 正常 | 血液凝縮<br>過凝固 | DIC<br>出血 |
| 神経系 | 反射亢進<br>見当識障害<br>運動失調<br>構音障害 | 反射低下<br>興奮<br>幻覚<br>瞳孔反射低下 | 反射消失<br>昏睡<br>瞳孔反射消失<br>脳波平坦 |

低体温が進むにつれ病態は変化し重篤化していく。

## 2 シバリング

体温が32℃以下になると,シバリングが消失する。シバリングによる熱産生が行われなくなり,これより先,体温は急速に低下する。

## 3 呼吸器系

軽度低体温においては頻呼吸となるが,1回換気量が低下し浅い呼吸となる。中等度低体温に進むと呼吸数は低下し,咳反射の消失による誤嚥,肺炎が起きやすくなる。34℃以下で高二酸化炭素に対する刺激は低下するが,低酸素による刺激はかなりの低体温になるまで保たれている。酸素消費量,二酸化炭素排出量ともに低下し,30℃では50%になる[8]。高度低体温に至ると呼吸は停止する。

## 4 脳神経系

脳血流量が低下し,早い段階から判断力の低下,健忘,記憶障害などが起こる。中等度低体温では意識障害,傾眠,混乱により周辺温度からかけ離れた服装をとることがある。雪山での脱衣などがそれにあたる。高度低体温では昏睡に陥り,意識は消失,瞳孔反射は消失する。脳細胞自体は低体温により障害されにくく,むしろ脳低体温療法として治療に利用される。

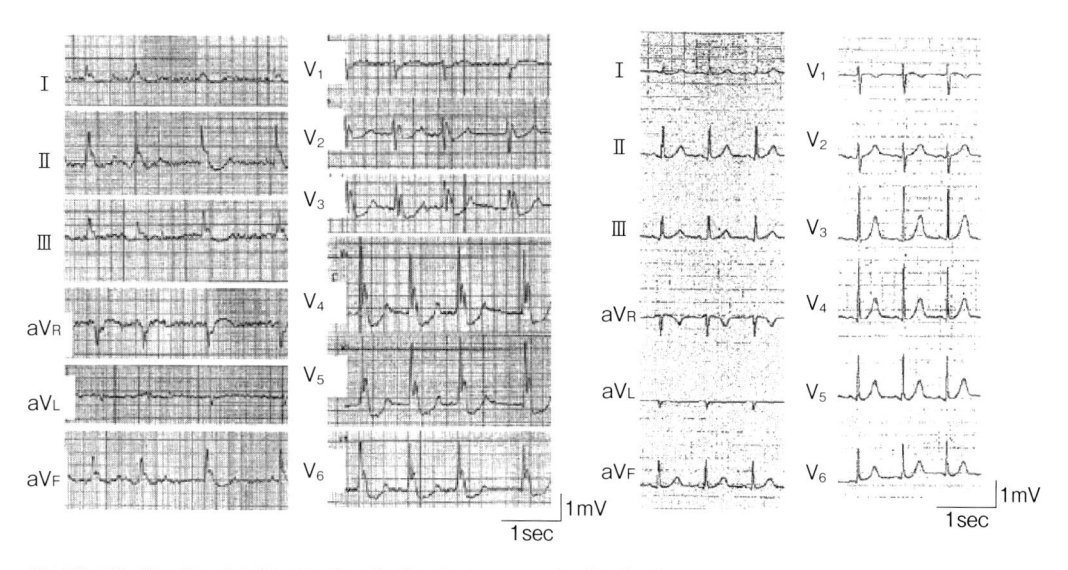

**図2 J波(Osborn wave)**
左は直腸温27℃において観察されたJ波。右は復温後に正常化した心電図。
(Aizawa O, Sato T, Igarashi Y. Osborn wave in accidental hypothermia. Intern Med 2006;45:333-4 より引用)

### 5 代謝系

軽度低体温ではシバリングにより代謝は6倍程度まで亢進する。インスリンの分泌および組織取り込みは阻害され高血糖となる。カテコラミンの分泌が増加しこれを助長する。甲状腺刺激ホルモン，甲状腺ホルモンは正常だが，甲状腺機能低下がベースに隠されていることもあり，注意が必要である。体温の低下とともに代謝は低下し，28℃では50%まで減少する。酸素消費量は体温が1℃低下するごとに6%低下する[5]。

### 6 腎

初期には寒冷刺激により利尿が増加する。これは末梢血管収縮により中枢の血流が増し，腎血流量が増加するためである。低体温が進むと循環血液量の減少により尿量は減少する。

### 7 消化管

腸管運動が低下し，イレウスとなる。また胃酸の分泌が増加し胃潰瘍が生じる[9]。

### 8 血液凝固系

血管透過性の亢進により血漿は血管外に漏出し血液の凝縮が起こる。寒冷刺激による利尿がさらに拍車をかけ，体温が1℃低下するごとにヘマトクリットは2%増加する[10]。高度低体温においてヘマトクリットが正常値であれば，どこからかの出血を疑わなければならない。また，凝固系が破綻し[11]播種性血管内凝固症候群（disseminated intravascular coagulation：DIC）が引き起こされ，血小板機能も低下[12]するため出血傾向がみられる。ただし，プロトロンビン時間（prothrombin time：PT），活性化部分トロンボプラスチン時間（activated partial thromboplastin time：APTT）の延長は復温によって改善するため，37℃に補正された検査結果では異常はみられないので注意が必要である。

## 診 断

### 1 体温の測定

低体温は普通の体温計では測定できないので，低体温を測定できるものを準備する。腋下温は外気に影響され信頼性が低いため，中枢温を測定する。一般的には直腸温であ

るが，膀胱温，食道温，鼓膜温，スワン・ガンツカテーテル挿入による血液温も有用である．

## 2 原因検索

低体温に付随する合併症はさまざまだが，もともとその疾患が原因で低体温になった可能性も考慮しなければならない．血液検査により代謝性の疾患やアルコール中毒，肝不全，腎不全の有無など幅広い情報が得られる．血液ガスは肺の状態，呼吸器の設定状況や酸塩基平衡を確認できる．画像診断では外傷や肺炎などの検索を行う．

## 治　療

治療の基本は厳重な全身管理下における速やかな復温である．さまざまな合併症や低体温の原因となった基礎疾患の治療も同時に行われなければならない．

中枢体温計，心電図の装着を行う．

患者はわずかな刺激でVfに移行する可能性があり，ベッド移動や各種ルート挿入の際にも愛護的に扱う．さらなる体温の低下は防がねばならず，濡れた衣服を脱がせ，温めた輸液や酸素を投与する．

血圧の低下，脱水，末梢血管の収縮により脈が触れにくくなっており，高度徐脈を心停止と誤ることも考えられる．シバリングによるアーチファクトはVfの波形と類似しており，患者がVfあるいは心停止であると判断して蘇生を開始するかどうかは少なくとも30〜45秒は注意深く観察することが必要[13]である．不用意な心臓マッサージは正常脈の患者を逆にVfに陥れる結果となる．心停止やVfに対しては心臓マッサージ，除細動を行うが，体温が30℃以下では効果が得られにくい[1]とされている．とはいえ30℃以下での除細動の成功率が50％を超えていたとする報告[14]もあり，AHAのガイドライン[1]でも30℃以下で1度の除細動を認めている．それで効果が得られなかったときには30℃まで復温してから再度除細動を試みる．同様に薬物に対する反応も低下しており，30℃以下で頻回に心血管作動薬を投与した場合，効果がないままに中毒量に達し，復温されてから過剰な反応を引き起こす可能性がある．高度徐脈や心房性不整脈は低体温においては病的ではなく，治療する必要はない．

## 1 再加温法

再加温の方法は大まかにpassive rewarming（受動的復温），active external rewarming（能動的体外復温），active internal rewarming（能動的体腔内復温）の3つに分けられる（表3）が，低体温の程度により選択する再加温法を考慮しなければならない．

**表3 再加温法**

passive rewarming（受動的復温）
　　寒冷環境からの避難
　　毛布・寝袋
active external rewarming（能動的体外復温）
　　電気毛布
　　温風式体表面加温装置
active internal rewarming（能動的体腔内復温）
　　加温輸液
　　加温加湿酸素
　　胃洗浄
　　膀胱洗浄
　　腹腔洗浄
　　胸腔洗浄
　　人工透析
　　人工心肺

低体温の程度，心肺停止の有無によって復温法を選択する。
もちろん組み合わせることも可能である。

### a. passive rewarming（受動的復温）

　患者を保温すること。暖かい部屋に収容し，毛布や寝袋で覆う。濡れた衣服は乾いたものに取り替える。軽度低体温の場合には患者自身の体温制御機能が破綻しておらず，シバリングによる熱産生により体温上昇が見込まれる。ただし，体温の上昇は緩やかで1時間あたり0.5〜2℃程度であるため，中等度以上の低体温では他の方法を加えて行う必要がある。

### b. active external rewarming（能動的体外復温）

　患者の体表面を積極的に加温すること。電気毛布や温風式体表面加温装置を使用する。中等度低体温の患者に適応となる。電気毛布では1時間あたり0.8℃の体温上昇が見られたのに対し，普通の毛布では0.4℃の低下が見られたとの報告[15]がある。空気より水のほうが熱伝導率で優れているので，暖かい風呂に患者を入れることは理論的には考えられるが，モニタリングが難しく，急変時の処置がしづらいなど実際的ではない。外部からの加温ではいずれの方法も皮膚の熱傷には気をつけなければならない。

　afterdrop
　表面加温を行った後も中枢温が引き続き低下することがある。これはafterdropと呼ばれ，収縮していた末梢血管が拡張し冷たい血液が中心に戻ってくることや，末梢加温によりシバリングによる熱産生が低下することが原因と考えられている。

表4 体外循環による加温方法

| 加温方法 | 利点 | 欠点 |
| --- | --- | --- |
| 人工心肺 | 非常に早い復温<br>呼吸・循環不全に対応 | 施行できる施設が限られる<br>専門家が必要<br>開始に時間がかかる<br>抗凝固療法が必須 |
| 透析 | 広く普及している<br>1本のカテーテルで開始できる<br>腎不全に対応<br>抗凝固療法の影響は少ない | 復温が緩やか<br>呼吸・循環不全に対応できない |

それぞれの利点と欠点を考慮して選択する。

rewarming shock

低体温症ではもともと寒冷刺激による利尿が亢進しており脱水であるため，表面化温による末梢血管の拡張は高度の循環血液量不足を招く。加えて心拍出量も低下しているためrewarming shockと呼ばれる血圧低下が起きる可能性があり，加温輸液による容量負荷を行い，循環変動に注意を払う。

### c. active internal rewarming（能動的体腔内復温）

侵襲的な方法を用い体腔内から積極的に加温することで，高度低体温や心停止の患者に適応となる。非侵襲的な方法としては加温した輸液の投与や加温加湿酸素の投与があるが，体温上昇の効率は悪く，さらなる体温低下を防ぐという意味合いが強い。胃洗浄，膀胱洗浄といった加温生理食塩液を一時的に体内に貯めてから抜くことを繰り返す方法もあるが，1時間あたり1.5℃の体温上昇しか見込めない[16]。

侵襲的な方法としては腹腔内を加温水で満たす腹腔洗浄，胸腔の前後にドレーンを通し加温水を環流させる胸腔洗浄は，加温できる面積が拡大するため1時間あたり2～3℃程度の上昇効果が期待できる。もっとも効果が確実で体温上昇が速やかに行われるものは体外循環である（表4）。人工透析装置や持続血液濾過装置が用いられることもあるが，人工心肺装置は5分間に1～2℃の体温上昇が見込め，急速加温という面では群を抜いている。心停止やVfの患者においても心臓マッサージや薬物投与が必要なく，循環虚脱に対しても補正が容易でrewarming shockが起こっても対応可能である。日本では経皮的心肺補助（percutaneous cardiopulmonary support：PCPS）装置が普及しており，開胸下での人工心肺よりも簡便に施行できるが，それでもPCPSを施行できる施設は限られており，高度低体温が疑われる患者の搬入先を考慮することと，時間的余裕がある場合にはあらかじめPCPS装置を組み立てておくことも重要である。

軽度の低体温は脳保護の面からみると有用であり，急速な復温が必ずしもよいとはいえない。また復温停止後も体温上昇が続くovershootingが起こることもあり，目標より少し低めの温度で加温を中止する。

加温輸液の効率は？

次のような方法で考えられる。

1 kcal は 1 kg の水を 1℃上昇させることができる。人の体温を 1℃上昇させるには体重 1 kg あたり 0.83 kcal 必要である。つまり体重 60kg の人の体温を 1℃上昇させるには

0.83 kcal × 60 kg = 49.8 ≒ 50 kcal

約 50 kcal が必要となる。体重が 60 kg で体温が 27℃の低体温症の患者に 42℃の加温輸液を 1 l 投与した場合，移動する熱量は 42 − 27 = 15 kcal であり，体温上昇は 15 ÷ 50 = 0.3℃となる。やはりあまり効率のよいものではない。

#### d. 低体温治療のアルゴリズム

AHA は低体温症の患者に対しては自らが推奨する蘇生法の一部に修正が必要であるとしている（図 3）。それは通常よりも復温に重点が置かれている点と，高度低体温において除細動や薬物投与の有効性が低いと思われることに起因する。

### 2 原因疾患の治療

低体温症には純粋に寒冷曝露による一次的なものと，なんらかの原因疾患により寒冷状況から退避不能に陥った二次的なものがあり，後者のほうが予後は悪い[17]。隠れた原因疾患を探し出し，治療を並行して行うことは，体温を上昇させることと同様に重要である。

### 3 蘇生中止の判断

低体温によって代謝が抑制され，脳や他の臓器を保護している。急速な体温低下が心停止に先行した場合，蘇生の可能性が高く，小児では 14.2℃[18]，成人では 13.7℃[19]か

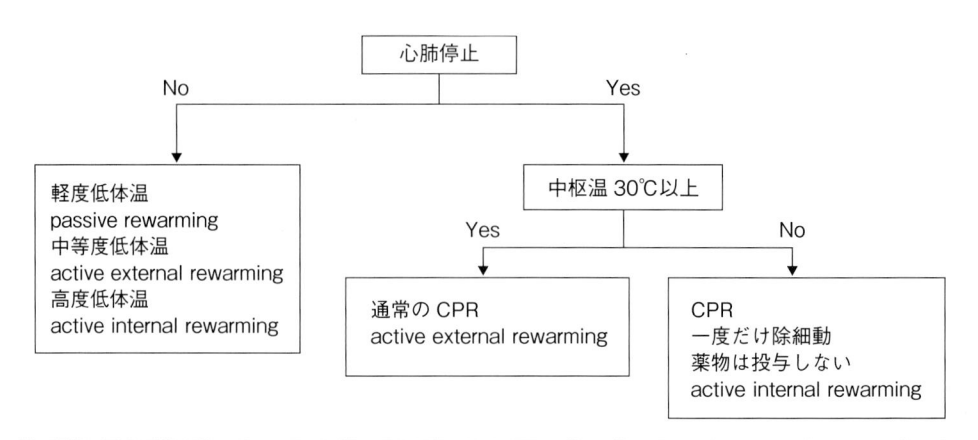

**図 3　低体温治療のアルゴリズム**
低体温の患者には通常の CPR とは若干異なったアプローチが必要。

らの生還例がある。このため低体温の患者は生命反応がなくても死亡したと判断することはできず，少なくとも35℃まで復温した後に蘇生を中止するかどうかの決定を下さなければならない。

"No man is dead until warm and dead" ──復温して死ぬまでは誰も死んでいないのである。

## トムラウシ山遭難事故

2009年7月，北海道大雪山系トムラウシ山で登山者2パーティー19名が遭難，うち9名が死亡するという痛ましい事故が起きた。全員が低体温症による凍死である。登山途中からの悪天候でずぶ濡れになった体に強風が吹きつけた。濡れた衣服は気化熱によって体の熱を奪い，強風は実際の気温よりはるかに低い体感温度をもたらす[20]。当時の気温は8～10℃，風速は20～25mだったとされている。表5は気温と風速から計算された体感温度を示したものであるが，それに従えば体感温度は1～2℃程度にもなっていただろう。

トムラウシ山では2002年7月にも8名が遭難し2名が死亡するという事故が起きており，夏山といえども低体温症になる可能性は大いにあると考えなくてはならない。

### 遭難現場でできることは

まずは救助要請だろう。現在では携帯電話の通話可能エリアもかなり広がっている。そして風雨を避け休息をとれる場所に避難する。濡れた衣服を乾いたものに交換し，毛布や寝袋で体を包む。可能であれば腋下，鼠径部に湯たんぽを当て，中心加温を心がけ

表5 体感温度

| 風速 (m/s) | 温度 (℃) 10 | 5 | 0 | −5 | −10 | −15 | −20 | −25 | −30 |
|---|---|---|---|---|---|---|---|---|---|
| 5 | 7.6 | 1.3 | −4.9 | −11.2 | −17.5 | −23.7 | −30 | −36.2 | −42.5 |
| 10 | 6.2 | −0.4 | −7.1 | −13.7 | −20.3 | −26.9 | −33.6 | −40.2 | −46.8 |
| 15 | 5.3 | −1.5 | −8.4 | −15.3 | −22.1 | −29 | −35.9 | −42.7 | −49.6 |
| 20 | 4.7 | −2.4 | −9.4 | −16.5 | −23.5 | −30.5 | −37.6 | −44.8 | −51.6 |
| 25 | 4.1 | −3.1 | −10.2 | −17.4 | −24.6 | −31.8 | −39 | −46.1 | −53.3 |
| 30 | 3.7 | −3.6 | −10.9 | −18.2 | −25.5 | −32.8 | −40.1 | −47.4 | −54.7 |
| 35 | 3.3 | −4.1 | −11.5 | −18.9 | −26.3 | −33.8 | −41.2 | −48.6 | −56 |
| 40 | 2.9 | −4.6 | −12 | −19.4 | −27 | −34.6 | −42 | −49.6 | −57.1 |

気温と風速の値により計算式[20]を用いて体感温度を算出した。
体感温度（℃）= 13.12 + 0.6215 T − 11.37 $V^{0.16}$ + 0.3965 $TV^{0.16}$ （T：気温℃，V：風速 km/hr）
表の風速は (m/s) に変換した。

る。これ以上の加温は難しい状況であると思われるのでさらに体温を低下させないように気を配らなければならない。やってはいけないことはアルコール，カフェイン類の摂取である。これらは利尿効果があり，寒冷刺激による利尿と相まって脱水を助長する。アルコールは末梢血管の拡張により熱を放出し，判断力の低下に拍車をかけるであろう。もし心肺停止状態に陥ったとしても，低体温である以上蘇生の可能性はあり，簡単にはあきらめないことである。

■参考文献

1) 2005 American Heart Association guidelines for cardiopulmonary resuscitation and emergency cardiovascular care part 10.4：Hypothermia. Circulation 2005；112：IV-136-8.
2) Centers for Disease Control and Prevention. Hypothemia-related deaths—Alaska, October 1998-April 1999, and trends in the United States, 1979-1996. MMWR Morb Mortal Wkly Rep 2000；49：11-4.
3) Collins KJ, Dore C, Exton-Smith AN, et al. Accidental hypothermia and impaired temperature homeostasis in the elderly. BMJ 1977；i：353-6.
4) Freund BJ, O'Brien C, Young AJ. Alcohol ingestion and temperature regulation during cold exposure. J Wilderness Med 1994；5：88-98.
5) van Marum RJ, Wegewijs MA, Loonen AJ, et al. Hypothermia following antipsychotic drug use. Eur J Clin Pharmacol 2007；63：627-31.
6) Geny C, Pradat PF, Yulis J, et al. Hypothermia, Wernicke encephalopathy and multiple sclerosis. Acta Neurol Scand 1992；86：632-4.
7) Aizawa O, Sato T, Igarashi Y, et al. Osborn wave in accidental hypothermia. Intern Med 2006；45：333-4.
8) Mallet ML. Pathophysiology of accidental hypothermia. Q J Med 2002；95：775-85.
9) Birchmeyer MS, Mitchell EK. Wischnewski revisited：The diagnostic value of gastric mucosal ulcers in hypothermic deaths. Am J Forensic Med Pathol 1989；10：28-30.
10) Danzl DF, Pozos RS. Accidental hypothermia. N Engl J Med 1994；331：1756-60.
11) Rohrer MJ, Natale AM. Effect of hypothermia on the coagulation cascade. Crit Care Med 1992；20：1402-5.
12) Valeri CR, Feingold H, Cassidy G, et al. Hypothermia induced reversible platelet dysfunction. Ann Surg 1987；205：175-81.
13) American Heart Association guidelines 2000 for cardiopulmonary resuscitation and emergency cardiovascular care part 8：Advanced challenges in resuscitation：Section 3：Special challenges in ECC. Circulation 2000；102：I-229-52.
14) Clift J. Is defibrillation effective in accidental severe hypothermia in adults? Emerg Med J 2007；24：50-1.
15) Kober A, Scheck T, Fulesdi B, et al. Effectiveness of resistive compared with passive warming in treating hypothermia associated with minor trauma：A randomized controlled trial. Mayo Clin Proc 2001；76：369-75.
16) Danzl DF, Pozos RS, Auerbach PS, et al. Multicenter hypothermia survey. Ann Emerg Med 1987；16：1042-55.
17) Woodhouse P, Keatinge WR, Coleshaw SR. Hypothermia in patients admitted to a group of inner city hospitals. Lancet 1989；2：1201-5.
18) Dobson JA, Burgess JJ. Resuscitation of severe hypothermia by extracorporeal rewarming in a child. J Trauma 1996；40：483-5.

19) Gilbert M, Busund R, Skagesth A, et al. Resuscitation from accidental hypothermia of 13.7 degrees C with circulatory arrest. Lancet 2000 ; 355 : 375-6.
20) Osczevski R, Bluestein M. The new wind chill equivalent temperature chart. Bull Am Meteorol Soc 2005 ; 86 : 1453-8.

(鳥谷部　政樹)

## Ⅳ. 救急領域

# 2 熱中症

はじめに

　高体温とは体温調節の不調により中枢温が 37.5℃以上に上昇している状態を示す。病原微生物の感染によって生じた高サイトカイン血症に起因する発熱と同義ではなく，視床下部における体温調節の異常が関与しているといわれている。その中でも熱中症 (heatstroke) とは，環境からの過大な熱負荷により中枢神経症状を中心とした全身症状を呈する状態と定義され，中枢温は 40℃以上に達する場合がある。

## 概　要

　以前は炎天下の行軍，作業やスポーツ時に発生する労作性熱中症 (exertional heatstroke) が注目され，夏季の学生スポーツにおけるトレーニング中の水分補給の重要性などが指摘されていた。しかし近年，日常生活における熱中症 (classical heatstroke)，特に高齢者を中心とする発症がクローズアップされている。都市部におけるヒートアイランド現象もあいまって，これまでは想定しえなかった環境での熱中症の発症が多数報告されている。

　死因統計から，近年は年間の熱中症による死亡は 400 人程度であり，しだいに増加傾向にある。年齢別の内訳では，男性は青壮年および 70 歳代以降にピークが 2 つあり，女性は高齢者のみのピークを示す。男性の青年期はスポーツ，壮年期は労働環境における exertional heatstroke であり，高齢者群は classical heatstroke が多くを占める（図 1）[1]。

　日本救急医学会は平成 18 年に熱中症検討特別委員会（委員長：有賀　徹）を設置し，全国救命救急センターおよび日本救急医学会指導医認定施設に対するサーベイランスを行っている。その結果は Heatstroke STUDY 2006[2]，Heatstroke STUDY 2008[3] としてまとめられ，疫学的特徴の解析や治療法の選択に言及している。日本における熱中症の実態把握には必須のものであり，ぜひ一読されたい。昨年も Heatstroke STUDY 2010 が行われ，6 月から 9 月までの熱中症症例が登録されている。

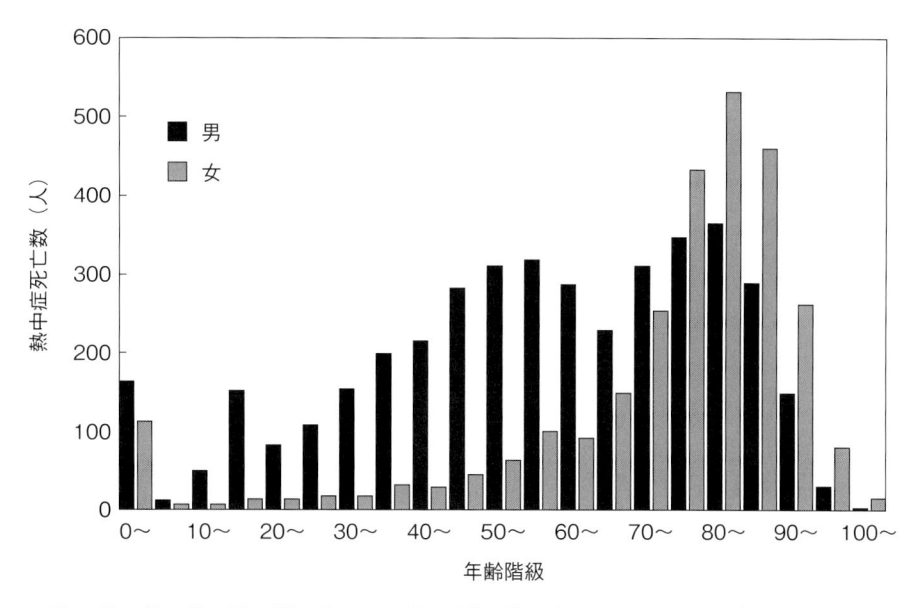

図1 熱中症死亡数の年齢階級別累積（1968年〜2007年）
（環境省．熱中症　環境保健マニュアル 2009 より引用）

## 病態生理

　感染による発熱は病原微生物に対する正常な生体反応であるが，熱中症の本態は体温調節機構の破綻による全身の生理機能の障害であり，進行した場合には著しい臓器障害を引き起こし，死の転帰をとることもまれではない．

　高温環境に日常的に曝露される機会が多い場合には発汗などの体温調節機構が発達する．逆に普段から暑さに慣れていない環境で生活している場合には熱中症に陥りやすく，また急激に気温が上昇した日などに熱中症の発症が多い．

　通常の体温調節は狭い範囲に調節されており，エネルギー消費や環境温によってもたらされた体温上昇は視床下部が制御し，発汗や皮膚血管拡張によって代償される．発汗，蒸発による冷却が重要な体温下降のメカニズムであるが，湿度が75％以上の環境では十分に効果が発揮されず，また体温を下降させる他のシステム（伝導，放散など）の作用は効果が少ないといわれている[4]．

　体温の急な上昇は酸素消費量の増加と代謝亢進を伴い，また呼気による熱の放出と血液循環による冷却のために過呼吸と頻脈を呈するが，さらにそれが新たな熱産生を招き悪循環に陥る．このような進展様式は exertional heatstroke の際に見られ，いったん発症すると急速に症状が進むことが多い．

　日本では1980年代ころより多数の exertional heatstroke と思われる運動中の死亡例の報告があり，社会問題化した．それを踏まえ，現在では運動中に塩類を含む水分補給や高温下の運動における休息の重要性が強調されている．しかし，それ以前の日本のス

ポーツ界の常識は、"根性が足りない"という精神論から"運動中には水を飲むな"であり、1980年代以前には報告されていない多くの熱中症死があったものと思われる。

もちろんスポーツの種類によらず熱中症は発症し、トライアスロンや野球などの夏季に屋外で行われるスポーツはもちろん、卓球など屋内で行われても、競技の特性上エアコンによる送風が制限されるような場合や、剣道などの防具をつける対人格闘技も熱中症の危険が大きい[3]。

また、建築土木業や室内での製造業などでも熱中症の危険が高く、以前より作業中の水分補給の重要性が認識されていた。しかし塩類を含まない水や日本茶、麦茶などが摂取されていたため、しばしば低ナトリウム血症から痙攣を生じることがあった。逆に古くから、梅干を漬け込んだ麦茶やほうじ茶が夏ばてに効果があるとされてきたが、塩類補給の観点からは理にかなっているといえる。

スポーツや屋外活動のほかにも特殊環境下の発症として報告があるのはサウナなどの入浴時であり、水分摂取を控えることが危険を増強させる。"岩盤浴"と呼ばれる低温環境下の入浴でも重症の熱中症が発症したという報告もあり注意が必要である[5]。

米国では1960年代に同様のスポーツ中の熱中症死についての議論がなされ、水分補給の重要性の認識から、1968年に最初のスポーツ飲料であるGATORADE®が発売された。日本へスポーツ飲料の重要性が紹介されたのは、NFL（National Football League）やNBA（National Basketball Association）がメディアに頻繁に登場するようになり、試合中に頻繁に選手がGATORADE®を飲んでいる姿を目にしたことが契機かもしれない。日本では1980年にポカリスエット®が発売され、その後のペットボトルの普及とともに拡大し、現在では大きな市場を形成している。検証はされていないが、スポーツ飲料への社会の認知が、日本における熱中症、特にexertional heatstrokeの増加を食い止めていることは明らかである。

しかし市販のスポーツ飲料は糖分濃度が高く、多量の摂取によって高血糖から浸透圧利尿を招き、かえって脱水症状を増悪させる可能性がある。その欠点を補うため、下痢・嘔吐に伴う脱水時の水分補給用として販売されている経口補水液（オーエスワン®、OS-1®、大塚製薬）などの糖分を控え電解質含量の多いものを適時補うことも考慮すべきである。

一方classical heatstrokeは体温の上昇に対する体の調節機構の反応が緩慢なために発症すると考えられている。症状の進展は比較的緩徐であり、顕著な自覚症状を感じることなく病状が進展してついに意識障害に陥ることも多い。表1に体温調節機能が低下し熱中症の発症リスクの高い患者要因を示す。

このようにclassical heatstrokeの発症には、炎天下の屋外という環境は不要であり、室内における発症も多い。classical heatstrokeが高齢者に発症が多い原因として
1. 日常的に水分摂取が少なく、脱水症の準備状態にあること
2. 高血圧、心不全、糖尿病などの合併症の頻度が高く、皮膚末梢循環が不良であること
3. 熱中症に関する知識が不足していること
4. 気候の変化に順応して生活環境を変化させることが困難であること

表1 熱中症の発症，重症化の危険群

高齢者
心疾患
高血圧
アルコール中毒
糖尿病
発汗機能の低下
薬物：抗パーキンソン薬，抗コリン薬など
肥満
過労
脱水
精神疾患
飲酒

5. 向精神薬が処方されていることが多く，その抗コリン作用が発汗を抑制することなどが考えられる。高齢化社会にあっては，独居高齢者，老々介護となった高齢者夫婦家庭などが増加し，周囲の支援や介助が得られない環境では，重症化してから発見されることも多い。このような高齢者を中心とした屋内でのclassical heatstroke発症予防に効果的であるといわれているのがエアコンの使用であり，エアコンがない，あるいは使用されていなかった環境下でclassical heatstrokeの発症が多いことが知られている[3]。

高齢者の発症がクローズアップされている一方，忘れられがちなのが幼小児におけるclassical heatstrokeの発症であり，頻度が高く注意が必要である。夏季の乗用車内への閉じ込めなどで死亡事故の報告も散見される。幼小児も高齢者と同様，脱水症に陥りやすいこと，能動的に体温調節を行えないことが発症要因となっている。

高体温が継続することで臓器障害が起こるメカニズムとしては

1. 炎症性サイトカインの産生増加に伴う過剰な急性相反応
2. 熱による蛋白の高次構造変化
3. 血管内皮傷害による播種性血管内凝固症候群（disseminated intravascular coagulation：DIC）
4. 腸管粘膜傷害によるtranslocation

などが関与しているといわれている。

体温が41℃以上になると生体内の酵素活性に影響を与え，解熱が必要である。さらに上昇し42℃に達すると生体構成タンパクの高次構造の変化が生じ，不可逆的な変性が生じ生命維持が困難となる。

それに対して生物には高温環境に曝露された場合（heat stress）に発動し，高温によるさらなる細胞傷害を防ぐための保護システムがある。このシステムは原核生物から存在し，人間に至るまで同一性の高いもので，熱ショックタンパク（heat shock protein：HSP）の誘導を介して発現する。特に高温曝露，虚血再灌流，重金属イオンなどによって誘導される熱ショックタンパク70（hsp70）は，高温による細胞構成蛋白の高次構造変性を修復することが知られている[6]。しかしそのメカニズムは完全には解明されておらず，今後の臨床応用が期待されている。

表2　熱中症の重症度診断分類

| 分類 | 症状 | 対処法 | 従来の分類 |
| --- | --- | --- | --- |
| Ⅰ度（軽症） | 眼前暗黒，失神，こむら返り，四肢・腹筋の痙攣，血圧低下，皮膚蒼白 | 通常は入院を必要としない<br>安静，経口的に水分と塩分を補給 | 熱痙攣・熱失神 |
| Ⅱ度（中度） | 強い疲労感，めまい，虚脱感，頭重感，嘔気・嘔吐，下痢，体温上昇，多量発汗，頻脈 | 入院が必要<br>体温管理，輸液（乳酸加リンゲル液か生理食塩液を500～1,000 ml） | 熱疲労 |
| Ⅲ度（重度） | 中枢温39℃（腋窩38℃）以上の高熱と下記のうちいずれか<br>　1）脳機能障害（意識消失，譫妄，特異な言動）<br>　2）肝・腎機能障害<br>　3）血液凝固障害 | 集中治療室での全身管理 | 熱射病 |

〔安岡正蔵，赤居正美，有賀　徹ほか．熱中症（暑熱障害）Ⅰ～Ⅲ度分類の提案；熱中症新分類の臨床的意義．救急医学 1999；23：1119-23 より改変引用〕

表3　熱中症初期の自覚症状

| | |
| --- | --- |
| 口渇 | めまい |
| 食欲不振 | 嘔気 |
| 疲労，倦怠感 | 紅潮した顔貌 |
| 焦燥感 | 傾眠 |
| 濃縮尿 | 頭痛 |

## 診　断

　以前，熱中症は症状によって熱失神（heat syncope），熱痙攣（heat cramp），熱疲労（heat exhaustion），熱射病（heat stroke）に分類され，それぞれ固有の病態であるとされていた。しかし1999年に安岡ら[7]はこれらを一括して熱中症という概念として統合し，重症度によってⅠ～Ⅲ度に分類する方法を考案した（表2）。従来の熱失神，熱痙攣はⅠ度（軽症），熱疲労はⅡ度（中等症），熱射病はⅢ度（重症）に相当し，現在日本ではこの熱中症分類が広く用いられている。

　熱中症の症状は軽症では非特異的なものも多く，単なる疲労や倦怠感，めまいなどが初発であり（表3），その時点で水分補給や運動中止などの適切な対処をとれば短時間で回復する。その際の体温の上昇は軽度である場合も多く，病歴を詳細に聴取することが診断の一助となる。

　このように熱中症の初期診断が難しい一方で，夏季に高体温と意識障害を呈する傷病者に対して安易に熱中症という診断が下される場合があり，病院前で熱中症（の疑い）とされた傷病者の中には他の疾患による高体温と意識障害が多く含まれている。特に高

齢者においては，肺炎などの感染症から脱水，意識障害を来し，そのまま高温環境から移動できなかった場合などは感染症と熱中症が混在した病態となる．したがって高体温患者の救急診療に際しては，正しく鑑別診断を行ったうえで治療戦略を構築しなくてはならない．

exertional heatstroke では初期症状が出現した時点で適切な水分摂取をしなければ，比較的早期に表2に挙げるような典型的症状が顕在化し，熱中症の診断をすることは容易である．

その一方，高齢者に発症する classical heatstroke では，しばしば非定形的な経過をたどり，倦怠感や傾眠，食欲不振から意識障害へと急速に進行することがある．意識障害に陥ってから初めて熱中症の診断に至ることも多く，その時点ですでに臓器障害を合併するⅡ度，もしくはⅢ度にまで進展している場合もある．

熱中症Ⅲ度の際の臓器障害は多岐にわたり，痙攣や意識障害，急性呼吸窮迫症候群（acute respiratory distress syndrome：ARDS）を含む呼吸不全，ショックを呈する循環不全は早期死亡の原因となる．さらに高体温が遷延した場合は血管内皮傷害によるDIC，肝不全，腎不全が生じる．それに加えて横紋筋融解によるミオグロビン血症が腎不全をさらに悪化させ，多臓器不全へと進展する．このシナリオを断ち切るためには初期の速やかな体温調節と臓器不全に対する機械補助が必要であり，その導入を躊躇すべきではない．

## 治　療

熱中症の治療戦略は，初期評価を行ったうえでABC（気道，呼吸，循環）の異常があれば安定化を図り，同時に高体温の是正と脱水の補正を行うことが中心である．重症であれば臓器障害に対する支持療法が必要であり，その際には集中治療が適応となる．日本の高次救命救急医療施設における熱中症の死亡率は2％程度であり，死亡例は発症4日以内がほとんどを占め，特に24時間以内に死亡のピークがある[3]．したがって，受診時より臓器障害を示す重症例であっても，早期からの積極的な救命医療，集中治療の開始によって急性期を乗り越えることができれば良好な生命予後が可能である．後遺障害としては高次脳機能障害などの中枢神経系症状が多く，重症例の10％程度に認める[3]．

高齢者における classical heatstroke では，糖尿病や高血圧といった生活習慣病を中心とした併存症が臓器障害のリスクファクターであり，重症化の危険が高い．

しかしながら医療機関における治療内容は，人工呼吸を要するような重症の熱中症患者の予後に影響を与えないという報告があり[8]，発症予防と受傷現場における応急処置が重要であることが強調されている．

熱中症の応急処置は一般向けに多くの既著があり，またインターネットにも熱中症のホームページ（http://www.heat.gr.jp/care/index.html）や環境省の"熱中症環境保健マニュアル"[1]など多くのサイトが情報発信しているため，本項では救急医療者を対象に救急救命室（emergency room：ER）における初期治療とそれに引き続くICUでのクリ

ティカルケアについて解説する。

熱中症が疑われる傷病者の治療手順として以下のステップが必要である。

## 1 初期評価とABCの安定化

熱中症の初期診療も通常の救急疾患と同様に、病態のいかんを問わず共通のアルゴリズムに則り初期評価を行う。初期評価とは到着直後の傷病者に接触し15秒程度で行う第一印象と、その後ERの初療スペースで行うABCD survey（A：airway，B：breathing，C：circulation，D：dysfunction of central nervous system）の連続する2つの診療手順であり、そこで異常が確認されれば、ただちに蘇生（resuscitation）を行い状態の安定化を図る。具体的にはAの異常に対しては気道確保、Bの異常には酸素投与あるいは陽圧呼吸、Cの異常には初期輸液（20 ml/kgの細胞外液）を行うが（Dの異常にはABCの安定化をもって対処する）、これら重症救急疾患の一般的初期診療の詳細は多くの既著が存在するため割愛する。

## 2 全身観察と体温管理

発汗で湿潤した衣服の脱衣を行い、視診・触診による全身観察を行う。局所の腫脹や変色は鑑別診断や合併症の発見にきわめて有用な所見である。著明な発汗のため全身は湿潤し、体幹は発赤して熱感がある場合が多いが、逆に四肢は脱水により末梢循環不良となり冷感を呈することがある。その際の腋下温（末梢温）は高体温を示さないことも多く、熱中症を見逃さないためには四肢だけではなく体幹部を触診し熱感を見逃さないことと、体温測定として中枢温を測定する習慣づけが重要である。さらに観察と同時に皮膚を乾燥したタオルでマッサージしながら汗を拭うことは皮膚の血管拡張を促し、体温調節を可能にする。

体温の初期到達目標は、臓器障害を食い止めるために40℃以下に下降させることであり、そこまでは20～30分以内での迅速な体温調節を必要とする。いったん体温が下降し熱産生の悪循環を断ち切ることができれば、その後の体温調節は容易となる場合が多い。

熱中症の高体温を調節下降させるためには、非ステロイド系抗炎症薬（nonsteroidal anti-inflammatory drugs：NSAIDs）などの解熱薬は無効であり、体幹の冷却が必要である。その方法としては表面冷却と深部冷却、血液冷却があり、それぞれ具体的には表4に示すような方法をとる。

表面冷却を行う際に注意すべきは、氷嚢などによる局所の急速な冷却は皮膚末梢循環不全を招き冷却効果に乏しいこと、さらには末梢温の急速な低下は中枢温との解離からシバリング（shivering）を引き起こす可能性があることである。かつてはアイスパックや氷嚢による局所の冷却や、アルコールガーゼやアルコール噴霧による表面冷却が用いられることが多かったが、シバリングの発生やアルコールの吸収による毒性から現在では推奨されていない[9]。代わって霧吹きを用いて微温湯を体幹へ噴霧し乾燥した室内気

表4 冷却方法

表面冷却
　　　室温を20～24℃に設定
　　　微温湯の体幹への噴霧
　　　室内気を送風
　　　氷嚢，アイスパックを腋下・頸部などへ当てる
　　　ウォーターマットの使用
深部冷却
　　　冷水による胃灌流
　　　冷水による膀胱灌流
　　　冷水による腹腔灌流
血液冷却
　　　CHDFシステムを用いる
　　　PCPSシステムを用いる
　　　冷却した補液の大量投与

を送風することが推奨されている[10]。また，ベアーハガー™などの温風式加温装置を24～26℃の室温送風で用いることも十分な冷却効果がある。その際のシバリングの予防および筋痙攣のコントロールにはミダゾラム，ジアゼパムなどのベンゾジアゼピン系薬物が有効である。

　心不全や糖尿病を合併し末梢循環の不良な高齢者や，脱水が強く救急搬入時にすでに循環不全を伴っている症例では，上述の通常の表面冷却の効果は不十分である。この場合は気管挿管下にミダゾラムなどを用いて鎮静しシバリングを防止しながら，メディサーム®などの循環式ウォーターマットによって冷却する方法が効果的である。鎮静下でもシバリングが生じるならば筋弛緩薬，また末梢循環を維持し冷却効果を高めるために血管拡張薬を用いることも考慮する。この場合，冷却水の温度が低すぎると皮膚凍傷の危険があるため，冷却循環水の温度は20℃以上で用いるべきである。また，冷却に際しては循環動態安定のために十分な輸液が必須であり，中心静脈圧や超音波検査による下大静脈径測定を行い，循環血液量の評価を行う。

　かつては表面冷却の効果が不十分である場合に深部冷却が選択され，冷水による胃灌流や膀胱灌流，腹腔灌流が用いられていた。しかし実施に際しては誤嚥の危険性や逆行性感染，侵襲性などの問題がある。さらに近年は上述の表面冷却に用いる機器や方法論の進歩により，ほとんどの症例において表面冷却で満足できる効果が得られ，さらには後述する体外循環を用いた血液冷却がより簡便な方法で導入できるようになったこともあり，しだいに深部冷却は用いられなくなってきている[10]。

　上述の方法で効果が不十分な場合，および中枢温が41℃以上に上昇している緊急性を要する場合，さらに呼吸・循環不全が継続しABCの安定化が得られない，あるいは増悪する場合には，体外循環，循環補助による血液冷却を考慮する必要がある。

　血液冷却と同時に呼吸・循環補助が必要な場合は経皮的心肺補助（percutaneous cardiopulmonary support：PCPS）が適している。PCPSの導入により速やかな体温コントロールが得られ，同時に呼吸・循環補助も可能である。問題点は抗凝固の投与による

出血傾向であり，脳出血で動けなくなったことが熱中症の原因の場合，あるいは消化管出血を合併しているなどの出血性病変がある場合，導入は禁忌となる。意識障害が改善せず神経症状の判断が困難であれば，PCPSを導入する前に脳CTで脳出血の存在を否定しておくべきである。

かつては持続的血液透析濾過（continuous hemodiafiltration：CHDF）回路を用いて血液冷却も行われていたが，効率の悪さと呼吸・循環補助効果がないこと，装置技術の改良によりPCPSがより簡便となったこともあり，血液冷却のみを目的としては積極的には用いられなくなった。しかし迅速にPCPSを導入することが困難な施設では，血液冷却の手段の一つとして考慮してもよいかもしれない。また，後述するような臓器不全を合併する症例では，体温調節とともに臓器補助手段として有用であるという報告も多い[11]。

現在，下大静脈内に留置した中空糸に冷水を環流して血液冷却を行う器具の実用化が進んでおり，臨床応用が期待される。

### 3 臓器不全対策

熱中症による臓器不全に対する治療戦略として機械補助が選択されるが，その中でも腎不全および肝不全には急性血液浄化法が行われる。腎不全はDIC，ミオグロビン尿症，ショックが原因と考えられ，この際CHDFが用いられることが多い[11)～14)]。肝不全に対する血液浄化法の適応は議論があり，さらに肝不全から回復しなかった場合の肝移植の適応についても定まってはいない[15]。

### 4 脳保護

救命後の後遺障害の中で大きな問題は高次脳機能障害であり，PCPS導入後に脳低体温療法を行ったという報告もある[16]。しかし，まだその評価はなされていない。

## 鑑別診断

高体温と意識障害を来す疾患が鑑別の対象となるが，熱中症，特に高齢者のclassical heatstrokeは種々の内因性外因性疾患に合併して発症する場合が多く，症状が重篤で治療を急ぐ場合には，鑑別診断を行うと同時に救命治療を開始すべきである。

### 1 感染症（敗血症）

高齢者の感染症は感染部位に特異的な症状に乏しいことがあり，その場合，発熱と意識障害が先行することが多く鑑別が困難となる。感染症に特異的な画像所見や検体検査が鑑別点となるが，敗血症を否定できない状態であればSurviving Sepsis Campaign

Guidelines[17)]に則って迅速に初期治療を開始すべきである。

## 2 感染症（脳炎，髄膜炎）

幼小児の脳炎，髄膜炎では発熱と意識障害，痙攣が主症状であり，熱中症との鑑別が必要となる。脳波，脳脊髄液所見が鑑別点である。早期の痙攣のコントロールを考慮する。

## 3 悪性症候群（neuroleptic malignant syndrome：NMS）

時として鑑別が困難な病態である。抗精神病薬の中断が引き金となるといわれているが，発症原因がはっきりしないことも多く，最終的に診断のつかない場合も多い。発熱は高度になることは少なく，四肢の鉛管現象や硬直が見られることが熱中症との鑑別点であるが，パーキンソン病の既往のある高齢者に熱中症が発生することも多く，鑑別診断に苦慮する。横紋筋融解によるミオグロビン血症の程度はさまざまであり，重症では腎不全の発症に注意しなければならない。

## 4 セロトニン症候群

ミオクローヌス，振戦，不安戦慄，発熱などを主訴とする疾患で，基本的にserotonin toxicityと考えられる。選択的セロトニン再取り込み阻害薬（selective serotonin reuptake inhibitor：SSRI）の過量服用による発症が一般的で，近年SSRIなどの急激な処方増加により救急現場で遭遇する頻度が激増している。さらにSSRIとモノアミンオキシダーゼ（monoamine oxidases：MAO）阻害薬，後述のアンフェタミンやメチレンジオキシメタンフェタミン（3,4-methylenedioxymethamphetamine：MDMA）などのセロトニンレベルを上昇させる薬物との併用でも生じる。またリチウム中毒やフェンタニルの過剰長期投与でもセロトニン症候群が生じることが知られている。症状から見る鑑別のポイントはミオクローヌスの存在であり，セロトニン症候群に特徴的である。The Hunter criteria[18)]（図2）による診断の感度は97％，特異度は84％と報告されている。

## 5 急性薬物中毒（アンフェタミン，MDMA）

これらの薬物は上述のセロトニン症候群の原因薬物でもあるが，それに加えて内因性カテコラミンの増加を誘発することによって著しいsympathomimetic actionを示す。血圧上昇，頻脈・不整脈，高体温が著明で，重症では横紋筋融解症やDICを呈する。また急性中毒では致死的頻脈性不整脈の発生により突然死することもまれではない。

"レイヴ（rave）"と呼ばれる野外集会でこれら薬物が非合法で流通し乱用されている場合があり，夏季野外の熱中症との鑑別が必要となる。これら薬物の検出には簡易薬物定性検査キットTriage DOA®が有用で，アンフェタミンの検出は感度が高い（MDMA

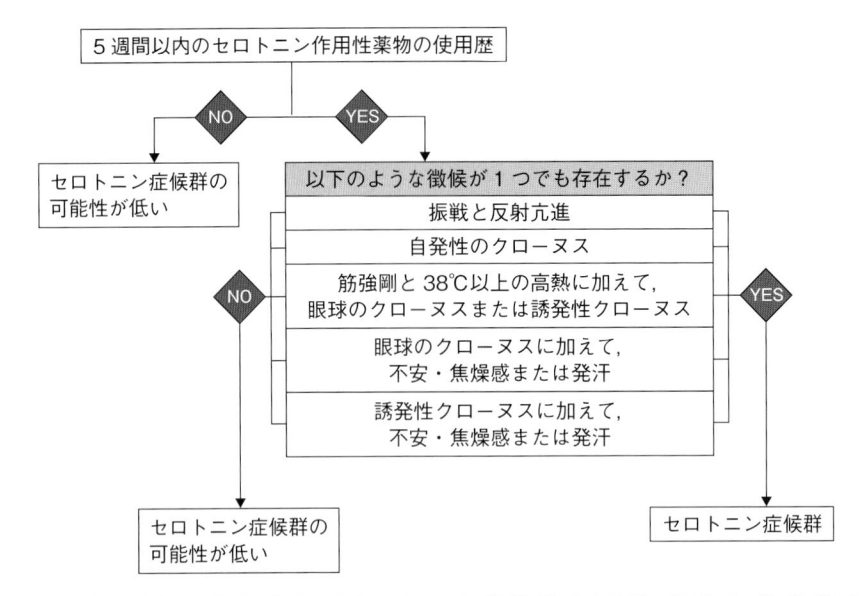

```
                    ┌─────────────────────────────────┐
                    │ 5週間以内のセロトニン作用性薬物の使用歴 │
                    └─────────────────────────────────┘
                           NO        YES
        ┌──────────────┐              ┌──────────────────────────────┐
        │ セロトニン症候群の │              │ 以下のような徴候が1つでも存在するか？ │
        │ 可能性が低い    │              ├──────────────────────────────┤
        └──────────────┘              │      振戦と反射亢進           │
                                      │      自発性のクローヌス          │
                          NO          │ 筋強剛と38℃以上の高熱に加えて、    │ YES
                                      │ 眼球のクローヌスまたは誘発性クローヌス │
                                      │ 眼球のクローヌスに加えて、        │
                                      │ 不安・焦燥感または発汗          │
                                      │ 誘発性クローヌスに加えて、        │
                                      │ 不安・焦燥感または発汗          │
                                      └──────────────────────────────┘
        ┌──────────────┐                              ┌──────────────┐
        │ セロトニン症候群の │                              │ セロトニン症候群 │
        │ 可能性が低い    │                              └──────────────┘
        └──────────────┘
```

**図2 セロトニン症候群の診断アルゴリズム**
(Edward WB, Michael S. The serotonin syndrome. N Engl J Med 2005；352：1112-20 より改変引用)

もアンフェタミンの陽性反応が出るが感度が若干低くなる）。また陽性の場合，ある種の漢方薬（麻黄など）の服用で偽陽性を示すことがあるので注意が必要である。

### 6 悪性高熱症

高体温，筋硬直，代謝亢進などを主訴とし，ある種の筋弛緩薬や麻酔薬などに曝露された場合に発症する。詳細は本書の他項に譲る。

### 7 甲状腺クリーゼ

代謝亢進により高体温と頻脈，神経症状を主訴とするため，鑑別が必要である。血中 $T_3$，$T_4$，TSH 値の測定が有用である。

高体温と中枢神経症状を主訴として救急搬入された傷病者の診断と治療のプロセスを表5に示す。

## ピットフォール

以下に高体温を呈する患者治療におけるピットフォールを示す。
1. 測定した体温が正常域であるため熱中症を疑わない。
2. 中枢温を測定せず熱中症を否定してしまう。

### 表5 熱中症診断・治療の手順

意識障害／筋痙攣／高体温

| 必要なアクション | キーワード |
| --- | --- |
| バイタルサインの把握<br>病歴・理学所見の把握 | 中枢温を測定<br>鑑別診断 |
| ABCDの安定化<br>気道確保を考慮，O$_2$投与，鎮静を考慮<br>静脈路確保（必要ならば初期輸液開始） | 蘇生<br>痙攣があればベンゾジアゼピンの投与を考慮<br>生理食塩液またはリンゲル液を20 ml/kg |
| 血液検査<br>（動脈血血液ガス分析，血算，生化学，凝固）<br>心電図，胸部X線写真，脳CT | 尿中薬物分析（トライエージ®）<br>血液培養，甲状腺ホルモン測定，髄液検査も考慮<br>CTはABCDが安定していることが前提 |
| 冷却（表面冷却，深部冷却，血液冷却）<br>機械補助（CHDF，PCPS etc.） | ウォーターマットが有用（シバリングに注意）<br>必要であれば早期に導入すべき<br>（出血病変がある場合は慎重） |
| DIC対策<br>脳保護，痙攣対策 | 血液製剤の投与<br>脳低温療法は評価が確定していない |

3. 情報の少ない意識障害患者の鑑別診断に体温異常を挙げない。
4. 高体温の意識障害患者に対して鑑別診断を行わずに熱中症と診断してしまう。
5. 救急現場の温度環境に注意を払わない。
6. 血管拡張に留意せず表面冷却を継続する。
7. 必要な症例に速やかに体外循環下の血液冷却を導入しない。
8. 臓器障害の進行に機械補助を用いることを躊躇する。
9. 出血性病変を否定せずにPCPSを導入する。
10. 脳保護に留意しない。

■参考文献

1) 環境省．熱中症 環境保健マニュアル2009．(http://www.env.go.jp/chemi/heat_stroke/manual/full.pdf)
2) 三宅康史，有賀 徹，井上健一郎ほか．熱中症の実態調査— Heatstroke STUDY 2006最終報告—．日本救急医学会雑誌 2008；19：309-21．(http://www.jaam.jp/html/nettyu/1906mitakeronbun.pdf)
3) 三宅康史，有賀 徹，井上健一郎ほか．本邦における熱中症の実態— Heatstroke STUDY 2008最終報告—．日本救急医学会雑誌 2010；21：230-44．(http://www.jaam.jp/html/nettyu/2105mitakeronbun.pdf)
4) Bross MH, Nash BT, Carlton FB. Heat emergencies. Am Fam Physician 1994；50：389-96.
5) 沢本圭悟，文屋尚史，米田斉史ほか．岩盤浴入浴中に3度熱中症を発症した1例．日本救急医学会雑誌 2009；20：221-5.
6) Alberto JL, Macario MD, Everly CM. Sick chaperones, cellular stress, and disease. N Engl J Med 2005；353：1489-501．(http://www.nejm.org/doi/full/10.1056/NEJMra050111)
7) 安岡正蔵，赤居正美，有賀 徹ほか．熱中症（暑熱障害）I～III度分類の提案；熱中症新

分類の臨床的意義. 救急医学 1999 ; 23 : 1119-23.
8) 鶴田良介, 有賀　徹, 井上健一郎ほか. 人工呼吸管理を要した熱中症患者の予後予測因子. 日本救急医学会雑誌 2010 ; 21 : 786-91.
9) Khosla R, Guntupalli KK. Heat-related illnesses. Crit Care Clin 1999 ; 15 : 251-63.
10) White JD, Riccobene E, Nucci R, et al. Evaporation versus iced gastric lavage treatment of heatstroke : Comparative efficacy in a canine model. Crit Care Med 1987 ; 15 : 748-50.
11) Wakino S, Hori S, Mimura T, et al. Heat stroke with multiple organ failure treated with cold hemodialysis and cold continuous hemodiafiltration : A case report. Ther Apher Dial 2005 ; 9 : 423-8.
12) 足立裕史, 鈴木かつみ, 小幡由佳子ほか. 重篤な熱射病から肝不全に至った一症例. 日本集中治療医学会雑誌 2008 ; 15 : 237-8.
13) 米満弘一郎, 白　鴻成, 前野良人ほか. 劇症肝不全を合併した熱中症Ⅲ度症候群の一救命例. 日本救急医学会雑誌 2008 ; 19 : 440-4.
14) 高氏修平, 山崎　圭. 長間将樹ほか. Ⅲ度熱中症による肝不全に対し人工肝補助療法を行い救命した1例. 日本急性血液浄化学会雑誌 2010 ; 1 : 176-9.
15) Eran H, Ziv BA, Yuval H, et al. Liver transplantation in exertional heat stroke : A medical dilemma. Intensive Care Med 2004 ; 30 : 1474-8.
16) 山田憲明, 林　靖之, 澤野宏隆ほか. Extracorporeal lung assist (ECLA) を用いた急速全身冷却および体温管理が有効であった重症熱中症の1例. 日本集中治療医学会雑誌 2009 ; 16 : 101-2.
17) Dellinger RP, Levy MM, Carlet JM, et al. Surviving sepsis campaign : International guidelines for management of severe sepsis and septic shock : 2008. Intensive Care Med 2008 ; 34 : 17-60.（http://www.springerlink.com/content/083768t7805n2110/）
18) Edward WB, Michael S. The serotonin syndrome. N Engl J Med 2005 ; 352 : 1112-20.（http://www.nejm.org/doi/full/10.1056/NEJMra041867）

〔七戸　康夫〕

# V

## ICU

## V. ICU

# 1 軽度低体温療法

はじめに

　低体温療法は，細胞レベルの代謝を抑制することにより，虚血や炎症に伴う組織障害の進行をとどまらせる。特に救急・集中治療領域では，主にさまざまな原因により障害された中枢神経を保護する目的で施行される。しかし，ヒトでは冬眠動物と異なり低温耐性が備わっておらず[1]，感染症，出血傾向，不整脈といった有害事象が認められる。本項では低体温療法を，最近の知見や現状を含め概説する。

## 低体温療法の歴史[2,3]

　低体温療法は歴史上 1,000 年以上前から治療に用いられていたという。医学誌上に記録があるのは 1800 年代で，偶発性低体温による蘇生例が報告されている。近代では1950 年代より手術中の神経保護に低体温療法が導入された。その後，動物実験による低体温療法の研究が盛んになされ，その有効性が多数示されたが，ヒトへの適応と結果には大きな隔たりがあった。2002 年に 2 つの大規模無作為比較対照試験（randomized controlled trial：RCT）[4,5]で，初期波形が心室細動（ventricular fibrillation：VF）または無脈性心室頻拍（pulseless ventricular tachycardia：pulseless VT）の心肺停止例に対し，蘇生後に軽度低体温療法を施行し，有意に神経学的予後を改善させることが証明された。その報告以来，低体温療法は蘇生後の神経保護法として確立した。過去に施行されていた低体温療法の問題点は，体温をより低く設定し，不整脈をはじめとする致死的合併症が認められたことであった。当時，体温は低ければ低いほど神経予後を改善させると誤って認識されていたが，1990 年前後に行われた動物実験で 30℃を下回る高度低体温は利点がないことが証明され，臨床応用に新たな展開をもたらした。それ以来，合併症の少ない 34.0℃付近を目標体温とした軽度低体温療法が普及した。

## 意　義

　心停止により全臓器虚血となった生体では，発症時から臓器障害が進行し始め，再灌流後数時間から数日をかけてさらに増悪することが知られている[2]。体温低下は組織代謝や酸素需要を減少させるとともに，酸化ストレスを軽減することにより組織損傷，ひいては臓器障害を抑制すると考えられる。そのため，特に可塑性に乏しい中枢神経系の障害軽減を期待して低体温療法が導入される。ヒトは脳循環が停止すると10秒で意識消失，20秒で脳波活動がほぼ消失する。同時に嫌気代謝が進行し，ごく短時間のうちにエネルギーが枯渇する。アデノシン三リン酸（adenosine triphosphate：ATP）供給に重要なクレアチンリン酸は心停止後約1分，ATPは2～3分で枯渇する。その結果，細胞内アシドーシスと脂質酸化反応の進行とともに活性酸素種が産生され，細胞死を招き，臓器障害を悪化させる。再灌流後にも組織障害は進行し，その主原因は活性酸素種の増加であるといわれている。この2段階の組織障害により炎症反応が誘発され，神経変性が進行する。この虚血再灌流傷害は37℃以上でより悪化することが示されており，体温上昇に伴いN-メチル-D-アスパラギン酸受容体が活性化され，一酸化窒素（nitric oxide：NO）が産生される。また，炎症反応に伴うアラキドン酸の産生とともに活性酸素種はさらに増加する[3]。こうした悪循環を断つのが低体温療法の最大の目的といえる。

　また近年では中枢神経系だけでなく，脳梗塞，心筋梗塞，肝性脳症など，さまざまな病態の治療に導入されている。しかしそれらは，動物実験での有効例や対象の少ない臨床報告がほとんどで，適切な対照群と比較した大規模RCTは少なく，有効性について明確な結論が得られていないのが現状である[2]。

　今日の低体温療法が軽度の低温で施行される意義は前述のとおり，不整脈などの重大合併症を避け，かつ良好な効果が得られることにほかならない（図1）。

## 適　応

　米国心臓協会（American Heart Association：AHA）やヨーロッパ蘇生協議会（European Resuscitation Council）が推奨する低体温療法の適応[6]は，目撃のある心停止患者で初期波形がVFもしくはpulseless VTとされている。しかし現実には，心停止患者のうち心肺蘇生に経皮的心肺補助（percutaneous cardiopulmonary support：PCPS）が導入された症例や若年者には，この病態に当てはまらずとも低体温療法を導入する症例が多いのではないだろうか。一般的に不適応とされる例を表1[7]に示す。

　現在ヒトにおいて有効性が確立している適応は，初期波形がVF/pulseless VTで60分以内に蘇生された目撃のある心停止と，新生児における低酸素脳症に限られる[2)8)]。また，脳圧上昇の抑制効果はヒトでも証明されている。しかし，脳圧コントロールは予後を必ずしも改善させないことに留意したい。

　表2に，各疾患における低体温療法のプロトコルや効果について示す。脳動脈瘤手

## 図1 低体温療法と臓器保護作用

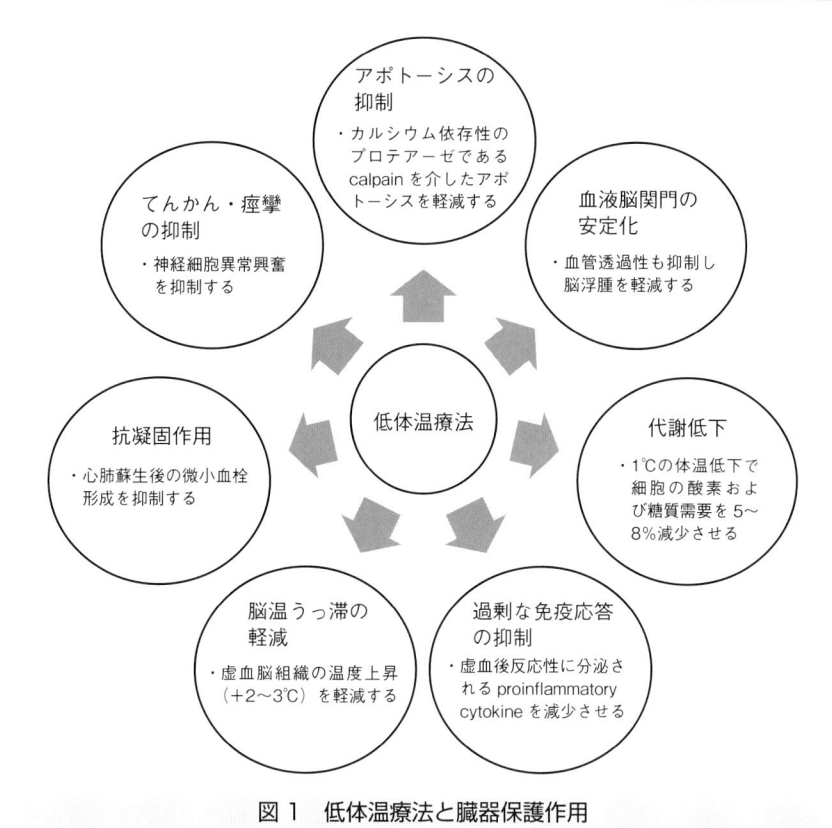

- **アポトーシスの抑制**
  - カルシウム依存性のプロテアーゼであるcalpainを介したアポトーシスを軽減する
- **血液脳関門の安定化**
  - 血管透過性も抑制し脳浮腫を軽減する
- **代謝低下**
  - 1℃の体温低下で細胞の酸素および糖質需要を5〜8%減少させる
- **過剰な免疫応答の抑制**
  - 虚血後反応性に分泌されるproinflammatory cytokineを減少させる
- **脳温うっ滞の軽減**
  - 虚血脳組織の温度上昇（+2〜3℃）を軽減する
- **抗凝固作用**
  - 心肺蘇生後の微小血栓形成を抑制する
- **てんかん・痙攣の抑制**
  - 神経細胞異常興奮を抑制する

（Polderman KH. Induced hypothermia and fever control for prevention and treatment of neurological injuries. Lancet 2008；371：1955-69 より改変引用）

## 表1 低体温療法の不適応例

1. 従命が確認できる
2. 自己心拍再開から8時間以上経過している
3. 致命的な出血や感染症を合併している
4. 機械補助や循環作動薬投与でも心肺機能が不安定である
5. 悪性疾患の末期状態である

（Seder DB, Van der Kloot TE. Methods of cooling：Practical aspects of therapeutic temperature management. Crit Care Med 2009；37：S211-22 より改変引用）

術での神経保護作用，造影剤に伴う腎障害予防作用は認められないことが報告されている．その他，目撃のある心停止で初期波形が無脈性電気的活動（pulseless electrical activity：PEA）/心静止（asystole）の症例，脳梗塞，胸腹部大動脈瘤術中，肝不全時の脳圧コントロール，急性呼吸窮迫症候群（acute respiratory distress syndrome：ARDS）に対する酸素化改善，心筋梗塞，腎不全に対する低体温療法導入例が報告されているが，対象が少ないか，研究デザインの複雑さゆえに，多施設で応用するにはエビデンスレベルが低く，慎重に施行することが求められる．

重症頭部外傷については，多発外傷に合併することが多く，多種多様な治療介入や全

## 1. 軽度低体温療法

表2 各疾患における低体温療法の有効性

| 報告者 | 報告年 | 対象 | 研究デザイン | 低体温療法導入までの時間 | 低体温維持時間 | 目標体温 | 結果 |
|---|---|---|---|---|---|---|---|
| The Hypothermia after Cardiac Arrest Study Group[5] | 2002 | 目撃のある心停止で初期波形VT/VFかつ60分以内に自己心拍再開 (n=273) | multi-center RCT | 心停止後105分 | 24時間 | 32〜34℃ | 神経学的予後、死亡率のいずれも改善した。 |
| Bernard SA. et al.[4] | 2002 | 初期波形VFで心拍再開後に搬送 (n=77) | multi-center RCT | 救急車搬送中 | 12時間 | 33℃ | 神経学的予後は改善。死亡率には有意差がなかった。 |
| Hachimi-Idrissi S. et al.[9] | 2001 | 初期波形がPEA/asystole (n=30) | single-center RCT | 心停止後102分 | 4時間 | 34℃ | 神経学的予後、死亡率のいずれも正常体温群と比較して統計学的有意差はなかった。低体温群では乳酸値が有意に低値、混合静脈血酸素量が高値となった。 |
| Gluckman PD. et al.[8] | 2005 | 新生児の低酸素性虚血性脳症 (n=234) | multi-center RCT | 生後6時間以内 | 72時間 | 34〜35℃ | 脳波異常が軽度であれば有効であるが、重症例では正常体温群との統計学的有意差はなかった。 |
| McIntyre LA. et al.[10] | 2003 | 外傷性脳挫傷 (多数報告されているが、体温管理以外の治療介入が複雑) | meta analysis | 実質的に早期導入が望ましいと考えられるが、現実的には状況によって一定しない | 24時間以上 | 32〜33℃ | 神経学的予後、死亡率のいずれも改善 (24時間より48時間施行した報告がより改善) した。ただし、復温は24時間以上で緩徐に行うべき。 |
| Dixon SR. et al.[11] | 2002 | 急性心筋梗塞 (n=42) | multi-center RCT | PCI前 | 再灌流後3時間 | 33℃ | 梗塞巣のサイズに差はなかった (1〜2時間で復温した)。 |

(次頁へ続く)

## 表2 各疾患における低体温療法の有効性（続き）

| 報告者 | 報告年 | 対象 | 研究デザイン | 低体温療法導入までの時間 | 低体温維持時間 | 目標体温 | 結果 |
|---|---|---|---|---|---|---|---|
| Todd MM. et al.[12] | 2005 | くも膜下出血 WFNS score Ⅰ～Ⅲの脳動脈瘤クリッピング術 (n = 1001) | multi-center RCT | 全身麻酔導入後より動脈瘤クリッピング前までに目標体温とする | 低体温維持はしない | 32.5～33.5℃ | 神経学的予後は差がなかった。低体温群は有意に細菌感染を発症した（クリッピング後すぐ復温した）。 |
| Svensson LG, et al.[13] | 1998 術中 | 胸腹部大動脈人工血管置換術 (n = 33) | multi-center RCT | 人工心肺による冷却 | 人工心肺中 | 29～30℃ | 多変量解析により神経学的予後の改善に低体温が関与していた。 |
| Nathan HJ, et al.[14] | 2001 | on pump CABG (n = 223) | single-center RCT | 人工心肺による冷却 | 人工心肺離脱時に軽度低体温とし、手術室退室後より復温 | 人工心肺中32℃のち離脱時34℃で維持 | 認知障害を有意に改善した。 |
| Jalan R, et al.[15] | 2003 | 同所性肝移植後の脳圧亢進 (n = 16) | case series | 術前に導入 | 脳圧が安定するまで | 33.4℃ | 脳圧は有意に低下し、肝移植前後で脳血流量は変化しなかった。神経学的予後に差はなかった。 |
| Gasser S, et al.[16] | 2003 | 重症くも膜下出血 (n = 21) | case series | クリッピング術後早期 (0～1日後) 72時間以下までたはは以上で比較 | 脳圧が安定するまで | 33～34℃ | 脳圧コントロールには長時間の低体温が有効であった。感染症などの有害事象は多いが、予後は死亡率も神経障害も差がなかった。 |
| Stone GW, et al.[17] | 2006 | 造影剤による腎不全 | multi-center pilot trial (COOL-RCN trial) | | | | 低体温療法は予後を改善させなかった。 |

V. ICU

身状態により結果が分かれている[2]。重症頭部外傷においては米国の NABISH と呼ばれる大規模 RCT で,低体温群では入院期間を延長したと報告されている[18]が,McIntyre ら[10]はメタ解析で,早期の導入,24 時間を超える施行期間,緩徐な復温により有効性が向上する可能性を指摘している。本邦においては,多施設大規模 RCT である BHYPO study が現在解析中で,NABISH とは低体温導入時期,維持期間,モニター項目などが異なる[19]。

## 方　法

　低体温療法は導入期,維持期,復温期の 3 つの phase に分けられる。神経保護に重要なのは素早く目標体温に到達させる導入期である。冷却法としてもっとも有効なのは PCPS を代表とする体外循環である。体外循環を用いず効果的に冷却する方法として広く用いられているのは,冷却された輸液投与である。4℃の生理食塩液やリンゲル液を 30 ～ 40 ml/kg 投与することにより,左室収縮能や心拍出量を抑制せず,肺水腫を回避しつつ,体温を 2 ～ 4℃低下させる[7]。その他の冷却法としては表面冷却(水冷却式マット,スーツ,ヘルメットなど),血管内冷却,体腔内冷却(咽頭冷却法,胃洗浄,膀胱洗浄による中枢冷却)が挙げられる。この際,痙攣抑制効果をもつ鎮静薬と合わせて十分な筋弛緩薬を投与し,シバリングによる体温上昇を抑える。

　維持期は報告されている多くのプロトコールは成人で 24 時間,新生児では 72 時間程度である。しかし維持期を延長することが有効かの結論は出ておらず,予後を改善させるか,また合併症を増加させるかなど,未知な点は多い。そのため各施設で患者の状態に合わせた維持期を設定しているのが現状である。一方,設定温度を 32 ～ 34℃とするのは,いずれの報告でも共通している[7]。

　復温期は一連の低体温療法管理において,もっとも不安定な状態といえる(後述)。12 ～ 24 時間以上(体温上昇率＋ 0.2 ～ 0.33℃/時)で緩徐に復温していき,目標体温は 36.5 ～ 37℃とする[7]。この緩徐な復温の重要性は多々ある総説にもしばしば述べられており,有効な結果が得られなかった研究の問題点として挙げられている[2]。復温期の体温管理は厳重な監視と管理が必要で,急な体温上昇や,脳圧亢進症状を見逃すことのないようスタッフの教育と協力が重要である[20]。

　復温後は rebound fever といわれる高体温が予後を悪化させるので,36.5 ～ 37.5℃を目標温度に再設定し,正常体温を保つよう管理する。表 3 に時系列ごとの異常所見に対する注意点を挙げる。

表3 時系列ごとの異常所見と注意点

| | 異常所見 | 注意点・対処法 |
|---|---|---|
| 導入期 | シバリング | アセトアミノフェン 650 mg 投与（6 時間ごと） 局所加温 薬物投与（鎮静薬，筋弛緩薬，マグネシウム） |
| | 低血圧 | 十分な補液 |
| | 電解質異常 | $K^+$ < 3.8 mEq/l は積極的に補正 |
| | 過冷却 | 体温測定部位により冷却中止後にも体温が低下 最低でも 30℃以上とする |
| 維持期 | 高血糖 | 代謝低下によりエネルギー投与量を制限 血糖管理は 120～160 mg/dl を目標 |
| 復温期 | 脳圧亢進兆候 | 復温率緩和または復温中止 |
| | 低血圧 | 十分な輸液と循環作動薬投与 |
| | 低血糖 | 代謝亢進のためエネルギー投与量を増加 |
| 復温後 | シバリング | アセトアミノフェン 650 mg 投与（4 時間ごと） 鎮静薬投与 |
| | 高体温 | 36～37.5℃を目標 自己心拍再開後 72 時間以内の高体温は予後が悪化 |

(Seder DB, Van der Kloot TE. Methods of cooling : Practical aspects of therapeutic temperature management. Crit Care Med 2009 ; 37 : S211-22／Polderman KH. Application of therapeutic hypothermia in the intensive care unit. Opportunities and pitfalls of a promising treatment modality—Part 2 : Practical aspects and side effects. Intensive Care Med 2004 ; 30 : 757-69 より改変引用)

## 効　果

　古くから低体温療法の臓器保護効果は，低代謝状態にすることで有効性が得られるといわれてきた。低体温下では，細胞膜は安定化し透過性が減弱する。そのため，$Ca^{2+}$イオンの細胞内への過剰流入が抑えられ，$Ca^{2+}$イオン流入によるミトコンドリア機能障害とそれに関連する細胞障害や細胞死を抑制する。興奮性アミノ酸神経伝達物質であるグルタミン酸増加も同様に抑制され，神経死の第一段階が抑えられる[21]。

　酸素代謝量や糖利用率，乳酸産生量などから，1℃の体温低下で中枢神経系の代謝率は 6～7％減少することが示されている。低体温下では血管収縮により脳血流量が減少するが，頭部外傷では顕著である。この効果が，脳圧を低下させ，抗痙攣作用をもたらすとされている。Hachimi-Idrissi ら[22]は星状神経細胞由来蛋白である S-100β の血清濃度が低体温によりどのように変化するか検討したところ，来院時では高値であったが，低体温療法後 24 時間では有意に低値となることを報告した。S-100β は神経発達時に増加することが知られているが，蘇生後の増加は血液脳関門の破綻を反映し，過剰発現は神経細胞だけでなく臓器障害の原因となる可能性が指摘されている。この研究では，低体温療法による神経保護および臓器障害抑制機序の一部を明らかにし，S-100β が有効性を反映するマーカーとなりうることを示した。近年 S-100β は neuron specific enolase（NSE）より優れた指標として注目されている。

　心血管系に対する効果は，心拍出量減少と全身血管抵抗上昇が見られる。そのため 1℃の体温低下で心拍出量は 7％減少し，軽度低体温療法下では約 25％前後減少するが，平均血圧は変化しない。Tiainen ら[23]は，正常体温群より低体温群で心拍数変動が大き

く認められることを報告した。それは低体温療法が自律神経機能に保護的な効果をもたらし，神経機能の予後因子として心拍数変動が有効であることを示している。

呼吸に関しては$CO_2$産生量が減少することから，換気量を減少させることができる。Pavelら[24]は，人工呼吸器関連肺傷害（ventilator-induced lung injury：VILI）に対する低体温療法の効果をラットで検討したところ，最高気道内圧の上昇を抑え，気管支肺胞洗浄液（bronchoalveolar lavage fluid：BALF）中の蛋白濃度，炎症性サイトカイン濃度も有意に抑えられたと報告している。

腎血流量は増加し，いわゆる寒冷利尿がみられる。特に低体温導入時には尿量が増加すると同時に，$K^+$イオンの細胞内流入量が増加する。そのため，後述するとおり，低体温中の低K血症および復温時の高K血症が問題となる。

さらに低体温はpHにも影響し，1℃の低下で細胞内pHは0.016上昇する。しかし，細胞外pHは，乳酸，遊離脂肪酸，ケト酸などの産生によりわずかに低下する。

先に述べたS-100βを含め，近年注目されているモニターや検査を表4に挙げた。効果判定の参考にされたい。

表4 脳低温療法時のモニター・検査

| モニター検査 | 報告者 | 報告年（症例数） | 概要 |
| --- | --- | --- | --- |
| SEP（N20） | Leithner C, et al.[25] | 2010（n=112） | 心拍再開後3～4日でのN20消失例は，81%が死亡，16%が神経学的予後不良であった。 |
| BIS | Stammet P, et al.[26] | 2009（n=45） | 心停止後1～15時間以内のBIS最低値が0であった症例は，6ヵ月までに78%が死亡した。生存例の神経学的予後良好例は0例であった。 |
| | Seder DB, et al.[27] | 2010（n=83） | 筋弛緩薬投与直後のBIS値が22を下回ると，神経学的予後不良であった。 |
| EEG | Rossetti AO, et al.[28] | 2010（n=111） | 復温し，鎮静薬中止後のEEG基礎律動が無反応であれば予後不良因子であるが，少なくとももう1項目の神経学的異常所見を認めなければ正確に判断できない。 |
| 来院時BNP | Nagao K, et al.[29] | 2007（n=109） | 来院時BNPレベルが80 pg/mlを超える高値例では予後不良であった。 |
| S-100β | Hachimi-Idrissi S, et al.[22] | 2005（n=61） | 入院時および24時間後のS-100βレベルは低体温後に低下する。 |
| procalcitonin（PCT） | Schuetz P, et al.[30] | 2010（n=34） | PCTは心停止初日が最高値となる。細菌感染を診断するにはPCTのみでは不十分で，初日の異常高値に加え，CRP値が3～4日後に18 mg/dlを超えた場合に細菌感染を強く疑う。 |

## 有害作用

　軽度低体温療法では致死的合併症は少ないとはいえ，有害作用は認められる[3)7)21)31]。

　循環動態に対する影響は，寒冷利尿により循環血液量が減少し低血圧となりうる。軽度低体温療法では一過性の頻脈とそれに続く徐脈が認められるが，不整脈を含め，致死的な合併症の報告はまれである。また，電解質異常が認められ，特に$K^+$，$Mg^{2+}$，$P^{3+}$，$Ca^{2+}$の低下が著しく，びまん性脳損傷，くも膜下出血では高頻度となる。そのため，適切な輸液管理と同時に電解質補充が必要となる。

　血液に関する影響は，血小板機能低下，プロトロンビン時間（prothrombin time：PT）および部分トロンボプラスチン時間（partial thromboplastin time：PTT）の延長，好中球減少と好ましくない作用が知られている。しかし，実際に出血性合併症を来すリスクは低く，びまん性脳損傷，くも膜下出血，脳梗塞症例においても，頭蓋内出血の発症は少ない。ただし，必要時には新鮮凍結血漿や濃厚血小板を投与する。一方，好中球機能低下による細菌感染は，気管挿管症例の30〜50％で発生し[7]，臨床的に細菌感染と診断され抗生物質投与を受けた症例は74％で，微生物学的に診断された症例は54％であった[30]ともいわれる。このように細菌感染はしばしば認められ，血液培養など各種培養検査を頻回に行う必要がある。ほとんどが気道感染で，心停止時に誤嚥が疑われれば抗生物質投与は必須である。外傷や術後であれば創感染にも留意する必要がある。

　消化管は蠕動不良のため経腸栄養を遅らせることが勧められている。静脈栄養での管理に加え，低体温中は血中インスリン濃度が減少することによって耐糖能は低下することから，高血糖となりやすく，インスリン投与が必要となる。

　その他，皮膚表在血管の血流量減少により褥瘡を合併しやすい。まれではあるが，急性膵炎，心筋梗塞，頭蓋内出血が報告されている。

## ピットフォール

　軽度低体温療法はいくつかの点に注意すれば，非常に安全で有効な治療手段になりうる。

　体温測定部位は，さまざまな議論がなされているが，低体温療法において gold standard は肺動脈カテーテルによる血液温である。これ以外の測定部位は必ず時間的遅れが生じる。gold standard をもっとも早く反映するのは食道温といわれている。胃内留置とならないよう挿入する。次いで鼓膜，直腸，膀胱と続き，末梢部位での測定は避ける。

　鎮静および筋弛緩に関しては，鎮静薬が不足すると低体温療法の臓器保護効果が失われるため十分量投与しなければならず，同時に筋弛緩薬が投与されるが，筋弛緩薬を含めほとんどの薬物はクリアランス低下により過量投与となる可能性があり，投与量は最小限にとどめる必要がある。心肺蘇生後の19〜34％が痙攣を合併するため，適切な鎮

静と筋弛緩を得るには脳波（electroencephalogram：EEG）のモニタリングが望ましく，できなければ，抗痙攣作用を持つ鎮静薬を選択したうえで，低体温維持期には筋弛緩薬を減量する。復温中は，35℃に達した時点で筋弛緩薬を中止し，36℃で鎮静薬を中止する。また，維持期の筋弛緩薬投与中は critical illness myopathy のおそれがあり，ステロイド投与は避ける[7]。

呼吸に関しては，低体温下では低代謝による酸素需要量と $CO_2$ 産生量減少のため，より肺保護に適した人工呼吸条件に変更する。

復温期は post resuscitation syndrome といわれる不安定な状態となる。これは炎症性サイトカインレベルの上昇，血管拡張，低血圧によって引き起こされ，急性心筋梗塞，蘇生時の除細動による心筋障害，心筋炎などが顕在化するおそれがある。また，脳圧上昇により脳血流量減少と脳ヘルニアが認められうる時期でもあり，頭蓋内圧（intracranial pressure：ICP）や脳灌流圧（cerebral perfusion pressure：CPP）のモニタリングが有用である。

なかには異常所見を過大評価しうる検査項目があり，低体温による影響か，新たな合併症の出現かを見極め，処置の必要性を判断するために知っておく必要がある（表5）。また PT や PTT に関しては，検査室での測定値が正常体温に補正した値を示しており，過小評価するおそれがある。

**表5　低体温下で認める血液異常所見**

| 頻度 | 異常所見 |
|---|---|
| ほぼ全例 | 高アミラーゼ血症（300～600 IU/*l*）<br>血小板減少（10～15 × 10⁴/μl）<br>高乳酸血症（22.5～45 mg/dl） |
| 高頻度 | 血小板減少（3～10 × 10⁴/μl）<br>高アミラーゼ血症（600～1,200 IU/*l*）<br>高乳酸血症（45～63 mg/dl）<br>白血球減少（2～3 × 10³/μl） |
| 中頻度 | 肝酵素上昇<br>APTT，PT 軽度延長 |
| 低頻度 | 高乳酸血症（＞63 mg/dl）<br>血小板減少（＜3 × 10⁴/μl）<br>白血球減少（＜2 × 10³/μl）<br>高アミラーゼ血症（＞1,200 IU/*l*）<br>APTT，PT 延長 |

（Polderman KH. Application of therapeutic hypothermia in the intensive care unit. Opportunities and pitfalls of a promising treatment modality—Part 2：Practical aspects and side effects. Intensive Care Med 2004；30：757-69 より改変引用）

# 低体温療法のこれから

21世紀に入ってから低体温療法は新たな展開を迎えた。多疾患に応用されるも大規模RCTが少ないという現状の中で，施行法の標準化は困難である。それでも，単なる生存率向上だけではなく，QOLを改善させたいという思いから，成人だけでなく小児への有効例もデータ集積され[32,33]，低出生体重児[34]にまで適応は拡大している。適応疾患，施行時間，目標温度，副作用対策など，臨床に必要なデータは未知のままである。現時点では解析中で，近日中に報告される予定の研究が数多く存在する。低体温療法は今後も進化を続ける，目が離せない分野である。

近年，冬眠動物における心筋収縮機序変化が解明され，冬眠制御ホルモンや遺伝子に関する研究が盛んに行われている[1]。致死量の放射線や発癌物質，細菌感染，脳組織の低酸素・低グルコース環境での耐性が認められる"冬眠"のヒトへの応用も期待される。

## ■参考文献

1) 近藤宣昭．麻酔と冬眠：冬眠制御ホルモンの発見と生体保護機構．麻酔 2008；57 増刊：S86-94．

2) Polderman KH. Induced hypothermia and fever control for prevention and treatment of neurological injuries. Lancet 2008；371：1955-69.

3) Varon J, Acosta P. Therapeutic hypothermia：Past, present, and future. Chest 2008；133：1267-74.

4) Bernard SA, Gray TW, Buist MD, et al. Treatment of comatose survivors of out-of-hospital cardiac arrest with induced hypothermia. N Engl J Med 2002；346：557-63.

5) The Hypothermia after Cardiac Arrest Study Group. Mild therapeutic hypothermia to improve the neurologic outcome after cardiac arrest. N Engl J Med 2002；346：549-56.

6) Nolan JP, Deakin CD, Soar J, et al. European Resuscitation Council guidelines for resuscitation 2005. Section 4. Adult advanced life support. Resuscitation 2005；67：S39-86.

7) Seder DB, Van der Kloot TE. Methods of cooling：Practical aspects of therapeutic temperature management. Crit Care Med 2009；37：S211-22.

8) Gluckman PD, Wyatt JS, Azzopardi D, et al. Selective head cooling with mild systemic hypothermia after neonatal encephalopathy：Multicentre randomised trial. Lancet 2005；365：663-70.

9) Hachimi-Idrissi S, Corne L, Ebinger G, et al. Mild hypothermia induced by a helmet device：A clinical feasibility study. Resuscitation 2001；51：275-81.

10) McIntyre LA, Fergusson DA, Hebert PC, et al. Prolonged therapeutic hypothermia after traumatic brain injury in adults：A systematic review. JAMA 2003；289：2992-9.

11) Dixon SR, Whitbourn RJ, Dae MW, et al. Induction of mild systemic hypothermia with endovascular cooling during primary percutaneous coronary intervention for acute myocardial infarction. J Am Coll Cardiol 2002；40：1928-34.

12) Todd MM, Hindman BJ, Clarke WR, et al. Mild intraoperative hypothermia during surgery for intracranial aneurysm. N Engl J Med 2005；352：135-45.

13) Svensson LG, Hess KR, D'Agostino RS, et al. Reduction of neurologic injury after high-risk thoracoabdominal aortic operation. Ann Thorac Surg 1998；66：132-8.

14) Nathan HJ, Wells GA, Munson JL, et al. Neuroprotective effect of mild hypothermia in pa-

tients undergoing coronary artery surgery with cardiopulmonary bypass：A randomized trial. Circulation 2001；104：I85-91.

15) Jalan R, Olde Damink SW, Deutz NE, et al. Moderate hypothermia prevents cerebral hyperemia and increase in intracranial pressure in patients undergoing liver transplantation for acute liver failure. Transplantation 2003；75：2034-9.

16) Gasser S, Khan N, Yonekawa Y, et al. Long-term hypothermia in patients with severe brain edema after poor-grade subarachnoid hemorrhage：Feasibility and intensive care complications. J Neurosurg Anesthesiol 2003；15：240-8.

17) Stone GW, Dixon SR, Foster M, et al. Systemic hypothermia to prevent contrast nephropathy：The COOL RCN pilot trial. Circulation 2006；114：Suppl II-811（abstr 3794）.

18) Clifton GL, Miller ER, Choi SC, et al. Lack of effect of introduction of hypothermia after acute brain injury. N Engl J Med 2001；344：556-63.

19) 山下　進, 岡林清司, 前川剛志. 重症頭部外傷患者における脳低温療法の有効性の検討―多施設無作為対照臨床試験―. ICU と CCU 2003；27：765-70.

20) Kupchik NL. Development and implementation of a therapeutic hypothermia protocol. Crit Care Med 2009；37：S279-84.

21) Polderman KH. Application of therapeutic hypothermia in the intensive care unit. Opportunities and pitfalls of a promising treatment modality—Part 2：Practical aspects and side effects. Intensive Care Med 2004；30：757-69.

22) Hachimi-Idrissi S, Zizi M, Nguyen DN, et al. The evolution of serum astroglial S-100 beta protein in patients with cardiac arrest treated with mild hypothermia. Resuscitation 2005；64：187-92.

23) Tiainen M, Parikka HJ, Mäkijärvi MA. Arrhythmias and heart rate variability during and after therapeutic hypothermia for cardiac arrest. Crit Care Med 2009；37：403-9.

24) Dostál P, Senkeřík M, Pařízková R, et al. Mild hypothermia attenuates changes in respiratory system mechanics and modifies cytokine concentration in bronchoalveolar lavage fluid during low lung volume ventilation. Physiol Res 2010；59：937-44.

25) Leithner C, Ploner CJ, Hasper D. Does hypothermia influence the predictive value of bilateral absent N20 after cardiac arrest? Neurology 2010；74：965-9.

26) Stammet P, Werer C, Mertens L, et al. Bispectral index（BIS）helps predicting bad neurological outcome in comatose survivors after cardiac arrest and induced therapeutic hypothermia. Resuscitation 2009；80：437-42.

27) Seder DB, Fraser GL, Robbins T, et al. The bispectral index and suppression ratio are very early predictors of neurological outcome during therapeutic hypothermia after cardiac arrest. Intensive Care Med 2010；36：281-8.

28) Rossetti AO, Oddo M, Logroscino G, et al. Prognostication after cardiac arrest and hypothermia：A prospective study. Ann Neurol 2010；67：301-7.

29) Nagao K, Mukoyama T, Kikushima K, et al. Resuscitative value of B-Type natriuretic peptide in comatose survivors treated with hypothermia after out-of-hospital cardiac arrest due to cardiac causes. Circ J 2007；71：370-6.

30) Schuetz P, Affolter B, Hunziker S, et al. Serum procalcitonin, C-reactive protein and white blood cell levels following hypothermia after cardiac arrest：A retrospective cohort study. Eur J Clin Invest 2010；40：376-81.

31) Polderman KH, Herold I. Therapeutic hypothermia and controlled normothermia in the intensive care unit：Practical considerations, side effects, and cooling methods. Crit Care Med 2009；37：1101-20.

32) Hoehn T, Hansmann G, Bührer C. Therapeutic hypothermia in neonates. Review of current

clinical data, ILCOR recommendations and suggestions for implementation in neonatal intensive care units. Resuscitation 2008 ; 78 : 7-12.
33) Degos V, Loron G, Mantz J. Neuroprotective strategies for the neonatal brain. Anesth Analg 2008 ; 106 : 1670-80.
34) Hall NJ, Eaton S, Peters MJ, et al. Mild controlled hypothermia in preterm neonates with advanced necrotizing enterocolitis. Pediatrics 2010 ; 125 : e300-8.

(吉田　真一郎)

# VI

## 用語の解説

# 用語の解説

### ACT　活性凝固時間（activated clotting time）
珪藻土が凝血を起こすことを応用した血液凝固能を図る指標。心臓手術時のヘパリン投与の効果判定などに用いる。ACT はヘパリンだけでなく血液希釈や低体温，高度の血小板減少などでも延長する。測定が簡便で再現性が高い。

### ADP　アデノシン二リン酸（adenosine diphosphate）

### ATP　アデノシン三リン酸（adenosine triphosphate）
ATP は酸化的リン酸化，解糖系，クエン酸回路などで生じ，ATP が分解して無機リン酸を放出し，ADP（アデノシン二リン酸）に変わるときに発生するエネルギーを使って筋肉を動かす。

### BALF　気管支肺胞洗浄液（bronchoalveolar lavage fluid）
細胞観察には通常 Giemsa 系染色標本で行う。白血球（炎症細胞）の数の算定と分類を行い，細胞増多の程度と細胞組成から各種びまん性肺疾患を推定する。

### BE　塩基過剰（base excess）
血液 1 $l$ を 37℃で $O_2$ で飽和し，$P_{CO_2}$ 40 mmHg のもとで強酸で滴定し，pH を 7.40 まで戻すのに要する酸の量をいう。BE が負の値であれば血液の pH が低い。

### bispectral index monitor　BIS モニター
全身麻酔中の中枢神経系抑制度を評価するモニターで，麻酔深度の増大に従って振幅と周波数が変化する表面脳波の解析に基づく。麻酔深度の中でも鎮静度の指標となる。

### Brody 病
$Ca^{2+}$ を小胞体に取り込むときに働く $Ca^{2+}$-ATPase の先天的欠損症。通常は劣性遺伝であるが，優性遺伝が疑われる家系もある。

### central core disease
先天性ミオパチーの一種。正式には先天性ミオパチーの中のセントラルコア病である。先天性ミオパチーの中には，ネマリンミオパチー，ミオチュブラーミオパチー，先天性筋線維タイプ不均等症，ミニマルチェンジミオパチー，そしてセントラルコア病がある。タイプとして重症型，良性先天型，そして成人型がある。新生児〜乳幼児の早期から筋緊張低下や筋力低下を認める。体幹に近い筋肉を中心に呼吸筋，顔面筋，頸筋などが弱く，運動発達の遅れがあるがあまり進行しない。脊柱の側彎や関節の拘縮などの骨格異常を伴う。腱反射は低下，または消失する。

### CHDF　持続的血液透析濾過（continuous hemodiafiltration）
血液透析は，半透膜を介しての拡散と限外濾過の原理により成り立ち，主に小分子量の物質の除去に優れている。一方，血液濾過は膜を介した限外濾過の際に水とともに血漿中に含まれるその膜の有する cut off point 以内の分子量物質を除去するもので，主に中〜大分子量の物質の除去に優れている。血液透析濾過は両者の長所をうまく組み合わせて小〜中〜大分子量の物質を満遍なく除去しようとする方法である。

### CRPS 複合性局所疼痛症候群 (complex regional pain syndrome)
骨折などの外傷や神経損傷が引き金となり，手足を中心に自発痛や痛覚過敏が続く病態。浮腫や皮膚温の異常，骨の萎縮などを伴う。神経損傷が明らかでないものが CRPS type I（従来の反射性交感神経性ジストロフィ），明らかなものが CRPS type II（従来のカウザルギー）と定義される。

### DIC 播種性血管内凝固症候群 (disseminated intravascular coagulation)
なんらかの原因により極端な血液凝固の亢進状態となり，全身の微小血管内に血栓が多発し，そのため消費性の凝固障害を呈する症候群。

### EMG 筋電図 (electromyogram)
筋収縮に伴って出現する活動電位を記録したもの。筋肉内に刺入した針電極によって筋線維の膜電位の変化を記録し，神経筋単位（neuromuscular unit：NMU）の異常の有無を知る。

### $Et_{CO_2}$ 呼気終末二酸化炭素濃度 (end-tidal concentration of carbon dioxide)
二酸化炭素は酸素と比較して拡散能がよいため，呼気終末の二酸化炭素濃度は動脈血中の二酸化炭素分圧をほぼ反映する。血液ガス分析を行わなくとも $Pa_{CO_2}$ を推測できるため，臨床上有用なモニターとなる。

### hyperdynamic state 高心拍出量状態
末梢血管が拡張し，血管抵抗が低下し，その結果として心拍出量が高いのに血圧は低いままの状態。

### interthreshold range
暑さに対する最初の反応（発汗）を引き起こす中枢温と寒さに対する最初の反応（体温調節性血管収縮）を引き起こす中枢温との差。

### IL-1 インターロイキン-1 (interleukin-1)
マクロファージや好中球が産生するサイトカインで，急性期免疫反応を活性化させる。視床下部に働いて発熱を引き起こす。

### Kappa receptor κ受容体
線条体，視床，視床下部，脊髄後角に多く分布するオピオイド受容体の一つ。鎮痛，鎮静，縮瞳，嫌悪感などの作用がある。また抗利尿ホルモン (antidiuretic hormone：ADH) を抑制して利尿を促す。ペンタゾシン，ブプレノルフィン，ブトルファノールなどの薬物はκ受容体に作用する。

### NLA ニューロレプト麻酔 (neuroleptanesthesia)
NLA の定義は"神経遮断薬と鎮痛薬を併用する意識を失わない麻酔"のことで，NLA 原法ではドロペリドールとフェンタニルを用いる。現在では，ドロペリドールの代わりにミダゾラムなどのベンゾジアゼピン系薬物を用いるのが主流である。

### NSAIDs 非ステロイド性抗炎症薬 (nonsteroidal anti-inflammatory drugs)
化学構造的にステロイド骨格を持たない消炎鎮痛薬の総称。アラキドン酸カスケードのシクロオキシゲナーゼを遮断して発熱や発痛作用をもつ物質の産生を抑制する。

### NMDA 受容体 N-methyl-D-aspartate 受容体
興奮性アミノ酸受容体であるグルタミン酸受容体のサブタイプ。ケタミンなどが作用する。

### PEA 無脈性電気活動 (pulseless electrical activity)
心静止のうち，モニター上心室性不整脈（VF/pulseless VT）以外の波形はあるが，脈が触

れない状態。

### PCPS　経皮的心肺補助（percutaneous cardiopulmonary support）
一般的に遠心ポンプと膜型人工肺を用いた閉鎖回路の人工心肺装置により，大腿動静脈経由で心肺補助を行うもの。

### positive feedback
そのままの位相で入力し，振幅を"増大"させるフィードバック。

### shivering　シバリング
自律性遠心性体温調節反応の一つであり，骨格筋の不随意な収縮により熱を産生し，体温を上昇させようという生体に備わった合目的的反応。心肺機能の負担が増すだけでなく，酸素消費量が増加するため，低酸素血症に陥る危険がある。酸素投与が必要となる。

### Thermadrape™　サーマドレープ
アルミニウム，プラスチック，不織布からなる3層構造の覆布で，単に患者の体表を覆うことで体熱喪失を効果的に防ぐことができる保温装置。アルミニウム層が輻射熱を，プラスチック層が熱伝導を効果的に抑える。

### TNF　腫瘍壊死因子（tumor necrosis factor）
マクロファージやT細胞が産生するサイトカイン。インターロイキン-1（IL-1）と同様に急性期免疫反応に関与し，発熱をもたらす。

### VAS　視覚的アナログ尺度（visual analogue scale）
痛みの強さを簡単に表現でき，かつ簡単に患者に教えることができる方法として，臨床および研究で広く用いられている評価尺度。100 mmの長さの横線または縦線の一端を"痛みなし"，もう一端を"想像できる最大の痛み"とする尺度を用いて，現在感じている痛みの強さに相当している箇所を指し示す方法。

### VILI　人工呼吸器関連肺傷害（ventilator-induced lung injury）
急性肺傷害における低酸素血症の対症療法として人工呼吸を行うが，この人工換気そのものが肺傷害を引き起こしたり既存の肺傷害を増強させる。これによる肺傷害を指し示す言葉。

### $V_{O_2}$ (ml/min)
1分間あたりの酸素摂取量。

### 悪性高熱症（malignant hyperthermia）
吸入麻酔薬や脱分極性筋弛緩薬がトリガーとなり，代謝亢進状態を呈する病態。異常な高熱（15分間に0.5℃以上の上昇），骨格筋の硬直，酸素消費量の増大，二酸化炭素産生の増大（ガスモニターによる高二酸化炭素症）を伴う。

### アミド型局所麻酔薬（amido-type local anesthetics）
局所麻酔薬のうち，芳香環部分とアミノ基がアミド結合した構造を持つものを指し示す。リドカイン，メピバカイン，ブピバカイン，ロピバカインなどがある。主に肝臓で代謝されるため，重症の肝疾患患者で副作用が発現しやすい。

### アロディニア（allodynia）
通常では疼痛をもたらさない微小な刺激が，すべて疼痛としてとても痛く認識される感覚異常。軽い接触や圧迫，適度の温熱や冷却のような非侵害刺激により痛みが起こる。

### 異化の亢進 (acceleration of catabolism)
生体に侵襲が加わるとエネルギー代謝は亢進し，損傷した組織は修復しようとする。しかし，糖質からだけでは増加したエネルギー消費量を補うことができないために，生体は筋蛋白質を崩壊しアミノ酸を動員する。このアミノ酸は糖新生により肝臓でグルコースに変換され，損傷した組織蛋白合成の基質として利用される。大手術，重度外傷，熱傷などの高度な外科的侵襲が生体に加わると，全身の蛋白合成も蛋白分解も亢進するが，分解のほうが合成よりも亢進し，その結果として各種の身体機能の低下を来す。

### ウェルニッケ脳症 (Wernicke's encephalopathy)
チアミン (thiamine) の欠乏で起こる。アルコール依存，妊娠悪阻，飢餓状態，人工透析患者，癌，後天性免疫不全症候群 (AIDS) による栄養失調などが危険因子となる。臨床的三徴は，眼筋麻痺，失調，錯乱である。

### うつ熱
体外環境が高温・多湿・無風という環境下においては，放熱機構は効率が悪くなり，高体温を招く。これをうつ熱という。このような環境下では末梢温が上昇 (放熱促進) するため，手足は温かく汗をかいていることが多い。術前の絶飲食による脱水や麻酔薬による発汗抑制などが原因となる。年齢的には乳児期後半から幼児期で起こりやすい。

### エステル型局所麻酔薬 (ester-type local anesthetics)
局所麻酔薬のうち，芳香環部分とアミノ基が"エステル結合"した構造を持つ。プロカイン，コカイン，テトラカインなど。

### 階層性多重統合システム
脊髄・延髄・中枢・視床下部・視床前野の各レベルにおいて統合中枢があり，上位脳が下位脳からの温度情報を基礎に下位の統合中枢を制御するシステム。

### カテコラミン (catecholamine)
チロシンから誘導されたカテコールとアミンを有する化学種。多くの神経伝達物質 (アドレナリン，ノルアドレナリン，ドパミンなど) および関連薬物の基本骨格である。

### 間欠熱 (intermittent fever)
日内変動が1℃以上で37℃以下になる時期を有する。有熱期と無熱期が交互に認められる。

### 気化熱 (heat of vaporization)
液体が気体になるときに必要なエネルギー。発汗により気化熱が体表より奪われるため，体温低下に役立つ。

### 気功療法
気功 (きこう) は，狭義には中国で編纂された中国伝統の各種養生法を中医学に基づき再編した健康法を示す。内気功と外気功とがある。内気功は，自分で自身の気を高め，流れをよくする方法。太極拳もある意味，内気功といえる。外気功は，施術者が宇宙エネルギーを取り入れ，それを受け手に送り，体内の気の循環を改善することで正常化を図る療法。

### クロニジン (clonidine)
選択的 $\alpha_2$ 受容体作動薬であり，中枢 $\alpha_2$ 受容体刺激による交感神経反射の抑制，末梢アドレナリン作用性神経終末シナプス前膜の $\alpha_2$ 受容体に作用し，ノルアドレナリン遊離を抑制し，血圧を低下させる作用がある。鎮静作用を持ち合わせる。

## 用語解説

### クローヌス（clonus）
筋肉や腱を不意に伸張したときに生じる規則的かつ律動的に筋収縮を反復する運動。クローヌスが見られる場合は，上位運動ニューロン障害（錐体路障害）がある。

### 稽留熱（continuous fever）
日内変動が1℃以内の高熱（通常38℃以上）が持続する熱型。重症肺炎や粟粒結核，腸チフスの極期，髄膜炎などで見られる。

### ゲイン（gain）
惹起された体温調節反応の傾き（反応の起こりやすさ）。

### 血液脳関門（blood-brain barrier：BBB）
解剖学的にBBBは，脳毛細血管で内皮細胞同士の密着結合（tight junction）とグリア細胞により形成されている。水溶性の高い物質あるいは蛋白質などの大きな分子はこの関門を透過し難いが，脳毛細血管に発現している多くのトランスポーターによって，栄養素（グルコース，アミノ酸，ヌクレオチドなど）は選択的に血液脳関門を透過する。

### ケタミン（ketamine）
強力な鎮痛作用を伴った鎮静催眠作用がある静脈麻酔薬。NMDA（N-methyl-D-aspartate）受容体拮抗作用をもつ。

### こむら返り
ふくらはぎに起こる筋痙攣の総称。特に腓腹筋に起こりやすい。脱水，または電解質代謝異常（Ca, Mg），腎不全，血液透析，甲状腺機能低下症，妊娠，脊髄性筋萎縮症や多発神経炎などの神経原性筋萎縮を来す疾患で頻発しやすい。

### 最小肺胞濃度（minimum alveolar concentration：MAC）
50％の患者が外科的刺激によって体動を示さない1気圧における最小の肺胞内濃度。

### サイトカイン（cytokine）
リンパ球や単球が産生する細胞間の相互作用を調節する物質。多くの種類があるが，特に免疫，炎症に関係したものが多い。また，細胞の増殖，分化，細胞死あるいは創傷治癒などに関係するものがある。

### 細胞外液（extracellular fluid）
細胞外に存在する体液で，血漿と間質液の総称。体内の20％程度を占める。

### 酸素解離曲線（oxygen dissociation curve）
酸素の量（分圧）に対し，酸素と結合しているヘモグロビンの割合を示したグラフ。ヘモグロビンは酸素分圧が高いと結合しやすく，逆に少ないと放出しやすい。その結合能は血液のpH，二酸化炭素の量（分圧），体温などに影響される。

### ジアゼパム（diazepam）
ベンゾジアゼピン系抗不安薬。抗痙攣作用と鎮静作用を持つ。

### 視床下部（hypothalamus）
脳幹にある多数の神経核が存在するところ。自律神経の中枢であり，体温中枢もここに存在する。

### 弛張熱（remittent fever）
日内変動が1℃以上で，37℃以下まで下がらない熱型。敗血症，ウイルス感染症をはじめ種々

の感染症，化膿性疾患，悪性腫瘍，膠原病などで見られる。

### 自律性遠心性体温調節反応
体の各場所に存在している温度受容器からの温度情報が，脳の視床下部領域へ集約・統合され，そこから体のさまざまな場所に存在する熱効果器へ，体温調節を行う神経シグナルが送られることによって起こる反応。その結果，発汗，末梢血管拡張，末梢血管収縮やふるえ性熱産生，非ふるえ性熱産生などの反応が現れ，熱の収支を調整することにより体温を管理している。このフィードバック機構を持つ体温調節反応において中枢的な役割を果たす部位は，視床下部領域であると考えられている。

### 蒸発（evaporation）
液体の表面から気化が起こる現象をいう。蒸発に際して，物質は気化熱を奪う。生体においては，発汗の際に熱が奪われる現象にあたる。

### 神経障害性疼痛（neuropathic pain）
神経や組織に障害が生じ，神経系の機能異常を来し，感覚異常，痛み，灼熱感など不快な症状を来し，慢性疼痛となる。このような症状の総称を指し示し，神経因性疼痛ともいう。

### 深部体温（deep temperature）
体幹部にある一定に保たれている重要臓器の温度。ヒトの深部体温は約37℃であり，かなり狭い範囲で一定に保たれている。

### スキサメトニウム（suxamethonium）
別名サクシニルコリン。脱分極性筋弛緩薬。アセチルコリン受容体に結合し活性化させることにより，終板とそれに接する筋膜が脱分極すると，$Na^+$の流入が抑制され，神経筋接合部における筋膜の興奮を抑える。

### スワン・ガンツカテーテル（Swan-Ganz catheter）
肺動脈に留置することにより肺動脈，肺動脈楔入圧，右房圧，心拍出量を測定し，循環動態を正確に把握するために用いる。

### ソーダライム（soda lime）
患者からの呼気に含まれる$CO_2$を迅速に吸収除去する物質。二酸化炭素と反応して炭酸カルシウムを作り，水と水蒸気を放出する。

### 帯状疱疹後神経痛（postherpetic neuralgia：PHN）
帯状疱疹に罹患後，遷延した炎症により神経が非可逆的損傷を受け，脱神経を生じ，慢性疼痛に移行する。後発部位としては神経別では胸神経，神経分節でみると三叉神経第1枝がもっとも多い。最近，治療薬としてプレガバリンが発売された。

### 体性痛（somatic pain）
痛みの部位が限局していて，疼くような痛み，刺し込むような痛みと表現される痛み。

### 対流（convection）
熱せられた液体や気体が上層に移動し，冷たい液体や気体が下に移動する循環運動。空気に流れができると熱絶縁としての空気（制止層）の特質が低下し熱喪失が増加する。

### ダントロレン（dantrolene）
悪性高熱症の唯一の特異的治療薬。筋小胞体からの$Ca^{2+}$の放出を抑制する。

### 中枢温（core temperature）
厳密な意味では，体温調節中枢である視床下部を流れる血液の温度。通常の手術中において測定することは不可能であるため，鼓膜温，食道温，膀胱温，直腸温などで代用される。

### 啼泣（weeping：ていきゅう）
声をあげて泣くこと。

### デスフルラン（desflurane）
主に先進国において15年あまり臨床で使用されている揮発性吸入麻酔薬である。血液ガス分配係数は0.42と，現在臨床使用可能な揮発性吸入麻酔薬でもっとも小さい。脂肪に溶ける量も少ないため，麻酔深度の調節がしやすく，かつ覚醒が予測しやすい。日本でも2011年7月に発売された。

### 伝導（conduction）
熱などが物質の中を伝わること。脂肪組織は熱伝導率が低いため，保温作用を持つ。2つの隣接した表面温の温度差とそれらを隔てる熱絶縁の強度に比例する熱の移動。

### ドキサプラム（doxapram hydrochloride）
呼吸興奮薬の一つ。主として頸動脈体や大動脈体の化学受容器を刺激することにより呼吸を促進する。

### ドロペリドール（droperidol）
ブチロフェノン系神経遮断薬。フェンタニルと併用してニューロレプト麻酔（NLA）に用いたり，制吐薬として用いる。

### 内臓痛（visceral pain）
局在がはっきりせず，持続的な重苦しい痛み。臓器の損傷，胸腹部の内臓への浸潤や圧迫などにより生じる。

### ニフェジピン（nifedipine）
カルシウム拮抗薬で，狭心症や高血圧の治療に用いる。カルシウム拮抗薬は$Ca^{2+}$の細胞内流入を選択的に抑制して，平滑筋の収縮を妨げる。血管平滑筋で生じることにより血管は拡張して血圧は低下する。

### 熱の再分布（redistribution of heat）
全身麻酔導入後1〜2時間で中枢温が0.5〜1.5℃低下する。全身麻酔を導入することで，体内の温度分布が変化し，温かい身体中心部から冷たい末梢組織に熱が再分布することが原因と考えられている。

### 波状熱（undulant fever）
有熱期と無熱期が不規則に繰り返し出現する。ブルセラ症，マラリア，ホジキン病，胆道閉鎖症，多発性神経炎，ならびに脊髄障害で見られる。

### 非ふるえ性熱産生（non-shivering heat product）
交感神経末端から放出されるノルアドレナリンが脂肪分解を促進させ，脂肪酸が代謝されることで熱が産生される。

### フェンタニル（fentanyl）
中枢のオピオイドμ受容体に作用し，痛覚の伝導系を遮断する。モルヒネの約80〜100倍の鎮痛作用を持つ。

## ブランケット (blanket)
一般に手術中に使用する毛布を指す。冷水や温水を環流させ，全身の加温や冷却に用いる環流式ブランケットもある。

## フルストマック (full stomach)
食物残渣や消化管分泌液などが胃内に貯留し，誤嚥の危険性がある状態。

## プロカインアミド (procainamide)
ナトリウムチャネルを遮断するクラスIの抗不整脈薬。

## プロポフォール (propofol)
γアミノ酪酸（GABA）作動性抑制性シナプスの活性を増強することにより，鎮静作用を示す静脈麻酔薬。他の静脈麻酔薬バルビタール系薬物やベンゾジアゼピン系薬物もこの受容体に作用する。

## ベアーハガー™ (Bair Hugger)
手術中に用いられる温風式加温装置。32℃，38℃，42℃の3段階設定式。温風を送気して膨らんだブランケットで患者を被覆することで保温する。加温効率が高いが，ダクトが外れて直接温風が皮膚にあたり，下肢切断を余儀なくされた事例があり，注意が必要である。

## ペチジン (pethidine)
非アルカロイド系麻薬。モルヒネとほぼ同じ薬理作用を持つが，抗コリン作動性作用もあり，強い痛みに使われる。鎮痛効力はモルヒネの1/8である。

## 放射 (radiation)
熱などが空間を伝わること。物体が電磁波を出し，輸送先の物体が吸収することによって熱を運ぶ。絶対零度より温度の高いすべての表面が熱を放ち，放射面積と表面間の絶対温度の4乗の差に比例する。

## 末梢温 (peripheral temperature)
前腕や指先の皮膚温を指し示し，大気温などの環境要因によって強く影響を受ける体温。外殻温ともいう。

## ミオグロビン (myoglobin)
骨格筋内にある蛋白質の一種。悪性高熱症などに伴って起こる筋肉組織の崩壊により血中に放出され，腎尿細管障害を引き起こす。

## ミダゾラム (midazolam)
ベンゾジアゼピン系静脈麻酔薬の一つ。GABA受容体の作用を増強し催眠作用を発揮する。拮抗薬にフルマゼニル（flumazenil）がある。

## 無侵襲混合血酸素飽和度監視装置 (INVOS™)
2波長の近赤外光を用いて非侵襲的かつ連続的に，組織の混合血酸素飽和度（$rSO_2$）の局所的変化をモニタリングする。術中の脳循環管理において，$rSO_2$値の20％以上の低下，もしくは$rSO_2$値が40以下になった場合を有意な低下とする。

## 無髄C線維 (unmyelinated C fibers)
髄鞘を持たない細い神経線維。鈍い温痛覚を伝導する。温受容器からの情報は主として無髄C線維で中枢へ伝えられる。

### メペリジン (meperidine)
合成アヘン剤であり，鎮痛作用に加え鎮痙攣作用を持つ。シバリングの閾値を大幅に低下させる作用を持つ。

### 有髄 Aδ 線維 (myelinated Aδ fibers)
髄鞘を持ち比較的太い神経線維で，その伝達速度は速く，反射反応などの伝達に関与する。部位が比較的明瞭な温痛覚を伝導する。冷受容器からの情報は主として有髄 Aδ 線維で伝えられる。

### レミフェンタニル (remifentanil)
フェンタニルと同様，選択的 μ オピオイド受容体アゴニストとして作用する麻薬である。作用発現までの時間が短く（約1分），消失も極端に速い（3～8分）。また，血液中および組織内の非特異的なエステラーゼによって速やかに代謝されるため，肝・腎機能が低下した患者でも使用でき，蓄積性がない。

### ロクロニウム (rocuronium bromide)
もっとも新しい非脱分極性筋弛緩薬。ベクロニウムは効果発現までに比較的長い時間（2～3分）が必要であるが，ロクロニウムは力価が低いために気管挿管目的では大量投与することになり，したがって作用発現までの時間が1分程度と短い。

(水上　奈穂美，橘　信子)

# 索　引

## 和　文

### あ
悪性高熱症 .....26, 137, 144, 273
悪性症候群 ........................... 249
亜酸化窒素 ................... 49, 161
アセチルコリン受容体 ........ 276
アデノシン二リン酸 ............ 271
アデノシン三リン酸 ............ 271
アトロピン ..................... 23, 94
アニメック AM-5™ ............ 124
アニメック SA-1™ ............. 124
アミド型局所麻酔薬 ............ 273
アミノ酸 ............................. 101
　　──製剤 ....................... 101
　　──輸液 ............. 134, 185
アルファスタット法............ 170
アルフェンタニル ........... 48, 52
アロディニア ............. 218, 273
アンフェタミン ................... 249

### い
イオン交換樹脂.................... 158
異化 ....................................... 21
　　──の亢進 .................... 274
閾値温度 ............................... 47
閾値間温度 ........................... 47
維持期 ................................. 260
異常短絡 ............................. 218
イソフルラン ................. 48, 52
痛み刺激 ............................... 52
痛みと皮膚温 ...................... 208
痛みの悪循環 ...................... 208
痛みの診断 ......................... 207

遺伝子診断 .......................... 154
イヤホン型赤外線式鼓膜体温
　計 ...................................... 39
インターロイキン-1............ 272
インターロイキン-1β........... 192
インターロイキン-6............ 178
院内感染 ............................... 20

### う
ウェルニッケ脳症................ 274
ウォーマーコイル方式........ 122
ウォームタッチモデル
　5300A® .............................. 106
うつ熱 .................... 86, 137, 274
運動誘発性高 CK 血症 ........ 160
運動誘発性ミオグロビン尿症
　 ........................................ 160

### え
エステル型局所麻酔薬........ 274
エバンスミオパシー ............ 160
塩化カルシウム ................... 158
塩基過剰ラ ................. 150, 271
塩酸プロカイン ................... 158
エンフルラン ........................ 52

### お
横紋筋融解 ................. 145, 245
オーエスワン® ..................... 242
オピオイド .......................... 179
温水循環式加温法................ 109
　　──の欠点 .................... 110
　　──の利点 .................... 110
温水循環マット .................... 84
オンダンセトロン................ 192

温度感受性ニューロン .......... 44
温度センサー付きフォーリー
　カテーテル ......................... 32
温熱療法 ............................. 196
温風加温システム................ 187
温風加温法 .......................... 105
　　──の欠点 .................... 106
　　──の利点 .................... 106
温風式加温装置............85, 101
温風方式 ............................. 122

### か
加圧式 ................................. 133
カーボンファイバー式加温装
　置 .................................... 101
カーボンファイバー式保温装
　置 .................................... 111
開口困難 ............................. 148
階層性多重統合システム ..... 44,
　274
カウザルギー ...................... 272
加温装置 ............................. 117
各種筋疾患 .......................... 160
覚醒不良 ............................... 98
褐色細胞組織 ........................ 83
活性化凝固時間 ................... 271
活性酸素種 .......................... 256
カテコラミン ................178, 274
カフェイン .......................... 146
カルシウム拮抗薬................ 277
カルシウム誘導性カルシウム
　放出機構 .......................... 145
加齢 ...................................... 89
肝移植 ................................. 259
間歇的跛行 .......................... 217

281

## 索引

間欠熱 ..................... 19, 274
眼瞼下垂 ........................ 160
感染 ............................... 98
寒冷曝露 ........................ 92
寒冷利尿 ........................ 262

### き

気化熱 ........................... 274
気管支肺胞洗浄液 ........... 271
危機的大量出血 ............... 121
気功療法 ........................ 274
機能画像 ........................ 206
揮発性吸入麻酔薬 ........... 161
気泡 .............................. 121
逆行性脳灌流法 ............... 165
急性呼吸促迫症候群 ........ 245
急性耐性 ........................ 179
急性痛 .......................... 208
急性尿細管壊死 ............... 150
急速輸血装置 ................. 133
仰臥位 .......................... 113
強縮 ............................. 145
強制利尿 ....................... 159
局所静脈内交感神経ブロック
 ..................................... 222
局所麻酔薬 .................... 161
筋逸脱酵素 .................... 150
筋強直 ..................... 147, 148
筋拘縮テスト ................. 152
筋ジストロフィ（デュシェンヌ
　型およびベッカー型）...... 160
筋電図 .............. 176, 177, 272

### く

グアネチジン ................. 223
区域麻酔 ........................ 53
　――導入後 .................... 60
クーリング .................... 139
くも膜下出血 ................. 259
グラニセトロン ............... 192
クリアランス低下 ........... 263
グルコース-インスリン療法
 ..................................... 158

グルコン酸カルシウム ...... 158
クローヌス .................... 275
クロニジン ......... 49, 188, 274

### け

形態画像 ........................ 206
経腸栄養 ........................ 263
軽度低体温 .................... 227
　――療法 ...................... 255
経皮的心肺補助 ........157, 164,
 247, 273
頸部交感神経節 .........218, 219
稽留熱 ..................... 19, 275
ゲイン ..................... 47, 275
ケタミン ............ 188, 272, 275
血液温 ........................... 30
血液希釈 ....................... 164
血液脳関門 .................... 275
血管拡張 ........................ 44
　――薬 .......................... 182
血管収縮 .................. 45, 63
　――薬 .......................... 183
血小板機能 .................... 99
血清CK ........................ 160
解熱薬 .......................... 139

### こ

コーラ様尿 .................... 150
高カリウム血症 ............... 150
交感神経 ................. 216, 217
　――依存性疼痛 .............. 217
　――遠心性線維 .............. 223
　――幹 .......................... 214
　――系 .................. 213, 214
　――系緊張状態 .............. 159
　――遮断薬 .................... 222
　――節 .......................... 213
　――節後線維 ................. 220
　――節後ニューロン ........ 219
　――節前ニューロン ........ 219
　――ブロック .........213, 217
咬筋強直 ....................... 148
口腔温 ........................... 33

口腔体温計 ...................... 33
高血糖 .......................... 261
高次脳神経機能障害 ........ 169
高心拍出量状態 ............... 272
高体温 .................. 115, 137, 148
行動性体温調節反応 ......... 92
行動性調節 ...................... 7
高度低体温 .................... 227
興奮収縮連関 ................. 144
硬膜外麻酔 ............ 12, 53, 96
　――導入後 .................... 61
　――導入時 .................... 56
硬膜外冷却灌流法 ........... 174
高齢者 .......................... 89
　――手術 ...................... 114
呼気終末二酸化炭素濃度 ... 272
鼓膜温 ................. 37, 40, 41
こむら返り .................... 275
コリン作動性神経 ........... 192
混合性アシドーシス ........ 150

### さ

サーマケア TC3001® ........ 106
サーマドレープ ............... 273
サーモグラフィ ............... 205
　――の原理 .................... 206
　――のシステム ............. 207
　――の特長 .................... 205
サーモフォーカスプロ™ ...... 36
再加温法 ................. 233, 234
細菌感染 ........................ 263
最小肺胞濃度 ................. 275
砕石位 .......................... 115
最大反応強度 ................... 47
サイトカイン .................. 275
再分布性低体温 ........58, 59, 63,
 94, 96
細胞外液 ........................ 275
細胞内カルシウム濃度 ..... 144
サクシニルコリン ........... 276
酸素解離曲線 ............168, 275
酸素消費量 ...................... 99

## し

ジアゼパム ................................ 275
視覚的アナログ尺度 ................ 273
シクロオキシゲナーゼ ........ 272
ジクロフェナク .................... 192
視床下部 ................................ 275
自然気胸 ................................ 160
持続血液濾過透析 ................ 248
視束前野・前視床下部 ......... 44
持続的血液透析濾過 .... 157, 271
弛張熱 ............................ 19, 275
シバリング ..... 7, 12, 21, 22, 44, 45, 47, 63, 67, 68, 69, 70, 71, 72, 74, 78, 98, 247, 273
――の閾値 ........... 67, 68, 69, 70, 71
斜視 ....................................... 160
周術期低体温 ....................... 136
重症急性呼吸器症候群 ........ 211
重症頭部外傷 ....................... 257
重炭酸ナトリウム ................ 158
手術侵襲 ............................... 178
手術中止 ............................... 155
出血 ........................................ 98
――傾向 ............................ 151
術後鎮痛 ............................... 185
術前加温 ............................... 113
受動的復温 ........................... 234
腫瘍壊死因子 ....................... 273
循環停止 ............................... 172
常染色体優性遺伝 ........ 146, 160
蒸発 ............................. 27, 46, 276
初期急激低下 ......................... 56
初期評価 ....................... 245, 246
初期輸液 ............................... 246
食道温 ............................. 30, 41
食物性発熱 ........................... 185
暑熱曝露 ................................. 90
自律性遠心性体温調節反応 ................................... 276
自律性体温調節 ..................... 44
――反応 ............................. 89

自律性調節 ............................... 7
心イベント ........................... 100
新型インフルエンザ ............ 211
新型肺炎 ............................... 211
腎機能障害 ........................... 119
神経因性疼痛 ....................... 276
神経障害性疼痛 ................... 276
人工呼吸器関連肺損傷 ........ 273
人工心肺 ....................... 114, 164
心室細動 ....................... 150, 255
心室頻拍 ............................... 150
心室頻拍（無脈性） ............ 255
心停止 ................................... 258
深部組織温測定器 .................. 34
深部体温 ....................... 26, 276

## す

頭蓋内出血 ........................... 263
スキサメトニウム ........ 146, 276
スポーツ飲料 ....................... 242
スマートケア® ..................... 112
スワン・ガンツカテーテル ................................... 276

## せ

生理学的体温調節 .................. 89
生理機能 ................................. 89
生理的カルシウム放出機構 ................................... 144
赤外線反射式体温計 ....... 37, 38
赤外線放射温度計 .................. 36
脊髄くも膜下麻酔 ..... 12, 53, 96
――導入時 ........................... 56
節後線維 ............................... 215
接触型プローブ ............... 37, 38
節前線維 ............................... 215
セボフルラン ......................... 49
前額部深部体温 ...................... 34
全静脈麻酔 ........................... 180
全身管理 ............................... 158
全身麻酔導入時 ..................... 56
全身麻酔薬 ............................. 94
選択的 $\alpha_2$ 受容体作動薬 ...... 274

選択的セロトニン再取り込み阻害薬 ....................... 249
選択的脳灌流法 ................... 165
先天性関節強直症 ................ 160
先天性筋緊張症 ................... 160
先天性ミオパチー ................ 271
前投薬 ..................................... 94
セントラルコア病 ....... 154, 160
前方アプローチ ................... 218

## そ

臓器保護作用 ....................... 257
創部感染 ................................. 99
ソーダライム ....................... 276
側臥位 ................................... 113
測定用プローブ ..................... 30
側彎症 ................................... 160

## た

第1相 ....................................... 56
第2相 ....................................... 56
第3相 ....................................... 56
体温測定 ................................. 26
体温調節機構 ................. 47, 176
体温調節性血管収縮 ..... 4, 7, 59
体温調節性防御 ..................... 48
体温調節性末梢血管収縮 ...... 12
体温調節中枢 ................. 84, 178
体温調節反応 ......................... 44
体温保持 ................................. 47
体感温度 ............................... 237
対寒反応 ................................. 91
代謝性熱産生 ......................... 59
帯状疱疹後神経痛 ...... 209, 217, 276
体性痛 ................................... 276
大動脈温 ................................. 28
体内冷却法 ........................... 157
体表冷却法 ........................... 157
大理石紋様 ........................... 150
対流 ............................. 27, 276
大量出血 ............................... 133
大量輸液 ............................... 117

## 索引

大量輸血 ................................ 117
多臓器不全 ........................... 151
脱分極性筋弛緩薬 ............... 161
単純循環停止法 .................... 165
ダントロレン ............... 156, 276
　──投与 ............................ 156

## ち

チアノーゼ ........................... 150
チアミン ............................... 274
致死性不整脈 ............... 150, 151
中枢温 .................. 3, 21, 34, 277
　──測定部位 ....................... 41
中枢-末梢温度較差 ...... 58, 182
中等度低体温 ....................... 227
長時間手術 ........................... 114
超低体温 ............................... 172
直腸温 ..................................... 28

## て

低カリウム性周期性四肢麻痺
　........................................... 160
啼泣 ....................................... 277
低血糖 ................................... 261
低酸素血症 ........................... 150
低酸素性脳障害 .................... 151
低体温 .... 44, 63, 66, 67, 72, 73,
　74, 75, 77, 78, 97
　──症 ................................... 26
　──の原因 ......................... 228
デクスメデトミジン ...... 48, 188
デスフルラン ........... 48, 52, 277
テトラカイン ....................... 274
伝導 ............................ 27, 46, 277

## と

盗血現象 ............................... 217
動静脈吻合 .......................... 7, 14
疼痛 ....................................... 217
　──関連物質 ..................... 217
導入期 ................................... 260
ドキサプラム ............... 192, 277
特発性高 CK 血症 ................ 160

ドパミン ............................... 192
ドライヒート方式 ................ 122
ドロペリドール ... 183, 272, 277

## な

内臓求心線維 ....................... 221
内臓痛 ................................... 277

## に

二重チューブ方式 ................ 123
ニフェジピン ............... 183, 277
ニューロレプト麻酔 ............ 272

## ね

熱痙攣 ................................... 244
熱交換器 ............................... 164
熱再分布 ............................... 182
熱失神 ................................... 244
熱射病 ................................... 244
熱ショックタンパク ............ 243
　── 70 .............................. 243
熱喪失 ................................... 182
熱損失 ................................... 118
熱中症 ................................... 160
熱的中性域 ............................. 94
熱の再分布 ........ 58, 59, 61, 277
熱のバランス ......................... 57
熱疲労 ................................... 244
熱流補償法 ............................. 34
熱量 ....................................... 118

## の

脳挫傷 ................................... 258
能動的体外復温 .................... 234
能動的体腔内復温 ................ 235
脳浮腫 ................................... 151
ノーモ・テンプ® ................ 111

## は

バージャー病 ....................... 209
肺動脈温 ............. 27, 30, 34, 41
播種性血管内凝固 ................ 151
　──症候群 ............... 243, 272

波状熱 ............................ 19, 277
発汗 ........ 4, 7, 12, 44, 46, 47, 63
　──閾値 ............................. 87
発症素因 ............................... 145
発熱 ............................... 93, 137
　──性疾患とサーモグラフィ
　........................................... 211
　──反応 ................................. 8
　──物質 ............................... 93
バルビツレート .................... 161
ハロタン ............................... 146
反射性交感神経性ジストロフィ
　........................................... 272
反復性不明熱 ....................... 160

## ひ

鼻咽頭温 .......................... 34, 41
皮下脂肪 ................................. 96
ヒスタミン ........................... 192
非ステロイド性抗炎症薬 .... 272
非接触型プローブ ................. 37
非脱分極性筋弛緩薬 ............ 161
比熱 ....................................... 118
皮膚温 ................................... 215
皮膚血流量 ........................... 215
皮膚赤外線体温計 ................. 35
非ふるえ性熱産生 ....... 7, 82, 83,
　277
病的クローヌス ........... 176, 177
頻呼吸 ........................... 147, 150
頻脈 ............................... 147, 150

## ふ

フィゾスチグミン ................ 192
部位的温度変化 ...................... 27
フェニレフリン .................... 183
フェンタニル ....................... 277
復温期 ................................... 260
副交感神経系 ............... 213, 214
腹腔神経節 ........................... 221
複合性局所疼痛症候群 ....... 209,
　217, 272

# 索引

ブチロフェノン系神経遮断薬 ................................... 277
腹腔神経叢 ........................... 221
　──ブロック ................... 221
　──ブロックの合併症 .... 222
　──ブロックの適応 ........ 222
プライミングボリューム .... 121
ブランケット ....................... 278
ふるえ ...........................47, 167
　──性熱産生 ................82, 96
フルストマック ............22, 278
フルマゼニル ....................... 278
フルルビプロフェンアキセチル ................................. 192
プロカイン .......................... 274
プロカインアミド ........158, 278
プロポフォール.......48, 59, 161, 278

## へ

ベアーハガー™............247, 278
　── ペーシェントウォーミングシステム　モデル 750 .................................... 129
　── ペーシェントウォーミングシステム　モデル PWU-5050...............107, 129
　── ペーシェントウォーミングシステム PWU-0750 ................................... 108
閉塞性動脈硬化症................ 209
ペインクリニックにおける疾患とサーモグラフィ ........ 207
ペチジン ............................. 278
ヘモグロビン尿.................... 119
ベンゾジアゼピン ................ 161

## ほ

膀胱温 ................................... 32
放射 ........................27, 46, 278
ポートワイン尿.................... 150
星状神経節ブロック............. 218
ホットライン(HL-90)™.... 129

## ま

麻酔深度 .............................. 271
麻酔前投薬 ............................ 62
麻酔導入時 ............................ 56
麻酔法変更 .......................... 155
末梢温 ............................3, 278
末梢血管収縮 ......................... 47
末梢血管の拡張 ..................... 62
末梢循環状態 ......................... 36
末梢循環不全 ....................... 217
末梢体温 ............................... 36
麻薬 .................................... 161

## み

ミオグロビン ...............160, 278
　──尿 ............................. 150
ミダゾラム ........49, 62, 94, 183, 278

## む

無侵襲混合血酸素飽和度監視装置 ...................172, 278
無髄C線維 .......................... 278
無脈性電気活動.................... 272

## め

メチレンジオキシメタンフェタミン ..............................249
メディサーム® ......................247
メディサームⅢ®................... 110
メディテンプⅢ　血液／輸液加温装置™ .................. 126
メペリジン .......49, 52, 187, 279

## も

網状チアノーゼ.................... 150
モノアミンオキシダーゼ阻害薬 ..................................... 249
盛生らによる臨床診断基準 ................................... 151

## ゆ

有髄Aδ線維 ........................ 279
輸液加温装置 ......................... 21
輸液加温法 ...................105, 106
輸液剤 ................................. 101

## よ

溶血 .................................... 119
腰部交感神経節...........219, 220
　──ブロック ................... 219
　──ブロックの合併症 .... 220
　──ブロックの適応 ........ 220
予後 ...................................... 99

## り

リアノジン1型受容体........ 145
リチウム ............................. 249
リドカイン ............. 53, 158, 273
硫酸マグネシウム................ 189

## る

ループ利尿薬...............158, 159

## れ

冷却 .................................... 157
　──装置 ..................136, 140
　──法 .......................136, 138
レセルピン .......................... 223
レベル1　システム 1000™ ................................... 131
レベル1イクエーター EQ-5000™ ....................... 109
レミフェンタニル.......178, 179, 279
レンジャー血液・輸液ウォーミング装置™................... 125

## ろ

老人性低体温症 ..................... 92
ローラーポンプ方式............ 134
ロクロニウム ...................... 279
ロピバカイン ...................... 273

索 引

# 英文

## A

acceleration of catabolism .. 274
ACT ...................................... 271
activated clotting time ......... 271
acute respiratory distress
　syndrome .......................... 245
adenosine diphosphate ......... 271
adenosine triphosphate ........ 271
ADP ..................................... 271
afterdrop ............................... 234
allodynia ............................... 273
amido-type local anesthetics
　.......................................... 273
ARDS ................................... 245
ASO ...................................... 209
ATP ...................................... 271

## B

Bair Hugger ......................... 278
BALF .................................... 271
base excess ............................ 271
BBB ...................................... 275
BE ........................................ 271
BIS ............................... 172, 262
bispectral index ................... 172
── monitor ..................... 271
BISモニター ............. 189, 271
blanket ................................. 278
blood-brain barrier .............. 275
Brody 病 .................... 160, 271
bronchoalveolar lavage fluid
　.......................................... 271

## C

cardiopulmonary bypass ...... 164
catecholamine ....................... 274
celiac plexus block ............... 221
central core disease .............. 271
central venous line cooling 法
　.......................................... 140

CHDF ........................... 248, 271
CICR 検査 ........................... 152
classical heatstroke ............. 240
clonidine .............................. 274
clonus ................................... 275
complex regional pain
　syndrome ......... 209, 217, 272
conduction ........................... 277
continuous fever .................. 275
continuous hemodiafiltration
　.......................................... 271
convection ............................ 276
core temperature ................. 277
CPB ..................................... 164
critical illness myopathy ..... 264
CRPS ................. 209, 217, 272
　── type I ...................... 272
　── type II ..................... 272
cytokine ............................... 275
C 線維 .................................. 222

## D

dantrolene ............................ 276
deadly triad ......................... 133
deep hypothermic circulatory
　arrest ................................ 165
deep temperature ................ 276
desflurane ............................ 277
DHCA .................................. 165
diazepam ............................. 275
DIC ............................... 243, 272
disseminated intravascular
　coagulation ....................... 272
distribution hypothermia ...... 96
doxapram hydrochloride ...... 277
droperidol ............................ 277

## E

EEG ..................................... 262
electromyogram ................... 272
EMG .................................... 272
end-tidal concentration of
　carbon dioxide ................. 272

ester-type local anesthetics
　.......................................... 274
$Et_{CO_2}$ ................................... 272
$Et_{CO_2}$ 上昇 ........................ 147
evaporation .......................... 276
exertional heatstroke .......... 240
extracellular fluid ................ 275

## F

fentanyl ................................ 277
flumazenil ............................ 278
full stomach ......................... 278

## G

GABA 受容体 ...................... 278
gain ...................................... 275

## H

H1 拮抗薬 ............................ 192
HBW-5™ ............................. 128
heat cramp .......................... 244
heat exhaustion ................... 244
heat of vaporization ............ 274
heat shock protein .............. 243
heatstroke .................... 240, 244
heat syncope ........................ 244
Heatstroke STUDY ............ 240
HIPEC ................................. 199
hsp70 ................................... 243
Hunter criteria .................... 249
hyperdynamic state ............. 272
hypothalamus ...................... 275
hypothermic intraperitoneal
　chemotherapy .................. 199
hypothermic vasoconstriction
　............................................ 95

## I

IL-1 ...................................... 272
IL-1β .................................... 192
initial dicrease phase ............ 56
interleukin-1 ........................ 272
intermittent fever ................ 274

interthreshold range........ 4, 272
intravenous regional sympa-
　thetic block....................... 222
INVOS™ ..................... 172, 278
IRSB.................................... 222
　――の適応 ...................... 223

## J

JM-1232（－） ...................... 52
J 波...................................... 230

## K

Kappa receptor .................... 272
ketamine.............................. 275
King-Denborough 症候群 .... 160

## L

Larach による悪性高熱症診断
　基準 ................................... 151
linear phase ........................... 56
lumbar sympathetic block ... 219

## M

MAC.................................... 275
malignant hyperthermia........ 273
MAO 阻害薬 ........................ 249
MDMA ................................ 249
meperidine ........................... 279
$Mg^{2+}$ ............................... 189
midazolam ........................... 278
minimum alveolar concentra-
　tion ................................... 275
myelinated A$\delta$ fibers............ 279
myoglobin............................ 278

## N

N-methyl-D-aspartate 受容体
　 ........................................ 272
neuroleptanesthesia.............. 272
neuroleptic malignant syn-
　drome ............................... 249
neuropathic pain .................. 276
nifedipine............................. 277

NLA .................................... 272
NMDA 受容体 ..... 188, 272, 275
NMS.................................... 249
non-shivering heat product
　 ........................................ 277
nonsteroidal anti-inflammatory
　drugs ............................... 272
NSAIDs ........................192, 272

## O

OS-1® ................................. 242
overshooting........................ 235
oxygen dissociation curve ... 275

## P

PCPS.................. 164, 247, 273
PEA .................................... 272
percutaneous cardiopulmonary
　support...................... 164, 273
peripheral temperature ........ 278
pethidine ............................. 278
pharyngeal selective cooling
　法 ...................................... 140
PHN .................................... 276
pH スタット法 ...................... 170
plateau phase......................... 56
positive feedback ................ 273
post-herpetic neuralgia........ 276
postresuscitation syndrome
　 ........................................ 264
procainamide ....................... 278
procalcitonin........................ 262
propofol .............................. 278
pulseless electrical activity
　 ........................................ 272

## R

radiation .............................. 278
RCP .................................... 165
redistribution hypothermia ... 94
redistribution of heat........... 277
remifentanil ......................... 279
remittent fever..................... 275

retrograde cerebral perfusion
　 ........................................ 165
rewarming shock................. 235
RF 波 .................................. 198
rocuronium bromide............ 279

## S

S-100$\beta$ ............................... 261
SARS................................... 211
SCP .................................... 165
selective cerebral perfusion
　 ........................................ 165
SEP .................................... 262
severe acute respiratory syn-
　drome ............................... 211
SGB .................................... 218
　――の合併症..................... 218
　――の適応疾患................. 218
shivering......................167, 273
SMP .............................217, 218
soda lime............................. 276
somatic pain........................ 276
$Sp_{O_2}$ 低下 ............................ 147
SSRI ................................... 249
stellate ganglion block......... 218
Surviving Sepsis Campaign
　Guidelines....................... 248
suxamethonium ................... 276
Swan-Ganz catheter ............ 276
sympathetic maintained pain
　 ........................................ 217

## T

Thermadrape™ .................... 273
thiamine .............................. 274
TM-90™............................... 127
TNF .................................... 273
translocation........................ 243
Triage DOA® ....................... 249
tumor necrosis factor.......... 273

## U

undulant fever ..................... 277

287

unmyelinated C fibers........... 278

## V

VAS ...................................... 273
ventilator-induced lung injury
 ........................................... 273
VILI ............................. 262, 273
visceral pain .......................... 277
visual analogue scale ........... 273
$V_{O_2}$ ......................................... 273

## W

WBH ..................................... 198
weeping ................................ 277
Wernicke's encephalopathy
 ........................................... 274
whole body hyperthermia .... 198

## 数　字

3,4-methylenedioxymetham-
 phetamine ......................... 249
5-HT .................................... 191
5-HT₃ 拮抗薬 ..................... 192

## ギリシャ文字

$\alpha_2$ 受容体 .............................. 187
　——作動薬 ...................... 188
$\gamma$ アミノ酪酸作動性抑制性シナ
 プス .................................. 278
$\kappa$ 受容体 .............................. 272
$\mu$ オピオイド ....................... 187

For Professional Anesthesiologists
## 周術期の体温管理　　　　　　　　　　　　　　　＜検印省略＞

2011年8月25日　第1版第1刷発行

定価（本体7,600円＋税）

　　　　　　　　　　編集者　山　蔭　道　明
　　　　　　　　　　発行者　今　井　　　良
　　　　　　　　　　発行所　克誠堂出版株式会社
　　　　　　　　　〒113-0033　東京都文京区本郷3-23-5-202
　　　　　　　　　電話（03）3811-0995　振替00180-0-196804
　　　　　　　　　URL　http://www.kokuseido.co.jp

ISBN 978-4-7719-0382-1 C3047 ¥7600E　　　印刷　株式会社双文社印刷
Printed in Japan ©Michiaki Yamakage, 2011

・本書の複製権・翻訳権・上映権・譲渡権・公衆送信権（送信可能化権を含む）は克誠堂出版株式会社が保有します．

・JCOPY ＜(社)出版者著作権管理機構　委託出版物＞
本書の無断複写は著作権法上での例外を除き禁じられています．複写される場合は，そのつど事前に(社)出版者著作権管理機構（電話03-3513-6969, Fax 03-3513-6979, e-mail : info@jcopy.or.jp）の許諾を得てください．